临床内科
疾病诊断与治疗

刘培培 等 主编

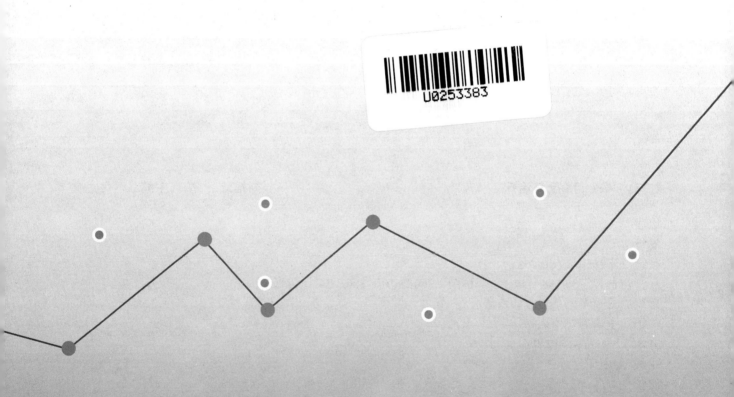

江西科学技术出版社

江西·南昌

图书在版编目（CIP）数据

临床内科疾病诊断与治疗 / 刘培培等主编. -- 南昌:
江西科学技术出版社, 2021.6（2023.7重印）
　ISBN 978-7-5390-7768-0

　Ⅰ.①临… Ⅱ.①刘… Ⅲ.①内科 – 疾病 – 诊疗
Ⅳ.①R5

中国版本图书馆CIP数据核字（2021）第096634号

国际互联网（Internet）地址：
http://www.jxkjcbs.com
选题序号：**ZK2021059**
图书代码：**B21110-102**

临床内科疾病诊断与治疗　　　　　　　　　　　　　刘培培　等　主编

出版 发行	江西科学技术出版社
社址	南昌市蓼洲街2号附1号
	邮编：330009　电话：（0791）86623491　86639342（传真）
印刷	永清县晔盛亚胶印有限公司
经销	全国新华书店
开本	880 mm×1230 mm　1/16
字数	301千字
印张	9.75
版次	2021年6月第1版　2023年7月第2次印刷
书号	ISBN 978-7-5390-7768-0
定价	59.00元

赣版权登字-03-2021-143

版权所有　侵权必究

（赣科版图书凡属印装错误，可向承印厂调换）

前言

内科学是一门理论密切联系实际的重要学科，是临床医学的基础，内容涉及广泛，整体性强。其中涵盖了疾病的定义、病因、症状、诊断、治疗及预防等内容。近年来，内科学各专业在临床诊断治疗各方面都取得了迅猛的发展，本书正是在这样的背景下由多位具有丰富内科临床经验与教学经验的医师共同倾力编写而成的。

本书首先介绍了呼吸内科、消化内科、肾内科、老年内科、急性创伤的疾病，其次介绍了呼吸内科、心脏内科、肾内科的护理，全书内容丰富，条理清晰。在诊断治疗上，本书从西医的角度进行科学论述；在护理上，着重介绍与医疗密切相关的护理要点。全面提高临床医师对常见内科疾病的诊治水平。此书既可作为基层医务人员、社区广大医护人员临床指导用书，亦可供医学院校学生学习参考。

本书在构思和编写过程中，参阅了众多医学著作和文献，力求在继承的基础上创新和发展。但由于篇幅有限，难免在编写过程中出现疏漏，甚至错误之处，诚恳期望广大同仁和读者批评指正，以便修订时改进。

编者

2021 年 6 月

目 录

第一章 内科学的进展

一、医学模式的转换

从整体医学、分科医学到生物－心理－社会医学模式：古希腊时代的医学是"整体医学"，中国古代也是"整体辨证"医学，即从肌体的整体症状进行辨证治疗。从19世纪发展起来的现代医学，对人类健康及疾病的认识从纯生物学的角度去分析，强调生物学因素及人体疾病的病理生理过程，着重躯体疾病的防治，形成了生物学医学模式（biomedical model）。随着人们对疾病病因的探究，从整体较为笼统的认识，逐步精确到细菌、病毒、营养、遗传、内分泌、免疫缺陷、辐射等复杂因素；对病变部位的认识，从一般的脏器水平，深入到组织、细胞、亚细胞、大分子，甚至基因突变的水平；对疾病的诊断手段，从依靠医师运用五官和手来进行视、触、叩、听，发展到早期的温度计、血压计、X射线透视、心电图、超声扫描、内镜，直至现代计算机断层扫描（CT）、磁共振成像（MRI）、正电子发射型计算机断层显像（PET）等，促进了现代医学的发展主流向着分科医学和"生物学医学模式"的不断深入。

这一医学模式忽略了心理、社会及环境等因素对人体的作用，而恰恰是这些因素对当今人类的健康和疾病的发生有着十分重要的影响。生物－心理－社会医学模式认为：生物肌体、心理和社会是一个整体，因此，需要从人体与环境的整体以及相互作用来研究疾病的发生、治疗与预防。例如，冠心病是危害人类健康的重大疾病之一，从生物医学模式来看，它是冠状动脉内粥样硬化斑块的形成及其继发的斑块破裂、血栓形成等导致冠状动脉狭窄或闭塞而出现临床上的心绞痛和（或）心肌梗死，以致死亡。目前，随着各种治疗心肌缺血药物的问世，以及冠脉内介入和搭桥手术等先进治疗手段的出现，挽救了不少冠心病患者的生命。但从总体上来看，由于缺乏对发病因素的有效控制，冠心病发病率逐年增加，其致死、致残率也大幅度增加，给社会和家庭造成了难以承受的负担。因此，必须改变过分依赖生物学治疗的医学模式，从冠心病的发病因素入手，改变社会人群的不良生活方式，早期干预高脂血症、高血压、高血糖等导致冠心病发病的危险因素，才能变被动为主动地使冠心病的发病率总体下降。1998年美国冠心病病死率较1965年下降59%，就是顺应了生物－心理－社会医学模式（bio-psycho-social medicine model）。

需要指出的是，在未来的10～20年内，随着社会与科技的进步，内科学的主流仍将在高度专业化、高科技化及信息化方向进一步发展，环境、社会、心理等因素在疾病发生发展中的作用将越来越受到关注。一些目前所认为的临床难症，如癌症、心脑血管疾病、糖尿病及肺部疾病等通过有效防治，其发病率将逐渐下降；绿色环境、预防保健及全民健康水平提升等正逐步成为医学关注的主题。

二、循证医学的发展

19世纪发展起来的现代医学已经有了解剖、病理、生化、药理等基础学科的支撑，为临床诊断和治疗疾病提供了科学的基础。临床医师面对诊断和治疗问题，通常根据现有的基础医学知识，参照前辈和

（或）本人的实践经验，查阅并借鉴相关文献资料进行处理。对某种疾病、某种治疗方法，其结果的好坏，没有客观的统一评价标准。因而，总体来看仍然属于经验医学的范畴。

循证医学（evidence based medicine，EBM）是现代临床医学的重要发展趋势。随着医学科学和临床流行病学的发展，发现很多临床问题是经验医学所不能解决的。例如，高血压患者可能发生脑出血，所以应该重视降压治疗。然而，血压应该降到多少最恰当？对这一问题，仅靠几个专家或几家医院难以提出一个标准。在这样的背景下，20世纪80年代循证医学的概念应运而生。循证医学的重点是在临床研究中采用前瞻性随机双盲对照及多中心研究的方法，系统地收集、整理大样本，并将研究所获得的客观证据作为医疗决策的基础。目前国内外对许多常见病制定的诊疗指南，其中对各种诊疗措施的推荐均标明其级别和证据水平。某一诊疗措施，如由多个大规模、前瞻性、双盲、对照研究得出一致性的结论，则证据水平最高，常列为强烈推荐；如尚无循证医学证据，仅为逻辑推理，已被临床实践接受的则证据级别水平最低，常列为专家共识或临床诊治参考。同时，应该注意的是，基于循证医学研究结论而制定的指南，只能给临床医师提供重要的参考依据，不能作为临床决策的唯一证据，更不能因此忽视临床医师对于每一个患者认真的个体化分析。

三、检查和诊断技术方面的进展

内科学的诊疗技术亦有很大进展。如酶联免疫吸附测定、酶学检查技术、高效液相层析、细胞和血中病毒及细菌的DNA和RNA测定、放射受体检测、分子遗传学分析、单克隆抗体的制备和聚合酶链反应等，均已在临床实验室中应用，大大地提高了临床检验的水平；临床生化分析已向自动化、高速、高效和超微量发展；血压、心、肺、脑的电子监护系统的临床应用，大大提高了危重症患者的抢救质量；内镜的改进，大大地减轻了患者的痛苦，并可采集脱落细胞、活体组织或致病微生物进行实验室检查。此外，还可通过高频电刀、激光、微波及药物等对病变进行治疗，这对提高消化、呼吸、心血管和泌尿系统疾病的诊断和治疗具有较大的帮助。影像学技术的进步对于疾病的诊断有很大的帮助，如高精密度螺旋电子计算机X射线体层显像检查、数码X射线显像、磁共振体层显像、数字减影法心血管造影、放射性核素检查等各种新技术（包括正电子发射计算肌体层显像），以及超声诊断技术的发展（如三维立体成像、多普勒彩色血流显像），均有助于提高内科疾病的诊断水平。

四、防治方面的进展

21世纪后，随着科技的发展，内科学各分支学科在临床防治研究方面都有很多新的发展。例如，在近年来治疗和预防严重急性呼吸综合征（SARS）及人禽流感的实践中，针对大规模流行的SARS和人禽流感已经有了初步的防治方案；冠心病的支架植入、心律失常的消融治疗、先天性心脏病的封堵治疗等取得了较好的效果；通过干细胞的植入和诱导，能够修复人体器官因疾病而丧失的功能，例如，胰岛细胞（幼年型糖尿病）、心肌细胞（心肌梗死）、免疫细胞（免疫缺陷）、骨髓造血细胞（贫血）等；针对某些先天性代谢缺陷性疾病，采用基因纠正疗法，将外源性基因导入患者的DNA中，以代替修复突变的基因，取得较好效果。临床上新的治疗药物如第四代头孢菌素、新一代喹诺酮等不断出现，使抗生素的疗效不断提高；人工合成人胰岛素类似物、人生长激素等药物的临床应用使激素替代治疗日趋符合生理需要；针对PML/RARa基因的全反式维A酸治疗早幼粒细胞白血病，抗CD20的利妥昔单抗治疗B淋巴细胞疾病，特异性抑制BCR-ABL阳性细胞增殖的伊马替尼治疗慢性粒细胞白血病等已应用于临床治疗；生物制剂如TNF-α和IL-1拮抗剂，具有特异性"靶"拮抗作用，对风湿病的治疗有明显疗效。

目前，社会发展正在逐步进入"大数据"时代，数字制造技术、互联网技术必将深刻地影响现代医学的发展。例如，数字化医疗记录和互联网的广泛使用，已经全方位改变了医学信息的存储、分析、统计和交换的方式，直接影响到医师的临床实践和整个医疗体系的运转方式；新材料的应用、3D打印、机器人、远程网络协作和个性化服务等全新生产方式，必将导致医疗模式的重大变革。

第二章　呼吸内科疾病

第一节　病毒性肺炎

病毒是引起呼吸道感染的常见病原体，病程通常为自限性。病毒性肺炎患者多为婴幼儿、免疫功能缺陷患者和老年人，健康成人少见。引起病毒性肺炎的病毒：①原发性引起呼吸道感染的病毒，包括流感病毒、呼吸道合胞病毒、副流感病毒、麻疹病毒、鼻病毒、冠状病毒、腺病毒。②机会性引起呼吸道感染的病毒，包括巨细胞病毒、水痘 – 带状疱疹病毒、单纯疱疹病毒和 EB 病毒。病毒性肺炎的临床表现和 X 线影像学改变无特异性。上呼吸道感染咳嗽加重和进行性呼吸困难提示肺炎的发生。病毒性肺炎的诊断依靠流行病学、影像学特征，排除细菌性、支原体和衣原体等其他病原体引起的肺炎。病原学检查，包括病毒分离、血清学检查、病毒及病毒病原检测是确诊的依据。本节重点介绍见于成人的病毒性肺炎，包括流感病毒性肺炎、单纯疱疹病毒性肺炎及巨细胞病毒性肺炎。

一、流感病毒性肺炎

（一）诊断要点

1. 流行病学

在流感流行季节，一个单位或地区出现大量上呼吸道感染患者，或医院门诊、急诊上呼吸道感染患者明显增加。流感病毒是成人病毒性肺炎最常见病因。

2. 临床表现

单纯的原发性病毒性肺炎少见，易累及有心脏病的患者，尤其是二尖瓣狭窄患者。常表现为持续高热，进行性呼吸困难，肺部可闻及湿性啰音。少数病例病情进展迅速，出现休克、心力衰竭、急性呼吸窘迫综合征（ARDS）、多脏器功能障碍综合征。患者原有的基础疾病亦可被诱发加重，呈现相应的临床表现。X 线显示双肺弥漫性间质性渗出性病变，重症者两肺中下野可见弥漫性结节性浸润，少数可有肺实变。抗生素治疗无效。患者常因心力衰竭或呼吸衰竭死亡。

（二）治疗原则

1. 有关抗流感病毒药物治疗。金刚烷胺：成人 100 mg 每日 2 次。65 岁及以上老人每天不超过 100 mg，疗程 5 ~ 1 天。早期应用才能减轻症状。

2. 要注意流感病毒性肺炎可能同时合并有细菌性肺炎，根据情况选用相应的抗菌药物。

3. 对于重症流感病毒性肺炎，合并呼吸衰竭时应给予呼吸支持，首选无创正压通气。

4. 合并休克时给予相应抗休克治疗。出现其他脏器功能损害时，给予相应支持治疗。

5. 中医中药辨证治疗。

二、单纯疱疹病毒性肺炎

（一）诊断要点

1. 成人单纯疱疹病毒性肺炎

主要见于免疫功能缺陷患者，如骨髓抑制及实体脏器移植应用免疫抑制剂的患者，一般发生在移植后的 2 个月内。咳嗽和呼吸困难是最常见的症状，大多数患者有发热，胸部 X 线表现为多灶性浸润病变，常伴有口腔和面部疱疹。严重患者有低氧血症。

2. 病原学检查

（1）病毒分离是诊断单纯疱疹病毒感染的主要依据。

（2）通过支气管镜毛刷、灌洗和活检取得下呼吸道样本进行细胞学和组织学检查，发现多核巨细胞和核内包涵体有助于诊断。

（3）抗体检测有助于原发性感染的诊断，对复发性感染的诊断价值不大。

（二）治疗原则

阿昔洛韦和阿糖腺苷对单纯疱疹病毒感染有效，首选阿昔洛韦。免疫缺陷者单纯疱疹病毒感染时，阿昔洛韦的剂量为 5 mg/kg，静脉注射，q8 ～ 12 h，根据肾功能调整剂量，疗程至少 7 天。

三、巨细胞病毒性肺炎

（一）诊断要点

成人巨细胞病毒（CMV）肺炎多发生于器官移植后数月内，诊断要点有：

1. 体温超过 38℃，持续 3 d 以上。

2. 干咳、呼吸困难及低氧血症进行性加重。

3. X 线胸片或 CT 有磨玻璃影伴结节影及斑片状渗出等改变。

4. 病原学检测阳性肺泡灌洗液分离到 CMV 病毒；酶联免疫吸附法（ELISA）检测血清中 CMV IgM 阳性；定量 CMV-DNA 含量 ≥ 10^4/mL 基因拷贝数；CMV pp65 抗原阳性。

5. 细菌、真菌、支原体、衣原体、肺孢子菌及结核菌等检查均为阴性。

（二）治疗原则

1. 调整或停用免疫抑制剂。

2. 抗病毒治疗首选更昔洛韦。

（1）诱导期：静脉滴注 5 mg/kg，每 12 小时 1 次，每次静滴 1 小时以上，疗程 14 ～ 21 日，肾功能减退者剂量应酌减。

（2）维持期：静脉滴注 5 mg/kg，每日 1 次，静滴 1 小时以上，维持期的时间应根据患者的病情。与 CMV 免疫球蛋白联用可提高疗效。阿昔洛韦、阿糖腺苷或干扰素的疗效不确切。

3. 根据病情甲泼尼龙 40 ～ 80 mg 静脉注射，每天 1 ～ 2 次。

4. 可应用免疫球蛋白。

5. 合并呼吸衰竭时应给予呼吸支持，首选无创正压通气。

第二节　肺炎支原体肺炎

支原体有 100 多种，与人类疾病关系最大的有 3 种支原体，即肺炎支原体、人型支原体和解脲脲原体。肺炎支原体是明确的人类病原体，人型支原体和解脲脲原体一般认为是机会性感染病原体。我国有关社区获得性肺炎的流行病学调查中，肺炎支原体肺炎是重要的致病原。

一、诊断要点

1. 临床症状

肺炎支原体肺炎的突出症状是干咳或刺激性咳嗽。发热、有时可伴畏寒，但很少有寒战。有些患者可有肺部以外的并发症，如皮疹、心包炎、溶血性贫血、关节炎、脑膜脑炎和外周神经病变。

2. X 线检查

X 线显示双肺斑片状浸润影，中下肺野明显，有时呈网状、云雾状，而且多变。仅有 5% ~ 20% 的肺炎支原体感染者有胸膜渗出。肺炎支原体肺炎有时表现为 X 线胸片与临床症状不相符合，X 线胸片表现重而临床症状轻。

3. 病原学检查

（1）培养：肺炎支原体培养较为困难，需要特殊营养培养基，且生长需要 4 ~ 24 天。急性感染后数月内上呼吸道仍可排出肺炎支原体，故培养阳性并不能确定就是急性感染。

（2）间接血凝抗体试验：主要是 IgM，晚期可见 IgG。间接血凝抗体阳性可保持 1 年以上。抗体阳性是支原体感染的指标，但阴性时不能排除支原体感染。酶联免疫吸附试验（ELISA）检测血清抗体有重要诊断价值。

（3）急性期恢复期双份血清进行抗体测定：补体结合试验：起病 10 d 后出现，恢复期效价 1 ∶ 64 或以上，或恢复期抗体效价与前相比有 4 倍或以上升高，有助于确诊。

（4）冷凝集反应：效价 1 ∶ 32 或以上为阳性，肺炎支原体感染时有 30% ~ 80% 的阳性率，感染后第 1 周末或第 2 周初效价上升，第 4 周达高峰，此后下降。但其他感染和非感染性疾病也可以引起升高，应注意鉴别。

二、鉴别诊断

1. 细菌性肺炎

临床表现较肺炎支原体肺炎重，X 线的肺部浸润阴影也更明显，且白细胞计数及中性值一般明显升高。

2. 病毒性肺炎

如流感病毒性肺炎发生在流行季节，起病较急，肌肉酸痛明显，可能伴胃肠道症状；腺病毒性肺炎多见于军营，常伴腹泻。

3. 军团菌肺炎和肺炎衣原体肺炎

临床鉴别诊断较为困难，应通过病原学加以鉴别。

三、治疗原则

1. 抗菌药物

临床可用于肺炎支原体肺炎治疗的药物包括大环内酯类、氟喹诺酮类、四环素类等。

（1）首选大环内酯类：①红霉素：250 ~ 500 mg 口服，q6 ~ 8 h；或 1 ~ 2 g 分次静脉滴注。疗程 2 ~ 3 周。②阿奇霉素：500 mg，每日 1 次口服或静脉滴注；因半衰期长，连用 5 天后停 2 天再继续，疗程一般为 10 ~ 14 天。③罗红霉素：150 mg，每日 2 次。疗程常为 10 ~ 14 天。

（2）氟喹诺酮类：①左氧氟沙星：200 mg，每日 2 次口服或静脉滴注。②莫西沙星：400 mg，每日 1 次口服或静脉滴注。③环丙沙星：200 mg，每日 2 次口服或静脉滴注。疗程常为 7 ~ 14 天。

（3）四环素类：①多西环素：100 mg 口服，每日 1 次。②米诺环素：100 mg 口服，每日 2 次。

（4）红霉素和四环素虽然有效，但用药后痰内肺炎支原体仍可持续存在达数月之久，约 10% 肺炎可复发，故少数症状迁延，肺阴影反复发生者，应延长抗菌药物疗程，或换用另一种抗生素。

2. 对症治疗

镇咳药物，化痰药物，雾化吸入治疗。

3. 发生严重肺外并发症

给予相应处理。

第三节　肺结核

结核病由结核分枝杆菌引起，是我国重点防治疾病之一。对肺结核病及时、准确的诊断和彻底治愈患者，不仅在于恢复患者健康，而且是消除传染源、控制结核病流行的最重要措施。

一、诊断要点

1. 临床表现

①咳嗽、咳痰 3 周或以上，可伴有咯血、胸痛、呼吸困难等症状。②常午后低热，可伴盗汗、乏力、食欲降低、体重减轻、月经失调。③结核变态反应引起的过敏表现：结节性红斑、泡性结膜炎和结核风湿症等。④结核菌素皮肤试验：中国是结核病高流行国家，儿童普种卡介苗，阳性对诊断结核病意义不大，但对未种卡介苗儿童则提示已受结核分枝杆菌（简称结核菌）感染或体内有活动性结核病。当呈现强阳性时表示机体处于超过敏状态，发病概率高，可作为临床诊断结核病的参考指征。⑤患肺结核时，肺部体征常不明显。肺部病变较广泛时可有相应体征，有明显空洞或并发支气管扩张时可闻及中小水泡音。

2. 影像学

一般而言，肺结核胸部 X 线表现可有的特点：①多发生在肺上叶尖后段、肺下叶背段、后基底段。②病变可局限也可多肺段侵犯。③ X 线影像可呈多形态表现，即同时呈现渗出、增殖、纤维和干酪性病变，也可伴有钙化。④易合并空洞。⑤可伴有支气管播散灶。⑥可伴胸腔积液、胸膜增厚与粘连。⑦呈球形病灶时直径多在 3 cm 以内，周围可有卫星病灶。⑧病变吸收慢，一个月以内变化较小。

胸部 CT 扫描有补充性诊断价值的情况：①发现胸内隐匿部位病变，包括气管、支气管内的病变。②早期发现肺内粟粒阴影。③诊断有困难的肿块阴影、空洞、孤立结节和浸润阴影的鉴别诊断。④了解肺门、纵隔淋巴结肿大情况，鉴别纵隔淋巴结结核与肿瘤。⑤少量胸腔积液、包裹积液、叶间积液和其他胸膜病变的检出。⑥囊肿与实体肿块的鉴别。

3. 病原学检查

①痰涂片抗酸染色阳性只能说明抗酸杆菌存在，不能区分是结核菌还是非结核菌，因我国非结核分枝杆菌病发病较少，故检出抗酸杆菌对诊断结核病有极重要的意义。②分离培养法灵敏度高于涂片镜检法，可直接获得菌落，便于与非结核分枝杆菌鉴别，是结核病诊断金标准。

4. 结核杆菌培养

结核杆菌培养阳性是诊断结核的确诊标准，对于 3 次痰涂片及 1 次培养阴性的肺结核，即所谓"菌阴肺结核"，中华医学会结核学分会 2001 年的诊断标准为：①典型肺结核临床症状和胸部 X 线表现。②抗结核治疗有效。③临床可排除其他非结核性肺部疾患。④ PPD（5U）强阳性、血清抗结核抗体阳性。⑤痰结核菌 PCR 探针检测呈阳性。⑥肺外组织病理证实结核病变。⑦ BALF 检出抗酸分枝杆菌。⑧支气管或肺部组织病理证实结核病变。具备①～⑥中 3 项或⑦～⑧中任何 1 项可诊断。

二、抗结核药物治疗原则

强调早期、规律、全程、适量、联合五项原则。整个化疗方案分为强化和巩固两个阶段。

1. 常用药物及用法见表 2-1。

表 2-1 常用抗结核药物剂量及用法

药名（缩写）	每日剂量		简介疗法		用法
	50 kg	> 50 kg	50 kg	> 50 kg	
异烟肼（H）	0.3	0.3	0.5	0.6	每日 1 次顿服
链霉素（S）	0.75	0.75	0.75	0.75	每日 1 次肌注
利福平（R）	0.45	0.6	0.6	0.6	每日 1 次顿服
利福喷汀（L）			0.45	0.6	用药每日 1 次顿服
吡嗪酰胺（Z）	1.5	1.5	2.0	2.0	每日 1 次或每日分 3 次
乙胺丁醇（E）	0.75	1.0	1.0	1.2	每日 1 次顿服
对氨基水杨酸（P）	8.0	8.0	1.0	1.2	每日分 3 次服用

药名（缩写）	每日剂量		简介疗法		
	50 kg	> 50 kg	50 kg	> 50 kg	用法
阿米卡星（AMK）	0.4	0.4	0.4	0.4	每日1次肌注
氧氟沙星（OFLX）	0.4	0.6			每日1次或每日分3次
丙硫异烟胺（TH）	0.75	1.0			每日分3次服用
卷曲霉素（CPM）	0.75	0.75			每日1次肌注
左氧氟沙星（LVFX）	0.3	0.3			每日1次或每日分3次
卫菲特（RIFATER）					体重50 kg，每日4片顿服 体重60 kg，每日5片顿服
卫非宁（RIFINA）					每日3片服

2. 初治肺结核的治疗

有下列情况之一者为初治：①尚未开始抗结核治疗的患者。②正进行标准化疗方案用药而未满疗程的患者。③不规则化疗未满1个月的患者。初治方案：强化期2个月/巩固期4个月。药名前数字表示用药月数，药名右下方数字表示每周用药次数。常用方案：2S（E）HRZ/4HR；2S（E）HRZ/4H$_3$R$_3$；2S$_3$（E）H$_3$R$_3$/4H$_3$R$_3$；2S$_3$（E$_3$）H$_3$Z$_3$/4H$_3$R$_3$；2S（E）HRZ/4HRE；2RIFAIER/4RIFINAH。初治强化期第2个月末痰涂片仍阳性，强化方案可延长1个月，总疗程6个月不变（巩固期缩短1个月）。若第5个月痰涂片仍阳性，第6个月阴性，巩固期延长2个月，总疗程为8个月。对粟粒型肺结核（无结核性脑膜炎者）上述方案疗程可适当延长，不采用间歇治疗方案，强化期为3个月，巩固期为HR方案6～9个月，总疗程为9～12个月。菌阴肺结核患者可在上述方案的强化期中删除链霉素或乙胺丁醇。

3. 复治肺结核的治疗

有下列情况之一者为复治：①初治失败的患者。②规则用药满疗程后痰菌又复阳的患者。③不规律化疗超过1个月的患者。④慢性排菌患者。复治方案：强化期3个月/巩固期5个月。常用方案：2SHRZE/IHRZE/5HRE；2SHRZE/1HRZE/5H$_3$R$_3$E$_3$；2S$_3$H$_3$R$_3$E$_3$/IH$_3$R$_3$Z$_3$E$_3$/5H$_3$R$_3$E$_3$。

4. 耐多药肺结核的治疗

对至少包括INH和RFP两种或两种以上药物产生耐药的结核病为多药耐药。WHO推荐的未获得（或缺乏）药敏试验结果但临床考虑多药耐药时，可使用的化疗方案为强化期使用AMK（或CPM）+TH+Z+OFLX联合，巩固期使用TH+OFLX联合。强化期至少3个月，巩固期至少18个月，总疗程21个月以上。

5. 抗结核药物不良反应及处理

（1）胃肠道反应：异烟肼、利福平、乙胺丁醇3种药物发生胃肠道反应的概率较高。一般情况下无须停药，可以调整饮食，应用甲氧氯普胺（胃复安）等进行对症处理，症状多能缓解。

（2）肝损害：抗结核药物中对肝有损害的药物主要有异烟肼、利福平、吡嗪酰胺，ALT < 2～3倍正常值，且总胆红素正常时，一般不停抗结核药，可加用葡醛内酯、多烯磷脂酰胆碱、还原型谷胱甘肽等保肝治疗。ALT > 2～3倍正常值，且总胆红素轻度升高时可考虑停用有肝损害作用的抗结核药，同时用上述保肝药物治疗。如果ALT及胆红素 > 2～3倍正常值且持续升高，可以考虑暂停抗结核药，加强保肝治疗，恢复用药时应替换有可能引起肝损害的药物。

（3）神经系统不良反应：主要药物为异烟肼及左氧氟沙星，轻者出现下肢麻木等外周神经炎表现，给予维生素口服。严重者出现记忆减退，反射亢进，精神失常，幻觉。如出现上述症状，应停用异烟肼及左氧氟沙，并给予神经营养药对症治疗。

（4）视神经炎：服用乙胺丁醇的患者易出现球后视神经炎，其发生与剂量有关，表现为视敏度降低，辨色力受损，视野缩窄，出现暗点，视力减退，此时应立即停药，一般能自行恢复。

（5）第8对颅神经损害：链霉素等可引起前庭功能障碍和听觉丧失；耳塞、耳鸣，使用链霉素引起耳毒性反应的较多，可给予多种维生素、神经营养药物治疗，以改善症状，若发现患者耳有堵塞感或耳鸣时应立即停药。

（6）肾毒性：氨基糖苷类尤其是链霉素可导致肾功能异常，其受损程度随链霉素剂量和疗程的增加而增多。临床上可出现蛋白尿、管型尿，必要时可停药，一般停药后可恢复。

第四节　吸入性肺炎

吸入性肺炎（aspiration pneumonia）是指口咽部分泌物、胃内容物或其他刺激性液体被吸入下呼吸道，吸入同时可将咽部寄植菌带入肺内，先是引起化学性肺炎或损伤，后产生以厌氧菌感染为主的继发性细菌性肺炎。

一、诊断要点

1. 诊断吸入性肺炎

应关注两点，一是有无误吸的危险因素和证据，二是有无肺炎的诊断依据。误吸的危险因素包括高龄老人，常在脑血管病、帕金森病后、吞咽困难、咳嗽反射减弱、饮水或进食后呛咳、口腔卫生差或建立人工气道、管饲饮食、胃食管反流或在发生呕吐、昏迷、癫痫大发作、醉酒等情况后（表2-2）。如果气管中咳出或吸出食物，即为误吸的直接证据。有些患者可无明显的误吸诱因和证据，而是隐性误吸，可通过对患者的咳嗽反射和吞咽功能的评估，胃食管反流的检查（胃食管 pH 监测）作为辅助证据。

表2-2　误吸的危险因素

癫痫的发作
意识水平的减低，由于创伤、酒精过量、过多应用镇静剂或全身麻醉
意识水平减低的患者发生恶心、呕吐
脑卒中，中枢系统疾病：Alzheimer disease，肌萎缩侧索硬化、帕金森病
吞咽功能障碍
心脏骤停
隐性误吸（发生误吸但没有明显的咳嗽或呼吸困难）
口腔卫生差：口咽部病原菌定植增多
气管插管和机械通气：口咽部分泌物增多，咳嗽反射减弱，分泌物沿气囊壁微误吸
管饲饮食：食管相对关闭不全，胃内容物反流
免疫功能和肺功能的降低

2. 肺炎的表现

除常见征象，如发热、寒战、胸痛、咳嗽、咳黄色脓痰，听诊肺内有湿啰音，外周血白细胞总数、分类中性粒细胞增多外，还有以下特点：①胸部 X 线片或肺 CT：常显示上叶后段或下叶背段和后基底段的新的浸润阴影。右肺比左肺更常见。②症状可轻可重，视吸入物的多少、性质而定，误吸后即可出现呼吸困难，呼吸频快，但摄 X 线胸片可阴性，24～48 小时后才出现浸润影。③可反复发生。④血 C-反应蛋白、降钙素原增高。

3. 吸入性肺炎的常见致病菌

有统计表明，医院外发生的吸入性肺炎单纯厌氧菌所致者约60%，厌氧菌与需氧菌混合感染约30%，单纯需氧菌感染仅占少数。而医院内发生的吸入性肺炎，厌氧菌与需氧菌的混合感染约占50%，单纯厌氧菌所致者约17%，其余为需氧革兰阴性菌感染。常见的厌氧菌有消化球菌、消化链球菌、梭形杆菌、脆弱类杆菌等。常反复发生，成为难治性感染，并发展为机化性肺炎，即"蜂窝肺"。

4. 咳嗽反射和吞咽功能的评估

有多种方法，临床检查包括：口腔控制和食物残余，舌的动度，喉部上抬、位移、发音质量、会厌闭合功能、吞咽后咳嗽，辅以颈部听诊，人工气道者给予着色食物，观察气道吸引物中是否有着色物质。吞咽困难的临床表现有：口中流涎或漏出食物，吞咽触发延迟，吞咽前、中或后咳嗽，口腔中食物堆积，鼻部漏出食物或液体，进食时间延长等。在临床上目前检查吞咽功能异常较普遍采用的方法有：①电视透视吞咽评估（VFSS）：VFSS 是观察口腔、咽、喉和上消化道解剖和吞咽功能的录像带或荧光屏数码图像。患者直坐，摄像取后前位和侧位，让患者吞咽适量的硫酸钡（可混入不同黏稠度的食物或饮料），观察显示器上的 X 线透视图像，同时录像或数码形式记录以做进一步分析。VFSS 过程中还可测试头部姿势对吞咽动作的影响。②吞咽激发试验（SPT）或简易吞咽激发试验：用一根细导管经鼻置于喉上方，注入 1 mL 蒸馏水，测定随后出现吞咽动作的时间（潜伏时间），Nakazawa 等比较了健康老人、无吸入肺炎史的痴呆老人以及患吸入性肺炎老人的吞咽潜伏时间分别为 1.2 ± 0.1 s、5.2 ± 0.6 s 和 12.5 ± 3.0 s；此外，经鼻导管吸入不同浓度的枸橼酸确定咳嗽阈值，结果 3 组患者的咳嗽阈值分别是 2.6 ± 4.0 mg/mL、37.1 ± 16.7 mg/mL 和 > 360 mg/mL。③水吞咽试验（WST）：要求患者在 10 s 内饮水 10 ~ 30 mL，饮水过程中无中断无吸入证据为正常。第一次先饮 10 mL，其敏感性和特异性为 71.4% 和 70.8%；第二次饮 30 mL，敏感性和特异性为 72.0% 和 70.3%。reramoto 认为，SPT 较 WST 法更简便有效。④其他：目前有人采用纤维内镜、闪烁显像、肌电图描记和压力测定等来评估患者的吞咽功能和误吸危险。

二、治疗原则

1. 胃酸吸入早期为化学性肺炎，不需要应用抗生素，但吸入细菌性分泌物或继发细菌感染则需应用广谱抗生素治疗，美国胸科学会（ATS）推荐应用 β - 内酰胺 / β - 内酰胺酶抑制剂，克林霉素或碳青霉烯类。为加强抗厌氧菌感染，可加用甲硝唑、替硝唑、奥硝唑或左旋奥硝唑。

2. 早期应用支气管镜吸引。如果吸入较多量食物，或发生大叶肺不张，可经纤维支气管镜行支气管吸引。必要时行支气管灌洗。如果是高龄老人或病情危重者，在气管插管和机械通气、较高吸氧浓度下进行操作比较安全。

3. 若吸入后诱发 ARDS 或大面积的肺炎，患者发生严重顽固性缺氧或二氧化碳潴留，应给予呼吸支持。

4. 不提倡常规应用肾上腺皮质激素，但有以下指征时可考虑短期给予中小剂量激素：①发生严重的脓毒症（sepsis）。② ARDS。③误吸早期发生严重的支气管痉挛。

三、预防

1. 调整饮食

①进餐前让患者安静休息 30 分钟，进餐时让患者集中精力进食，避免边进食边看电视或与人交谈。②进食或管饲时，保持坐位或高枕卧位，进食后仍保持此体位 30 分钟。③患者颈部微屈，采用下颌向下可减少某些吞咽困难患者的误吸。④经口进食者，调整患者的进食速度和每一口的量，增加食物的稠度（如糊状或布丁），避免吞咽时呛咳。

2. 管饲饮食

偶尔进食呛咳患者不一定改用管饲饮食，有学者认为，没有证据支持管饲饮食可减少晚期痴呆患者吸入性肺炎的发生率。但对于有严重吞咽困难，进食时频繁呛咳，反复发生吸入性肺炎的患者仍应改口服为经鼻胃管饲喂。管饲饮食患者可采用以下措施来防止吸入性肺炎：①持续滴注或用鼻饲泵在 16 ~ 20 小时内将 1 天的食物匀速注入，晚上休息 4 ~ 8 小时。管饲速度 < 100 ~ 150 mL/h。每隔 4 ~ 6 小时，回抽胃内容，若发现胃内有食物潴留，应暂停灌注食物。②床头抬高 30° ~ 45°。③询问患者有无上腹饱胀、恶心、欲吐、反胃、胃灼热等症状，检查是否有腹胀，肠鸣音是否减弱，评估患者胃肠蠕动和胃排空情况，在喂食 2 小时后，胃内残留容量应 < 10 mL，最多不超过 100 mL，< 200 mL 的误吸率为 20% ~ 26%，胃内残留量 > 200 mL 误吸率增加至 25% ~ 40%。故胃内残留量 > 200 mL 时应暂停喂食。④存在胃排空减慢时，可给予促胃肠动力药物，如西沙必利、吗丁啉、红霉素等。

3. 机械通气患者吸入性肺炎的预防

①气管插管患者严禁经口进食。②鼻饲前吸净呼吸道痰液及分泌物，避免在进餐时或餐后半小时内吸痰，减少刺激，避免胃内容物反流。③对需建立人工气道者，提倡应用持续声门下吸引。④及时吸净患者口咽部和气囊上分泌物。⑤避免呼吸机管道内的冷凝水倒灌进患者气道。

第五节　肺源性心脏病

肺源性心脏病（肺心病）是肺、胸廓或肺血管病变所致的肺循环阻力增加，肺动脉压力增高，进而出现右心肥厚、扩大，甚至发生右心衰竭。按病程的缓急可分为急性肺源性心脏病和慢性肺源性心脏病，前者最常见的病因是大面积或次大面积肺栓塞，主要的病理改变是右心室扩张。后者最常见的病因是慢性阻塞性肺疾病（COPD），其主要的病理改变早期是右心室肥厚，晚期出现右心室扩张。本节主要介绍慢性肺源性心脏病。

一、诊断要点

1. 病史

引起慢性肺心病的常见病因是COPD，其次为支气管哮喘、支气管扩张、肺间质纤维化等。其他还包括胸廓、脊柱畸形及肺血管疾病等（表2-3）。

表2-3　引起慢性肺源性心脏病的常见疾病

支气管肺疾病	通气驱动力失常性疾病
COPD、支气管哮喘、支气管扩张、肺结核、肺尘埃沉着病（尘肺），肺间质纤维化、弥漫性泛细支气管炎等	肥胖 - 低通气综合征，原发性肺泡低通气，睡眠呼吸暂停综合征等
胸廓疾病	肺血管疾病
广泛性胸膜粘连、强直性脊柱炎、胸廓和脊柱畸形或侧弯等	特发性肺动脉高压、慢性血栓栓塞性肺动脉高压等
神经肌肉疾病	
重症肌无力、脊髓灰质炎等	

2. 临床表现

（1）心肺功能代偿期：主要表现为原发胸、肺疾患及肺动脉高压、右心室肥大的症状。查体有桶状胸，呼吸动度减弱，叩诊呈过清音，呼吸音减弱，肺动脉瓣区第二心音亢进、剑突下有收缩期搏动、三尖瓣区心音明显增加以及收缩期杂音等，部分患者有颈静脉充盈。

（2）肺心功能失代偿期：上述症状进一步加重，出现呼吸性酸中毒，心悸、发绀症状明显，并可因缺氧和CO_2潴留引起中枢神经系统症状，如头痛、头胀、兴奋、失眠或嗜睡、神志恍惚，甚至精神错乱或昏迷。体检可发现皮肤潮红，浅表静脉扩张，球结膜充血水肿，瞳孔缩小，对光反射迟钝等。右心衰竭时患者心悸气促加重，尿量减少、恶心、腹胀、食欲缺乏、下肢水肿。体格检查颈静脉充盈或怒张，发绀，心率增快，剑突下舒张期奔马律，肝大、压痛，肝颈反流征阳性，腹部可出现移动性浊音，下肢甚至全身水肿。

3. 辅助检查

（1）X线胸片诊断标准：具有1～4项中2项或以上者或具有第5项可诊断肺心病。具有1～4项中的1项可提示。

①右肺下动脉干横径≥15 mm；右肺下动脉干横径与气管横径比值≥1.07；或经动态观察较原右肺下动脉增宽＞2 mm。

②肺动脉段中度凸出或其高度≥3 mm。

③中心肺动脉扩张与外同分支纤细，二者形成鲜明对比。

④肺动脉圆锥部显著凸出（右前斜位45°）或锥高≥7 mm。

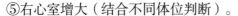

⑤右心室增大（结合不同体位判断）。

（2）心电图诊断标准：包括 7 项主要条件和 2 项次要条件：具有 1 条主要条件者即可诊断肺心病，2 条次要条件为可疑肺心病的心电图表现。

主要条件：①额面平均电轴 ≥ +90°。②V_1 导联 R/S ≥ 1。③重度顺钟向转位（V_5R/S ≤ 1）。④RV_1+SV_5 > 1.05 mV。⑤aVR 导联 R/S 或 R/Q ≥ 1。⑥$V_1 \sim V_3$ 呈 QS、Qr、qr（需除外心肌梗死）。⑦肺型 P 波：P ≥ 0.22 mV 或 P ≥ 0.2 mV 呈尖峰形，结合电轴 > +80°；或当低电压时，P ≥ 1/2R 波，呈尖峰型，结合电轴 > +80°。

次要条件：①肢体导联低电压。②右束支传导阻滞（不完全性或完全性）。

（3）超声心动图诊断标准：具有 2 项条件者（其中必具 1 项主要条件）可诊断肺心病。

主要条件：①右室流出道内径 ≥ 30 mm。②右心室内径 ≥ 20 mm。③右室前壁厚度 ≥ 5.0 mm，或有前壁搏动幅度增强者。④左室与右室内径比值 < 2。⑤右肺动脉内径 ≥ 18 mm，或主肺动脉内径 ≥ 20 mm。⑥右室流出道与左房内径之比值 > 1.4。⑦肺动脉瓣超声心动图出现肺动脉高压征象。

参考条件：①室间隔厚度 ≥ 12 mm，搏幅 < 5 mm 或呈矛盾征象。②右房 ≥ 25 mm（剑突下区）。③三尖瓣前叶曲线 DF、EF 速度增快，E 峰呈尖高型，或有 AC 间期延长。④二尖瓣前叶曲线幅度低 CE < 18 mm，CD 段上升缓慢，呈水平位。或 EF 下降速度减慢 < 90 mm/s。

二、治疗原则

肺心病缓解期以治疗原发肺部慢性基础疾病为主，长期家庭氧疗、呼吸锻炼，以及提高机体抵抗力，防止感染为主。肺心病急性加重多由呼吸道感染诱发，故应积极控制感染，改善呼吸功能，纠正缺氧和二氧化碳潴留，控制呼吸衰竭和心力衰竭。

1. 控制呼吸道感染

根据患者基础疾病及严重程度，并结合当地常见致病菌以及耐药趋势，选择抗生素。如初始治疗方案不佳，应及时根据细菌培养、药敏结果调整抗生素。

2. 保持呼吸道通畅

包括口服和雾化吸入平喘、化痰药物，及时吸痰，必要时气管插管或气管切开。

3. 氧疗

长期低流量吸氧可缓解肺心病症状，降低病死率。结合患者的病情有针对性地采用各种氧疗措施，如鼻导管或鼻塞吸氧、文丘里面罩吸氧、无创通气或有创通气给氧，以改善患者的缺氧状态。

4. 控制心力衰竭

慢性肺心病时一般经过氧疗、控制呼吸道感染、改善通气后，心力衰竭症状可减轻或消失，不需常规使用利尿剂和强心药，对病情重或上述治疗无效时可考虑适当使用小剂量、短疗程、作用缓和的利尿药，如氢氯噻嗪 25 mg，1 ~ 3 次/日，联合螺内酯 40 mg，1 ~ 2 次/日，严重者可使用呋塞米 20 mg，口服或静脉，1 ~ 2 次/日，同时注意补钾。对于肺心病右心功能障碍，因缺氧使心脏对洋地黄的敏感性增加，易发生中毒，故一般不使用，但在下列情况下可考虑使用洋地黄：①感染已控制，呼吸功能已改善，经利尿剂治疗右心功能仍未能改善。②合并室上性快速性心律失常，如心房纤颤、室上性心动过速。③以右心功能衰竭为主要表现而无明显急性感染。④合并急性左心功能衰竭。

5. 积极治疗并发症

常见并发症为肺性脑病、酸碱失衡及电解质紊乱、心律失常、消化道出血、休克、弥散性血管内凝血等。肺性脑病是慢性肺心病死亡的首要原因。对不准备实施机械通气的患者应特别注意慎用镇静催眠药，以避免呼吸抑制。慢性肺心病发生呼吸衰竭时，由于缺氧和二氧化碳潴留，易发生呼吸性酸中毒、代谢性酸中毒、代谢性碱中毒等单纯或双重、三重酸碱失衡及电解质紊乱，应进行监测，及时采取措施纠正。对严重呼吸性酸中毒可行呼吸机辅助治疗排出过多的 CO_2，严重代谢性酸中毒患者可静脉用碳酸氢钠。

6. 抗凝治疗

肺心病急性加重期有发生肺血栓栓塞的中度危险性，抗凝治疗可能在疾病的控制和临床预后方面会

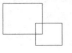

产生良好的效果。一般给予普通肝素 6 250 U 或 12 500 U 溶于 250 mL 液体中静脉点滴，或者低分子肝素皮下注射，每日 1 次，7 ~ 10 天为 1 个疗程。

第六节　急性上呼吸道感染

急性上呼吸道感染（acute upper respiratory tract infection）简称上感，为外鼻孔至环状软骨下缘包括鼻腔、咽或喉部急性炎症的概称，主要病原体是病毒，少数是细菌。

一、病因

病毒占 70% ~ 80%，包括鼻病毒、冠状病毒、腺病毒、流感和副流感病毒，以及呼吸道合胞病毒、埃可病毒和柯萨奇病毒等。细菌主要是溶血性链球菌、流感嗜血杆菌、肺炎链球菌和葡萄球菌等。

二、病理

组织学上可无明显病理改变，亦可出现上皮细胞的破坏。可有炎症因子参与发病。继发细菌感染者可有中性粒细胞浸润及脓性分泌物。

三、临床表现

临床表现有以下类型：

1. 普通感冒

为病毒感染引起，俗称"伤风"，又称急性鼻炎或上呼吸道卡他。起病急，咽干、咽痒或烧灼感，发病同时或数小时后，可有喷嚏、鼻塞、流清水样鼻涕，2 ~ 3 天后变稠，俗称"感冒"或"伤风"。一般经 5 ~ 7 天痊愈，伴并发症者可致病程迁延。

2. 急性病毒性咽炎和喉炎

由鼻病毒、腺病毒、流感病毒等引起。临床表现为咽痒和灼热感，咽痛不明显。咳嗽少见。体检可见喉部充血、水肿，局部淋巴结轻度肿大和触痛，有时可闻及喉部的喘息声。

3. 急性疱疹性咽峡炎

多由柯萨奇病毒 A 引起，表现为明显咽痛、发热，病程约为 1 周。查体可见咽及扁桃体表面有灰白色疱疹及浅表溃疡，周围伴红晕。多发于夏季，多见于儿童，偶见于成人。

4. 急性咽结膜炎

主要由腺病毒、柯萨奇病毒等引起。表现为发热、咽痛、畏光、流泪、咽及结膜明显充血。病程 4 ~ 6 天，多发于夏季，由游泳传播，儿童多见。

5. 急性咽扁桃体炎

病原体多为溶血性链球菌，其次为流感嗜血杆菌、肺炎链球菌、葡萄球菌等。起病急，咽痛明显、伴发热、畏寒，体温可在 39℃ 以上。查体可发现咽部明显充血，扁桃体黄色脓性分泌物。有时伴有颌下淋巴结肿大、压痛，而肺部查体无异常体征。

四、实验室检查

1. 血液检查

因多为病毒性感染，白细胞计数常正常或偏低，伴淋巴细胞比例升高。细菌感染者可有白细胞计数与中性粒细胞增多和核左移现象。

2. 病原学检查

因病毒类型繁多，且明确类型对治疗无明显帮助，一般无须明确病原学检查。需要时可用免疫荧光法、酶联免疫吸附法、血清学诊断或病毒分离鉴定等方法确定病毒的类型。细菌培养可判断细菌类型并做药物敏感试验以指导临床用药。

五、诊断与鉴别诊断

根据鼻咽部的症状和体征、血常规和阴性胸部 X 线检查可做出临床诊断。一般无须病因诊断，特殊情况下可进行细菌培养和病毒分离，或病毒血清学检查等确定病原体。但须与初期表现为感冒样症状的其他疾病鉴别。

1. 过敏性鼻炎

起病急骤、鼻腔发痒、喷嚏频繁，鼻涕呈清水样，每天晨间发作，经过数分钟至 1 ~ 2 小时痊愈。检查鼻腔黏膜苍白、水肿，鼻腔分泌物涂片见嗜酸粒细胞增多。

2. 流行性感冒（流感）

常有明显的流行病学史。起病急，全身症状重，高热、全身酸痛、眼结膜症状明显，但鼻咽部症状较轻。鼻分泌物中上皮细胞荧光标志的流感病毒免疫血清染色，有助于早期诊断。

3. 急性气管–支气管炎

表现为咳嗽咳痰，鼻部症状较轻，血白细胞可升高，X 线胸片常可见肺纹理增强。

4. 急性传染病前驱症状

很多病毒感染性疾病前期表现类似，如麻疹、脊髓灰质炎、脑炎、肝炎、心肌炎等病，患病初期可有鼻塞、头痛等类似症状，应予重视。如果在上呼吸道症状一周内，呼吸道症状减轻但出现新的症状，需进行必要的实验室检查，以免误诊。

六、治疗

1. 对症治疗

对有急性咳嗽、鼻后滴漏和咽干的患者应给予伪麻黄碱治疗以减轻鼻部充血，亦可局部滴鼻应用。必要时适当加用：①解热镇痛类药物。②第一代抗组胺药，如马来酸氯苯那敏（2 ~ 4 mg/ 次，每天 3 次）等。③镇咳药物：咳嗽剧烈者必要时可使用中枢性或外周性镇咳药，临床上通常采用上述药物的复方制剂，首选第一代抗组胺药 + 伪麻黄碱治疗，可有效缓解打喷嚏、鼻塞等症状。

2. 抗菌药物治疗

目前已明确普通感冒无须使用抗菌药物除非有白细胞升高、咽部脓苔、咯黄痰和流鼻涕等细菌感染证据，可根据当地流行病学史和经验用药，可选青霉素（penicilin），静脉滴注，每次 160 万 ~ 320 万 U，30 min 至 1 h 内滴完，每日 2 ~ 4 次；第一代头孢菌素；或口服新大环内酯类：罗红霉素每日 0.3 g，分 2 次；或口服氟喹酮类药物，每日 0.4 g，顿服，少数为革兰阴性细菌感染，可选用氨基糖苷类抗菌药，如阿米卡星 0.2 g 肌内注射或静脉滴注，每日 2 次。

3. 抗病毒药物治疗

由于目前有滥用造成流感病毒耐药现象，所以如无发热，免疫功能正常，发病超过 2 天一般无须应用。对于免疫缺陷患者，可早期常规使用。利巴韦林每次 0.5 g，稀释后静脉滴注，每日 2 次，或奥司他（oseltamivir）每次 75 毫克口服，每日 2 次，共 5 天。

七、预防

重在预防避免受凉和过度劳累，有助于降低易感性。上呼吸道感染流行时应戴口罩，避免在人多的公共场合出入。

八、疗效标准与预后

一般 2 ~ 3 天可自行痊愈或经治疗后症状消失，预后良好，不留后遗症。溶血性链球菌感染治疗不当可并发心内膜炎、心肌炎或肾小球肾炎，预后较差。并发气管、支气管炎，经合理治疗亦可痊愈，少数发展成慢性，若并发鼻窦炎特别是慢性鼻窦炎，常成为慢性呼吸道炎症的病灶。

第三章 消化内科疾病

第一节 胃食管反流病

胃食管反流病（gastroesophageal reflux disease，GERD）是指胃十二指肠内容物反流入食管引起"胃灼热"等症状，可引起反流性食管炎，以及咽喉、气道等食管邻近的组织损害。发病率随年龄增加而增加，40～60岁发病率高，男女发病无差异，但反流性食管炎中，男性多于女性（2～3）：1。有相当部分胃食管反流病患者内镜下可无食管炎表现，这类胃食管反流病又称为内镜阴性的胃食管反流病或称非糜烂性反流病。

一、病因和发病机制

胃食管反流病是由多种因素造成的消化道动力障碍性疾病。胃食管反流病的主要发病机制是抗反流防御机制减弱和反流物对食管黏膜攻击作用的结果。

1. 食管抗反流防御机制减弱

抗反流防御机制包括抗反流屏障，食管对反流物的清除及黏膜对反流攻击作用的抵抗力。

（1）抗反流屏障：抗反流屏障是指在食管和胃交接的解剖结构，包括食管下括约肌、膈肌脚、膈食管韧带、食管与胃底间的锐角等，上述各部分的结构和功能上的缺陷均可造成胃食管反流，其中最主要的是食管下括约肌的功能状态。食管下括约肌是指食管末端3～4 cm长的环形肌束。正常人静息时食管下括约肌压力为10～30 mmHg，为一高压带，可防止胃内容物反流入食管。食管下括约肌部位的结构受到破坏时可使食管下括约肌压力下降，如贲门失弛缓症手术后易并发反流性食管炎。一些因素可导致食管下括约肌压力降低，如某些激素（如缩胆囊素、胰升糖素、血管活性肠肽等）、食物（如高脂肪、巧克力等）、药物（如钙拮抗剂、地西泮）等。腹内压增高（如妊娠、腹腔积液、呕吐、负重劳动等）及胃内压增高（如胃扩张、胃排空延迟等）均可引起食管下括约肌压力相对降低而导致胃食管反流。一过性食管下括约肌松弛是近年来研究发现引起胃食管反流的一个重要因素。正常情况下吞咽时，食管下括约肌即松弛，食物得以进入胃内。一过性食管下括约肌松弛是指非吞咽情况下食管下括约肌自发性松弛，其松弛时间明显长于吞咽时食管下括约肌松弛的时间。一过性食管下括约肌松弛既是正常人生理性胃食管反流的主要原因，也是食管下括约肌静息压正常的胃食管反流病患者的主要发病机制。

（2）食管清除作用：正常情况下，一旦发生胃食管反流，大部分反流物通过1～2次食管自发和继发性蠕动性收缩将食管内容物排入胃内，即容量清除，是食管廓清的主要方式。剩余的则由唾液缓慢地中和。故食管蠕动和唾液产生的异常也参与胃食管反流病的致病作用。食管裂孔疝是部分胃经膈食管裂孔进入胸腔的疾病，可引起胃食管反流并降低食管对酸的清除，导致胃食管反流病。

（3）食管黏膜屏障：反流物进入食管后，食管还可以凭借食管上皮表面黏液、不移动水层和表面 HCO_3、复层鳞状上皮等构成的上皮屏障，以及黏膜下丰富的血液供应构成的后上皮屏障，发挥其抗反流物对食管黏膜损伤的作用。因此，任何导致食管黏膜屏障作用下降的因素（长期吸烟、饮酒及抑郁等），将使食管黏膜不能抵御反流物的损害。

2. 反流物对食管黏膜的攻击作用

在食管抗反流防御机制下降的基础上，反流物刺激和损害食管黏膜，其受损程度与反流物的质和量有关，也与反流物与黏膜的接触时间、部位有关。胃酸与胃蛋白酶是反流物中损害食管黏膜的主要成分。近年对胃食管反流病监测证明存在胆汁反流，其中的非结合胆盐和胰酶是主要的攻击因子，参与损害食管黏膜。

二、临床表现

胃食管反流病的临床表现多样，轻重不一，主要表现如下。

1. 食管症状

（1）典型症状：胃灼热和反流是本病最常见的症状，而且具有特征性，因此，被称为典型症状。反流是指胃内容物在无恶心和不用力的情况下涌入咽部或口腔的感觉，含酸味或仅为酸水时称为反酸。胃灼热是指胸骨后或剑突下烧灼感，常由胸骨下段向上延伸。胃灼热和反流常在餐后 1 h 出现，卧位、弯腰或腹压增高时可加重，部分患者胃灼热和反流症状可在夜间入睡时发生。

（2）非典型症状：非典型症状是指除胃灼热和反流之外的食管症状。胸痛由反流物刺激食管引起，疼痛发生在胸骨后。严重时可为剧烈刺痛，可放射到后背、胸部、肩部、颈部、耳后，有时酷似心绞痛，可伴有或不伴有胃灼热和反流。由胃食管反流病引起的胸痛是非心源性胸痛的常见病因。吞咽困难见于部分患者，可能是由于食管痉挛或功能紊乱，症状呈间歇性，进食固体或液体食物均可发生。少部分患者吞咽困难是由食管狭窄引起，此时吞咽困难可呈持续性或进行性加重。有严重食管炎或并发食管溃疡者，可伴吞咽疼痛。

2. 食管外症状

由反流物刺激或损伤食管以外的组织或器官引起，如咽喉炎、慢性咳嗽和哮喘。对一些病因不明、久治不愈的上述疾病患者，要注意是否存在胃食管反流病，伴有胃灼热和反流症状有提示作用，但少部分患者以咽喉炎、慢性咳嗽或哮喘为首发或主要表现。严重者可发生吸入性肺炎，甚至出现肺间质纤维化。一些患者诉咽部不适，有异物感、棉团感或堵塞感，但无真正吞咽困难，称为癔球症，近年研究发现部分患者也与胃食管反流病相关。

三、并发症

1. 上消化道出血

反流性食管炎患者，因食管黏膜糜烂及溃疡可以导致上消化道出血，临床表现可有呕血和（或）黑便及不同程度的缺铁性贫血。

2. 食管狭窄

食管炎反复发作致使纤维组织增生，最终导致瘢痕狭窄。

3. Barrett 食管

Barrett 食管内镜下的表现为正常呈现均匀粉红带灰白的食管黏膜出现胃黏膜的橘红色，分布可为环形、舌形或岛状。Barrett 食管可发生在反流性食管炎的基础上，也可不伴有反流性食管炎。Barrett 食管是食管腺癌的癌前病变，其腺癌的发生率较正常人高 30 ~ 50 倍。

四、实验室及辅助检查

1. 内镜检查

内镜检查是诊断反流性食管炎最准确的方法，并能判断反流性食管炎的严重程度和有无并发症，结合活检可与其他原因引起的食管炎和其他食管病变（如食管癌等）作鉴别。内镜下无反流性食管炎不能

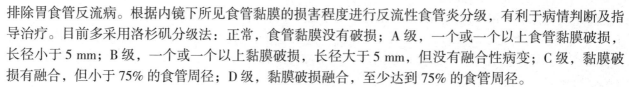

排除胃食管反流病。根据内镜下所见食管黏膜的损害程度进行反流性食管炎分级，有利于病情判断及指导治疗。目前多采用洛杉矶分级法：正常，食管黏膜没有破损；A 级，一个或一个以上食管黏膜破损，长径小于 5 mm；B 级，一个或一个以上黏膜破损，长径大于 5 mm，但没有融合性病变；C 级，黏膜破损有融合，但小于 75% 的食管周径；D 级，黏膜破损融合，至少达到 75% 的食管周径。

2. 24 h 食管 pH 监测

24 h 食管 pH 监测是诊断胃食管反流病的重要检查方法。应用便携式 pH 记录仪在生理状态下对患者进行 24 h 食管 pH 连续监测，可提供食管是否存在过度酸反流的客观证据，并了解酸反流的程度及其与症状发生的关系。常用的观察指标：24 h 内 pH < 4 的总百分时间、pH < 4 的次数、持续 5 min 以上的反流次数及最长反流时间等指标。但要注意在进行该项检查前 3 d 应停用抑酸药与促胃肠动力的药物。

3. 食管吞钡 X 线检查

该检查对诊断反流性食管炎敏感性不高，对不愿接受或不能耐受内镜检查者行该项检查，其目的主要是排除食管癌等其他食管疾病。严重反流性食管炎可发现阳性 X 线征。

4. 食管滴酸试验

在滴酸过程中，出现胸骨后疼痛或胃灼热的患者为阳性，且多在滴酸的最初 15 min 内出现。

5. 食管测压

可测定食管下括约肌的长度和部位、食管下括约肌压、食管下括约肌松弛压、食管体部压力及食管上括约肌压力等。食管下括约肌静息压为 10 ~ 30 mmHg，如食管下括约肌压小于 6 mmHg 则易导致反流。当胃食管反流病内科治疗效果不好时可作为辅助性诊断方法。

五、诊断与鉴别诊断

胃食管反流病的诊断是基于以下几点：①有反流症状。②内镜下可能有反流性食管炎的表现。③食管过度酸反流的客观证据。如患者有典型的"胃灼热"和反酸症状，可做出胃食管反流病的初步临床诊断。内镜检查如发现有反流性食管炎并能排除其他原因引起的食管病变，本病诊断可成立。对有典型症状而内镜检查阴性者，行 24 h 食管 pH 监测，如证实有食管过度酸反流，诊断成立。

由于 24 h 食管 pH 监测需要一定仪器设备且为侵入性检查，常难以在临床常规应用。因此，临床上对疑诊为本病而内镜检查阴性患者常用质子泵抑制剂（PPI）做试验性治疗（如奥美拉唑每次 20 mg，每日 2 次，连用 7 d），如有明显效果，本病诊断一般可成立。对症状不典型患者，常需结合内镜检查、24 h 食管 pH 监测和试验性治疗进行综合分析来做出诊断。

虽然胃食管反流病的症状有其特点，临床上仍应与其他病因的食管炎、药物性食管炎、食管癌、食管贲门失弛缓症、消化性溃疡、胆道疾病等相鉴别。胸痛为主要表现者，应与心源性胸痛及其他原因引起的非心源性胸痛进行鉴别。还应注意与功能性疾病如功能性"胃灼热"、功能性胸痛、功能性消化不良作鉴别。

1. 贲门失弛缓症

为食管神经肌肉功能障碍所致疾病，主要为食管缺乏蠕动，食管下括约肌高压和对吞咽动作的松弛反应减弱，导致食物不能正常通过贲门。临床表现为间歇性咽下困难、食物反流和下胸骨后不适或疼痛，病程长。食管吞钡可见"鸟嘴征"，食管镜可见食管扩张，贲门部闭合，但食管镜可通过。

2. 食管癌

多表现为进行性吞咽困难、胸痛、反流、呕吐，一般病程较短，X 线钡餐检查，食管镜 + 活检可明确诊断。

3. 心源性胸痛

常有高血压、糖尿病史，年纪较大，多由于劳累、进食、激动诱发。胸痛确其特征性，与体位关系不明显。含服硝酸甘油等血管扩张药物有效，心电图常有特征性改变。

六、治疗

胃食管反流病的治疗目的是控制症状、减少复发和防治并发症。

1. 一般治疗

改变生活方式与饮食习惯。为了减少卧位及夜间反流可将床头抬高 15～20 cm。避免睡前 2 h 内进食，白天进餐后也不宜立即卧床。注意减少一切引起腹压增高的因素，如肥胖、便秘、紧束腰带等。应避免进食使食管下括约肌压降低的食物，如高脂肪、巧克力、咖啡、浓茶等。应戒烟及禁酒。避免应用降低食管下括约肌压的药物及引起胃排空延迟的药物。如一些老年患者因食管下括约肌功能减退易出现胃食管反流，如同时合并有心血管疾病而服用硝酸甘油加重反流症状，应适当避免。一些支气管哮喘患者如合并胃食管反流可加重或诱发哮喘症状，尽量避免应用茶碱及多巴胺受体激动剂，并加用抗反流治疗。

2. 药物治疗

（1）促胃肠动力药：如多潘立酮、莫沙必利、依托必利等，这类药物可能通过增加食管下括约肌压力、改善食管蠕动功能、促进胃排空，从而达到减少胃内容物食管反流及减少其在食管的暴露时间。由于这类药物疗效有限且不确定，因此只适用于轻症患者，或作为与抑酸药合用的辅助治疗。

（2）抑酸药：H_2 受体拮抗剂，如西咪替丁、雷尼替丁、法莫替丁等。H_2 受体拮抗剂能减少 24 h 胃酸分泌的 50%～70%，但不能有效抑制进食刺激引起的胃酸分泌，因此适用于轻、中症患者。可按治疗消化性溃疡常规用量，但宜分次服用，增加剂量可提高疗效，同时也增加不良反应。疗程 8～12 周。质子泵抑制剂，包括奥美拉唑、兰索拉唑、泮托拉唑、雷贝拉唑和埃索美拉唑等。这类药物抑酸作用强，因此，对本病的疗效优于 H_2 受体拮抗剂，特别适用于症状重、有严重食管炎的患者。一般按治疗消化性溃疡常规用量，疗程 4～8 周。对个别疗效不佳者，可加倍剂量或与促胃肠动力药联合使用，并适当延长疗程。抗酸药适合症状轻、间歇发作的患者作为临时缓解症状用。抑酸治疗是治疗本病的主要措施，对初次接受治疗的患者或有食管炎的患者宜以质子泵抑制剂治疗，以求迅速控制症状、治愈食管炎。

3. 维持治疗

胃食管反流病具有慢性复发倾向，为减少症状复发，防止食管炎反复复发引起的并发症，需考虑给予维持治疗。停药后很快复发且症状持续者，往往需要长程维持治疗。有食管炎并发症如食管溃疡、食管狭窄、Barrett 食管者，肯定需要长程维持治疗。H_2 受体拮抗剂和质子泵抑制剂均可用于维持治疗，其中以质子泵抑制剂效果最好。维持治疗的剂量因患者而异，以调整至患者无症状之最低剂量为最适剂量；对无食管炎的患者也可考虑采用按需维持治疗，即有症状时用药，症状消失时停药。

4. 抗反流手术治疗

抗反流手术是不同术式的胃底折叠术，目的是阻止胃内容物反流入食管。抗反流手术的疗效与质子泵抑制剂相当，但术后有一定并发症。因此，对于那些需要长期使用大剂量质子泵抑制剂维持治疗的患者，可以根据患者的意愿来决定抗反流手术。对确诊由反流引起的严重呼吸道疾病的患者、质子泵抑制剂疗效欠佳者，宜考虑抗反流手术。

5. 并发症的治疗

（1）食管狭窄：除极少数严重瘢痕性狭窄需行手术切除外，绝大部分狭窄可行内镜下食管扩张术治疗。扩张术后予以长程质子泵抑制剂维持治疗可防止狭窄复发，对年轻患者也可考虑抗反流手术。

（2）Barrett 食管：必须使用质子泵抑制剂治疗及长程维持治疗。Barrett 食管发生食管腺癌的危险性大大增高，尽管有各种清除 Barrett 食管方法的报道，但均未获得肯定，因此，加强随访是目前预防 Barrett 食管癌变的唯一方法。重点是早期识别异型增生，发现重度异型增生或早期食管癌及时手术切除。

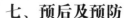

七、预后及预防

1. 预后

临床上有些胃食管反流病患者经过治疗后好转，有些停药后复发，有些需要终身服药。胃食管反流病的预后与其发病机制、治疗和患者的生活方式有关。

2. 预防

良好的生活习惯，定时定量进食，清淡饮食，对胃食管反流病至关重要，平时要做到减少进食量、少量多餐；少吃刺激性食物；减少脂肪摄入；增加蛋白质摄入；少喝酸性饮料、戒烟酒等。

第二节　急性胃炎

急性胃炎（acute gastritis）是指多种原因引起的胃黏膜的急性炎症。胃黏膜充血、水肿、表面覆盖渗出物称为急性单纯性胃炎；黏膜病变以糜烂和出血为主则称为急性糜烂出血性胃炎，又称为急性胃黏膜病变。一般短期内可治愈，很少遗留后遗症，极少数可演变为慢性浅表性胃炎。

一、病因及发病机制

1. 理化刺激因素

化学药物，浓茶、烈酒，过冷、过热或粗糙食物，暴饮暴食等均可损伤胃黏膜引起炎症病变。化学药物中主要是非甾体抗炎药（NSAIDs），如阿司匹林、吲哚美辛、保泰松等，其他药物及化学物质如乙醇、氨茶碱、氯化钾、铁剂、肾上腺皮质激素、某些抗癌药物、胆盐等均可刺激胃黏膜引起炎症变化。NSAIDs 作用机制是抑制环氧化酶的活性（COX–1、COX–2 非选择性抑制），阻碍前列腺素（PGs）的合成，导致胃黏膜损害。

2. 应激状态

危重疾病如败血症、大手术、大面积烧伤、急性心脑血管疾病、严重的精神刺激等机体处于严重应激状态时，常导致胃黏膜的糜烂和出血。胃黏膜缺血和胃酸分泌增加，H^+ 反弥散是主要发病因素。应激时，肾上腺糖皮质激素等代偿性增加，不足以维持胃黏膜微循环正常的血运，形成黏膜缺氧，黏液分泌不足，前列腺素合成减少，使胃黏膜发生糜烂、出血。

3. 感染因素

进食被细菌、病毒等病原体污染的食物，如大肠杆菌、葡萄球菌、肉毒杆菌等，其毒素可导致胃黏膜的急性炎症。急性化脓性胃炎是胃壁黏膜下层的蜂窝织炎，本病少见但较严重，由于抗生素的广泛应用，患者死亡率已明显下降。

二、临床表现

病因不同，急性胃炎的临床表现不尽相同。由理化因素引起的单纯性胃炎，表现为上腹不适、腹痛、恶心、呕吐、厌食等症状；由细菌或病毒污染食物引起者，多在进食 6 ~ 24 h 发病，表现为上腹不适，阵发性绞痛，恶心、呕吐、消化不良等症状。急性糜烂性胃炎常有服用 NSAID 药物或酗酒及各种疾病的应激情况等病史，除有上腹部疼痛不适外，常表现为呕血和黑便，一般出血量不大，可伴有贫血。

三、实验室及辅助检查

确诊有赖于急诊胃镜检查，一般应在出血后 24 ~ 48 h 内进行，可见胃底、胃体黏膜多发性糜烂、出血、水肿为特征的急性胃黏膜病变。

四、诊断

根据病史，起病急，有上腹部疼痛、不适，恶心、呕吐，食欲不振等消化不良症状，一般可做出急性胃炎诊断。有近期服用非甾体抗炎药（NSAIDs）史、严重疾病状态或大量饮酒患者，如发生呕血和

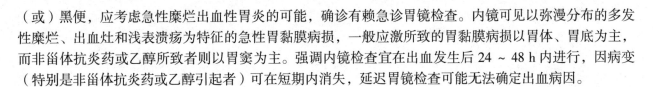

（或）黑便，应考虑急性糜烂出血性胃炎的可能，确诊有赖急诊胃镜检查。内镜可见以弥漫分布的多发性糜烂、出血灶和浅表溃疡为特征的急性胃黏膜病损，一般应激所致的胃黏膜病损以胃体、胃底为主，而非甾体抗炎药或乙醇所致者则以胃窦为主。强调内镜检查宜在出血发生后 24 ～ 48 h 内进行，因病变（特别是非甾体抗炎药或乙醇引起者）可在短期内消失，延迟胃镜检查可能无法确定出血病因。

五、鉴别诊断

1. 消化性溃疡

消化性溃疡上腹部疼痛有节律性、周期性，病程长，不难和急性单纯性胃炎鉴别。而合并上消化道出血时通过胃镜检查就能确诊病因。

2. 急性胰腺炎

急性胃炎时上腹部疼痛伴恶心、呕吐，与急性胰腺炎相似。但急性胰腺炎上腹部疼痛剧烈且常向腰背部放射，甚至可引起休克。可伴恶心、呕吐，但呕吐后腹痛不缓解，而急性胃炎呕吐后腹痛常缓解，腹痛程度也轻。检查血和尿淀粉酶或作腹部 B 超更易于鉴别。

3. 急性胆囊炎

急性胆囊炎时右上腹痛，莫菲氏征阳性，可伴黄疸。腹部 B 超检查易于鉴别。

六、治疗

1. 一般治疗

去除病因。如必须服用非甾体抗炎药的患者，可预防性地服用抑酸剂治疗，西咪替丁 0.4 g，每日 2 次，洛赛克 10 mg，每日 1 次或米索前列醇。

2. 药物治疗

（1）抑制胃酸分泌：抑制胃酸分泌，促进黏膜愈合，控制出血。常用 H_2 受体拮抗剂（如西咪替丁）或质子泵抑制剂（如洛赛克）。

（2）保护胃黏膜：可选用硫糖铝、胶体铋剂或米索前列醇等药物。

（3）局部止血剂：凝血酶 1 000 U 口服，每 1 ～ 2 h 一次。云南白药、去甲肾上腺素等均可口服止血。

（4）抗生素的应用：如为细菌感染引起者，应予以足量抗生素。

七、预后及预防

1. 预后

本病病程较短，系自限性疾病，数天内可恢复，一般不需作特殊检查。但病情严重者，如合并脱水、酸中毒、休克及消化道出血者，必须积极处理。

2. 预防

避免暴饮暴食，过度烟、酒、茶、油腻、粗糙及刺激性食物。

第三节　慢性胃炎

慢性胃炎（chronic gastritis）是指各种病因所致的胃黏膜的慢性非特异性炎症。

一、病因和发病机制

1. 幽门螺杆菌（helicobacter pylori，H.pylori）感染

慢性胃炎的主要病因。依据如下：①绝大多数慢性活动性胃炎患者胃黏膜中可检出幽门螺杆菌。②幽门螺杆菌在胃内的分布与胃内炎症分布一致。③根除幽门螺杆菌可使胃黏膜炎症消退。④志愿者和动物模型可复制幽门螺杆菌感染引起的慢性胃炎。

2. 理化刺激

长期过冷、过热或粗糙食物刺激，服用非甾体抗炎药，吸烟，饮烈性酒等与慢性胃炎均有一定的关系。

3. 十二指肠液反流

幽门括约肌功能受损、十二指肠液反流胃腔、胆汁及胰液损伤胃黏膜屏障导致胃黏膜炎症。

4. 免疫因素

自体免疫性胃炎患者血中可发现内因子抗体（IFA）和壁细胞抗体（PCA），壁细胞数减少，胃内缺酸，维生素 B_{12} 吸收不良可伴恶性贫血。

5. 其他

人体的遗传易感性在慢性胃炎发病中起一定作用，慢性胃炎的发病与年龄呈显著正相关，缺铁性贫血、胃内容物滞留、放射治疗等均与慢性胃炎有关。

二、临床表现

1. 症状

慢性胃炎的临床症状缺乏特异性。最常见的症状是上腹部饱胀不适，以进餐后为重，可伴有上腹隐痛、反酸、嗳气、食欲不振、胃灼热、恶心、呕吐等，可有反复小量出血。胃体胃炎可有厌食、消瘦伴缺铁性贫血，少数为恶性贫血。

2. 体征

多数患者无明显体征，上腹部可有轻度压痛。

3. 并发症

（1）胃溃疡：胃溃疡与浅表性胃炎、糜烂性胃炎同在，存在明显的炎症刺激，胃黏膜萎缩变薄，并发糜烂、溃疡，应及时进行胃镜检查，以免延误诊治。

（2）胃出血：慢性胃炎出血很常见。黏膜萎缩变薄、血管显露、粗糙食物磨搓、黏膜糜烂出血，以黑便为主要表现，若出血量大时可突然呕血，重者头晕、心悸、大汗淋漓甚至休克。

（3）贫血：慢性胃炎大量失血后伴有两种贫血。①巨幼红细胞贫血：即恶性贫血，患者具有贫血表现，头晕、乏力、心悸、面色苍白。②缺铁性贫血：慢性失血导致；慢性胃炎患者进食少，营养不良造成；胃酸缺乏。

（4）胃癌前期：据国际卫生组织统计，在胃癌高发区，经 10 ~ 20 年随访，平均胃癌发生率为 10%，他们的发展脉络为：浅表性胃炎 – 慢性胃炎 – 肠化生或不典型增生 – 胃癌。慢性胃炎的癌变与胃炎性增生密切有关。

三、实验室及辅助检查

1. 胃镜及活组织检查

该检查是最可靠的确诊方法。浅表性胃炎病变黏膜红白相间，以红为主，黏膜充血、红肿，可有糜烂及出血点，黏液分泌增多；萎缩性胃炎黏膜灰白色，也可红白相间，以白为主，黏膜皱襞平坦，黏膜下血管显露，黏膜表面易有糜烂及出血，或有不规则颗粒状结节。内镜下活检可进行病理诊断，同时检测幽门螺杆菌。

2. 幽门螺杆菌检测

侵入性方法有活检标本快速尿素酶实验、活检黏膜微氧环境下培养、活检标本病理切片观察幽门螺杆菌或作 Warthin-starry 银染色法观察幽门螺杆菌；非侵入性方法包括血清抗幽门螺杆菌抗体测定，适用于流行病学检查、 ^{13}C 或 ^{14}C 尿素呼气试验，敏感度和特异度均较高，适用于治疗后复查。

3. 血清学检查

血清促胃液素水平在萎缩性胃体胃炎（A 型胃炎）时明显升高，血清壁细胞抗体、内因子抗体阳

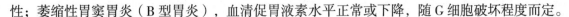

性；萎缩性胃窦胃炎（B 型胃炎），血清促胃液素水平正常或下降，随 G 细胞破坏程度而定。

4. X 线钡餐检查

气－钡双重对比造影检查，萎缩性胃炎可见胃黏膜皱襞变细或消失，张力低；胃窦炎可见窦区狭窄、皱襞增粗；浅表性胃炎可无阳性发现。

四、诊断

临床表现缺乏特异性，确诊依赖胃镜及黏膜活组织检查，同时检测有无 H.pylori 感染，必要时检测血清壁细胞抗体及内因子抗体。

五、鉴别诊断

1. 胃癌

慢性胃炎之症状如食欲不振、上腹不适、贫血等少数胃窦胃炎的 X 线征与胃癌颇相似，需特别注意鉴别。绝大多数患者纤维胃镜检查及活检有助于鉴别。

2. 消化性溃疡

两者均有慢性上腹痛，但消化性溃疡以上腹部规律性、周期性疼痛为主，而慢性胃炎疼痛很少有规律性并以消化不良为主。鉴别依靠 X 线钡餐透视及胃镜检查。

六、治疗

1. 消化不良的症状治疗

有消化不良症状而伴有慢性胃炎的患者，症状治疗事实上属于功能性消化不良的经验性治疗，抑酸或抗酸药、促胃肠动力药、胃黏膜保护药、中药等，这些药物不仅可以对症治疗，对胃黏膜上皮修复及炎症也可能有一定作用。

2. 根除幽门螺杆菌的治疗

对于幽门螺杆菌引起的慢性胃炎是否应常规根除幽门螺杆菌尚缺乏统一意见。2006 年中国慢性胃炎共识意见，建议根除幽门螺杆菌特别适用于以下情况：①有胃癌家族史者。②伴有胃黏膜糜烂、萎缩及肠化生、异型增生者。③有消化不良症状者。成功根除幽门螺杆菌可改善胃黏膜组织学、可预防消化性溃疡及可能降低胃癌发生的危险性，少部分患者消化不良症状也可取得改善。

3. 自身免疫性胃炎的治疗

目前尚无特异治疗，有恶性贫血时注射维生素 B_{12} 后贫血司获纠正。

七、预后及预防

1. 预后

慢性浅表性胃炎，预后良好，少数可演变为萎缩性胃炎。萎缩性胃炎伴有重度肠腺化生或（和）不典型增生者有癌变可能，慢性萎缩性胃炎的癌变率为 2.55% ~ 7.46%。

2. 预防

少食用或尽量不食用对胃有刺激性的食物；戒烟酒；禁暴饮、暴食；即使已治愈，也应经常注意引起本病的因素，防止再次发病。

第四节　胃癌

胃癌是最常见的恶性肿瘤之一，男性发病率为 22/10 万，女性为 10.4/10 万。在男性常见肿瘤中，胃癌位于第三位，死亡率位于第二位。在女性常见肿瘤中，胃癌位于第五位，死亡率位于第四位。随着生活水平的提高，近年来胃癌发病有所下降。胃癌中位发病年龄为 50 ~ 60 岁，男性多于女性。

一、病因

胃癌的发生与多种因素有关。包括饮食（腌制食品）、职业特性（橡胶工人）、家族遗传史以及一些基础病史（慢性胃炎、肠化生）等。贲门癌发生主要与肥胖、食管反流有关，而胃窦胃体癌主要与缺乏胃酸和幽门螺杆菌有关。

二、病理

胃癌目前仍分为早期胃癌和进展期胃癌。早期胃癌是指癌组织限于黏膜层或黏膜下层，而不论其面积大小和有无淋巴结转移。进展期胃癌是指癌组织已超过黏膜下层而不论面积大小或有无淋巴结转移。胃癌 95% 为腺癌，其他胃部恶性肿瘤包括胃鳞状细胞癌、平滑肌肉瘤、类癌、胃间质瘤、淋巴瘤等类型。

三、诊断

（一）临床表现

1. 症状

早期胃癌可以毫无症状。随着病变进一步发展，出现消化道及全身症状，或有跟胃炎相似的非特异性症状。最常见有上腹不适、食欲欠佳、疼痛、消瘦乏力、恶心呕吐、呕血、黑便、发热。病人就诊时多为进展期胃癌，以上早期症状延续并加重，常有黑便和贫血。体重减轻者高达 60% 以上。侵犯贲门可有吞咽异物感，侵犯幽门可有梗阻呕吐宿食现象。

2. 体征

胃癌除非已至晚期，一般体检也无阳性所见。最常见的体征是：贫血、腹部包块、上腹部压痛、浅表淋巴结肿大、恶病质、幽门梗阻、腹腔积液等。

（二）特殊检查

1. 内镜

内镜是最重要的检查及诊断的手段，可直接观察胃黏膜的变化，并取活检。近年兴起的超声内镜检查可以显示癌组织侵犯胃壁的深度和范围，并可鉴别是胃癌还是胃外肿瘤压迫，进行术前分期。

2. 影像学

（1）X 线：钡餐检查可观察肿瘤大小、形态和病变，定性方面有优越性。

（2）CT、MRI：可以清楚地显示淋巴结及腹腔脏器受侵或转移的情况，对早期胃癌诊断无价值。螺旋 CT 对于分期的准确率较高。

（3）B 超：主要用于判断转移的情况及与邻近脏器的关系，对早期胃癌诊断无价值。

（三）实验室检查

约 30% 胃癌患者粪便隐血阳性，而且可在临床症状出现前 6 ~ 9 个月检出。其他如 CEA、AFP、CA199、CA125、CA50 等肿瘤标志物的检查可为诊断提供依据。

（四）诊断与分期

1. 诊断要点

（1）临床诊断：有上腹不适、食欲欠佳、呕吐、嗳气、粪便潜血阳性者，结合查体有贫血、腹部包块、上腹部压痛、浅表淋巴结肿大、恶病质、幽门梗阻、腹腔积液特征者需进一步检查确立临床诊断。

（2）病理学诊断：胃癌手术切除标本或胃镜取组织活检经病理、组织学证实者。

2. 胃癌临床分期标准（AJCC 分期，第 7 版）

T_x　原发肿瘤无法评估。

T_{is}　原位癌：上皮内癌未浸润固有层。

T_1　肿瘤侵及黏膜固有层，黏膜肌层或黏膜下层。

T_{1a}　肿瘤侵及黏膜固有层或黏膜肌层。

T_{1b}　肿瘤侵及黏膜下层。

T_2　肿瘤侵及固有肌层。

T_3　肿瘤穿透浆膜下结缔组织，未侵及腹膜或邻近结构。

T_4　侵及浆膜或邻近结构。

T_{4a}　肿瘤侵透浆膜。

T_{4b}　肿瘤侵及邻近器官。

注：1. 肿瘤穿透固有肌层，进入胃结肠或肝胃韧带，或进入大小网膜，但没有穿透覆盖这些结构的脏腹膜，这种情况应分为 T_3，如果穿透覆盖这些结构的脏腹膜就应分为 T_4。

2. 胃的邻近结构包括脾、横结肠、肝、膈、胰腺、腹壁、肾上腺、肾、小肠、腹膜后。

3. 肿瘤由壁内延伸至十二指肠或食管，由包括胃在内的浸润最深部位决定 T 分期。

Nx　区域 LN 无法评估。

N_0　无区域 LN 转移。

N_1　1～2 个淋巴结转移。

N_2　3～6 个淋巴结转移。

N_{3a}　7～15 个淋巴结转移。

N_{3b}　等于或多于 16 个淋巴结转移。

M_0　无远处转移。

M_1　远处转移。

TNM 与临床分期的关系

0 期　T_{is}，N_0，M_0

Ⅰa 期　T_1，N_0，M_0

Ⅰb 期　T_2，N_0，M_0；T_1，N_1，M_0

Ⅱa 期　T_3，N_0，M_0；T_2，N_1，M_0；T_1，N_2，M_0

Ⅱb 期　T_{4a}，N_0，M_0；T_3，N_1，M_0；T_2，N_2，M_0；T_1，N_3，M_0

Ⅲa 期　T_{4a}，N_1，M_0；T_3，N_2，M_0；T_2，N_3，M_0

Ⅲb 期　T_{4b}，N_0，M_0；T_{4b}，N_1，M_0；T_{4a}，N_2，M_0；T_3，N_3，M_0

Ⅲc 期　T_{4b}，N_2，M_0；T_{4b}，N_3，M_0；T_{4a}，N_3，M_0

Ⅳ 期　任何 T，任何 N，M_1

（五）鉴别诊断

1. 胃溃疡

青年人的胃癌常误诊为胃溃疡或慢性胃炎，胃溃疡 X 线表现龛影常突出于腔外，直径在 2 cm 以内。而进展期溃疡型胃癌龛影常较大，且位于腔内，常伴有指压征、胃黏膜破坏、胃壁僵硬、胃腔扩张性差等，一般可以鉴别。但有疑问时则应通过胃镜活检予以鉴别。

2. 胃息肉

可发生于任何年龄，需经胃镜活检确诊。

3. 胃平滑肌瘤

可发生于任何年龄，多见于 50 岁以上。肿瘤多为单发，直径 2～4 cm 大小，呈圆形或椭圆形。胃镜检查常可与胃癌相区别，但不能与平滑肌肉瘤相区别。

4. 胃原发性淋巴瘤

好发于胃窦、幽门前区及胃小弯。由于病变起源于黏膜下层的淋巴组织，病灶部浆膜或黏膜常完整。当病变侵及黏膜时则可以发生溃疡。常需胃镜取组织活检或手术切除后病理免疫组化来确诊。

5. 胃平滑肌肉瘤

多见于中、老年，好发于胃底、胃体。瘤体大，常在 10 cm 以上，呈球形或半球形，多数患者可在腹部扪及肿块，伴有压痛。通过胃镜检查与胃癌不难鉴别。

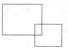

四、治疗

1. 现有的胃癌治疗模式

早期内镜下黏膜切除。腹腔镜胃癌根治术、改良的胃癌根治术 A 和 B、胃癌扩大根治术、化疗、放疗、包括薪辅助和辅助化疗在内的综合治疗、热化疗和临终关怀。

规范的治疗决策是根据胃癌临床分期决定的。

（1） I A 期 T_1N_0：适合黏膜下内镜切除或改良的胃癌根治术。

黏膜下内镜切除适用于小的黏膜层胃癌无淋巴结转移者。资料显示肠型黏膜层胃癌直径小于 2 cm 者无淋巴结转移，治疗以整块切除为佳，以免肿瘤残留。2 cm 是内镜下黏膜整块切除的上限，故术前必须准确判断胃癌的浸润深度、组织学类型和肿瘤大小。不能达到此标准以及直径 < 1.5 cm 的黏膜下层胃癌尚需行改良的 A 级胃癌根治术，不符合此标准者需改行改良 B 级胃癌根治术。

标准的胃癌根治术根据肿瘤大小和部位分为近端、远端或全胃切除加 D_2 淋巴结清扫。

（2） I B 期（T_1N_1，T_2N_0）： I B 期胃癌应行改良 B 级胃癌根治术或标准胃癌根治术。如果 T_1N_1 肿瘤直径 < 2 cm，适于改良 B 级胃癌根治术，T_1N_1 直径超过 2.1 cm 或 T_2N_0 胃癌应接受标准胃癌根治术。

（3） II 期（T_1N_2，T_2N_1，T_3N_0）： II 期胃癌无论 T 和 N 的状态，均需标准的胃癌根治术。建议辅助化疗，但尚无公认的化疗方案，需要临床研究确定标准的辅助治疗方案。

（4） III A 期（T_2N_2，T_3N_1，T_4N_0）： III 期胃癌需根据 T 和 N 的状态行标准或扩大胃癌根治术。建议开展辅助化疗和新辅助化疗的临床研究。T_4 期胃癌，可考虑受累脏器的联合切除和（或）辅助放疗，因有肉眼残留（R_1）的患者预后明显差于无残留者。

（5） III B 期（T_3N_2，T_4N_1）：尽管 N_2 胃癌行 D_3 手术的生存价值尚不明确，该手术在日本常规使用。日本正进行 D_2 和 D_3 的随机对照研究，其结果将影响治疗方案的选择。

T_4 期胃癌建议联合脏器切除，以获得 R_0 切除。可开展辅助化疗、新辅助化疗、辅助放疗的随机对照研究。

（6） IV 期（N_3，M_1）：多数 IV 期胃癌通过单纯外科手术无法治愈，除非 N_3 或 T_4N_2 胃癌。如果仅 N_3 决定患者分期为 IV 期，可行 D_3 手术以达到 R_0 切除。M_1 胃癌，患者一般状况良好，化疗、放疗或最佳支持治疗（减瘤手术）。出现肿瘤急症者，如出血、梗阻、营养不良等，可考虑姑息手术（切除、短路、造口手术）。

（7） T_1-$3N_3$ 或 T_4N_2-$3M_0$ 胃癌行扩大根治术：尚无证据显示上述治疗方案能延长 IV 期胃癌生存期，但有可能延长生存、缩小病变、缓解症状。建议肿瘤无法切除但患者一般状况良好者采用化疗。对晚期胃癌尚无标准治疗方案，但可以推荐使用顺铂、氟尿嘧啶或衍生物，一般状况中等或较差者采用化疗需患者知情同意，并在有经验的化疗专家指导下进行，否则不建议强烈化疗，建议支持治疗。晚期胃癌患者治疗目的是改善生活质量。

2. 常用化疗方案（目前尚无标准化疗方案）

（1）ELF 方案：VP-16 120 mg/m^2 静脉滴注，第 1～3 天；CF 300 mg/m^2 静脉滴注，第 1～3 天；5-Fu 500 mg/m^2 静脉滴注，第 1～3 天；每 3～4 周重复。

（2）ECF 方案：EPI 50 mg/m^2 静脉注射，第 1 天；DDP 60 mg/m^2 静脉注射，第 1 天；5-Fu 200 mg/（m^2·d）静脉滴注，第 1～21 天；每 3 周重复（最多不超过 8 周期）。

（3）EAP 方案：VP-16 120 mg/m^2 静脉滴注，第 1～3 天；ADM 20 mg/m^2 静脉注射，第 1、8 天；DDP 30 mg/m^2 静脉滴注，第 4～6 天；每 4 周重复。

（4）4TC 方案：DOC 85 mg/m^2 静脉注射（1 小时），第 1 天；DDP 75 mg/m^2 静脉注射（1 小时），第 1 天；每 3 周重复。

（5）FAM 方案：5-Fu 300 mg/m^2 静脉滴注，第 2～6 天；ADM 20 mg/m^2 静脉注射，第 1、8 天；MMC 10 mg/m^2 静脉注射，第 1 天；每 4 周重复，共 3 周期。

（6）DCF/5-Fu 方案：DDP 30 mg/m^2 静脉滴注，第 1～3 天，水化；CF 200 mg/d 静脉滴注，第 4～8

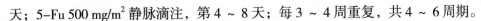

天；5-Fu 500 mg/m² 静脉滴注，第 4 ~ 8 天；每 3 ~ 4 周重复，共 4 ~ 6 周期。

3. 胃癌的放射治疗

胃腺癌放射敏感性低，单独放疗或与化疗综合治疗后肿瘤缩小达 50% 以上的只占 60%，肿瘤完全消失者仅 10%。胃壁和胃黏膜对放射线比较敏感，可产生黏膜溃疡，偶尔可引起穿孔。胃周围器官，如肝、小肠、肾和脊髓等对放射线耐受量也有一定的限度。因此，胃癌不能单纯用放疗来根治。放疗在胃癌治疗中的作用主要是辅助性或姑息性。

胃癌放疗的主要形式有术前放疗、术中放疗、术后放疗和姑息性放疗等 4 种。①术前放疗：中、晚期胃癌，位于胃窦幽门部和胃体部的溃疡型或硬癌，最大径 < 6 cm 的，一般状态良好，可行手术探查者应行术前放疗。②术中放疗：适用于Ⅱ晚期、Ⅲ期及能手术切除的局限性Ⅳ期（胰或横结肠受累）病人。③术后放疗：肿瘤已基本切除，有残余的亚临床病灶存在或有显微病灶者可作术后放疗。④姑息性放疗：局部晚期，不能手术切除的病人，只要全身情况能耐受放疗者可行姑息性放疗，目的为缓解梗阻等症状。以往，因肿瘤破溃引起的出血，姑息性放疗有良好的止血作用。近年来，由于介入性放射学的普及，用选择性动脉栓塞术止血效果更好。

体外照射：放疗前应根据胃镜、X 线造影、手术探查的情况及术中留置的标志等资料，用模拟机定位。术前放疗照射野应包括原发灶外 2 ~ 3 cm 及胃大、小弯网膜内淋巴结及幽门淋巴结。术后放疗应包括残胃、吻合口、十二指肠残部、瘤床及主要的淋巴引流区。对局部晚期胃癌作姑息性放疗时，照射范围依病情不同而异，主要包括胃部肿瘤。体外照射用前、后两野对穿照射，应注意保护肝和肾。每天照射 1 次，每次剂量为 180 cGy，每周 5 次。术前放疗总量以 3 000 ~ 4 000 cGy/3 ~ 4 周为宜，休息 2 周后手术。术后放疗 5 000 cGy/5 周。文献报道术前放疗可使根治手术切除率提高 20% 左右，使中、晚期胃癌 5 年生存率提高 10% ~ 25%。

体外照射的急性期反应主要为食欲减退、恶心等。已做过部分胃切除或次全胃切除放疗者反应比未做胃切除者轻。放疗中应注意观察体重变化情况，注意加强支持疗法。术中放疗的并发症有暂时性血淀粉及血糖升高，其他有胃穿孔、小肠溃疡、吻合口瘘等。如术中操作精心，严格选择大小适度的限光筒，注意保护部分胰腺等，可减少并发症的发生。

由于胃放疗的不良反应重，最好在 CT 扫描的基础上进行多野适形照射，以均匀靶区内的剂量并降低周围重要器官的受照剂量。

4. 胃癌的靶向治疗

分子靶向治疗和抗血管生成治疗药物在胃癌的治疗中也在探索。其中对于 HER-2 阳性者应用赫赛汀治疗已用于临床。另外，厄洛替尼和贝伐单抗治疗胃癌的研究正在进行中，已显示了较好的前景。

五、预后

影响胃癌愈后的因素主要有：分期、淋巴结转移数目、手术范围、肿瘤体积等。我国资料显示，1、2、3、4 期胃癌的 5 年总生存率分别为 86.8%、58.7%、28.4% 和 7.6%。

六、随诊

胃癌术后 1 年内，每隔 3 个月复查 1 次，第 2 年每半年复查 1 次，以后每年 1 次。

第四章 肾内科疾病

第一节 急性肾小球肾炎

急性肾小球肾炎（acute glomerulonephritis，AGN）简称急性肾炎，多见于 β–溶血性链球菌 A 组感染后，也可见于其他细菌或病原微生物感染，如细菌（肺炎球菌、脑膜炎球菌、淋球菌、伤寒杆菌等）、病毒（水痘病毒、腮腺炎病毒、EB 病毒等）、支原体、立克次体（斑疹伤寒）、螺旋体（梅毒）、真菌（组织胞浆菌）、原虫（疟疾）及寄生虫（旋毛虫、弓形虫），故又称急性感染后肾小球肾炎（acute postinfectious glo-merulonephritis，APGN）。通常急性起病，突然出现血尿、蛋白尿、水肿、少尿、一过性高血压和短暂氮质血症，即急性肾炎综合征，多见于 5 ～ 14 岁儿童和青年，男、女比例为 2：1。

一、诊断

（一）临床表现

1. 前驱症状

链球菌感染与急性肾小球肾炎的发病有一定潜伏期，通常为 1 ～ 3 周，平均为 10 天，呼吸道感染者的潜伏期较皮肤感染者短。感染的程度与病变的轻重不一致。

2. 肾损害的表现

起病急，病情轻重不一。

（1）轻症者呈隐匿性肾炎综合征，仅有尿检及血清 C_3 异常。

（2）典型者呈急性肾炎综合征，即突发的血尿、蛋白尿、高血压、水肿为主要临床表现，可伴有一过性肾功能受损。

（3）重症者呈少尿型急性肾衰竭。

（二）辅助检查

1. 实验室检查

（1）血常规：可有轻度贫血，白细胞计数可正常或升高；红细胞沉降率（血沉）急性期常加快。

（2）尿常规：患者几乎都有肾小球源性血尿，约 30% 的患者呈肉眼血尿；程度不等的蛋白尿，约 20% 的患者表现为大量蛋白尿；可见白细胞、上皮细胞，颗粒管型和红细胞管型等。

（3）肾功能检查：①可有肾小球滤过功能降低，出现一过性的氮质血症。②肾小管功能多正常。

（4）血清补体测定：动态观察 C_3 的变化对诊断急性肾小球肾炎非常重要，起病初期血清补体（C_3

和 CH_{50} ）下降，并于起病 8 周内逐渐恢复正常，血清补体的这一变化在急性肾小球肾炎诊断及鉴别诊断上意义重大。

（5）病原学检查。

①咽拭子和细菌培养：急性链球菌感染后肾炎自咽部或皮肤感染灶培养细菌，结果可提示链球菌的感染，但阳性率仅 20% ～ 30%。

②抗链球菌溶血素 O 抗体（ASO）：链球菌感染后 3 周，ASO 滴度开始上升，3 ～ 5 周达高峰，持续 6 个月或更长才逐渐恢复正常。ASO 滴度上升 2 倍以上，高度提示近期有链球菌感染。

2. 影像学检查

双肾 B 超急性期示增大。

3. 病理检查

（1）大体解剖：急性肾炎肾小球急性期肾肿大，色灰白而光滑，故又称"大白肾"。

（2）光镜：急性肾小球肾炎的病理类型为毛细血管内皮增生性肾炎，可见肾小球内皮细胞及系膜细胞弥漫增生，急性期可有中性粒细胞及单核细胞浸润；肾小管病变多不明显。

（3）免疫荧光：可见 IgG 及 C_3 呈粗颗粒于系膜区及毛细血管壁沉积。

（4）电镜：上皮下可见驼峰样大块电子致密物。

（三）诊断要点

1. 链球菌感染后 1 ～ 3 周突发血尿、蛋白尿、水肿及高血压，伴或不伴肾功能损害，均应怀疑急性肾小球肾炎。

2. 血清补体 C_3 动态的变化（起病初期下降，8 周内逐渐恢复正常），急性肾小球肾炎的临床诊断即可成立。

3. 临床表现欠典型，则需行肾穿刺活检明确诊断，其病理类型为毛细血管内增生性肾炎。

（四）鉴别诊断

1. 隐匿性肾小球肾炎

轻型急性肾小球肾炎需与隐匿性肾小球肾炎鉴别。隐匿性肾小球肾炎患者血清补体应正常；肾活检病理类型常为肾小球轻微病变、轻度系膜增生性肾小球肾炎或局灶阶段性增生性肾小球肾炎，均与急性肾小球肾炎不同。

2. 慢性肾小球肾炎急性发作

见表 4-1。

表 4-1 慢性肾小球肾炎急性发作与急性肾小球肾炎的鉴别

	慢性肾小球肾炎急性发作	急性肾小球肾炎
感染到发病的间期	不到 1 周	1 ～ 3 周
血清补体	50% ～ 75% 的系膜毛细血管性肾炎患者血清补体 C 亦下降，但为持续性，8 周内不恢复正常；系膜增生性肾小球肾炎患者血清补体 C 正常	血清补体起病初期 C_3 下降，8 周内逐渐恢复正常
病理表现	多为系膜毛细血管性肾炎及系膜增生性肾小球肾炎	毛细血管内增生性肾炎
疾病过程	慢性进展性疾病	自限性疾病

3. 急进性肾小球肾炎

重型急性肾小球肾炎临床酷似急进性肾小球肾炎，鉴别要点如下。

（1）免疫学检查：Ⅰ型急进性肾小球肾炎抗肾小球基底膜（GBM）多阳性、Ⅲ型急进性肾小球肾炎抗中性粒细胞胞质抗体（ANCA）多阳性，且Ⅰ型、Ⅲ型急进性肾小球肾炎血清补体 C_3 多正常，这可与急性肾小球肾炎鉴别；而Ⅱ型急进性肾小球肾炎患者血清补体 C_3 也可降低，这与急性肾小球肾炎较难鉴别。

（2）病理表现：急进性肾小球肾炎为新月体肾炎，而急性肾小球肾炎为毛细血管内增生性肾炎，肾

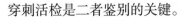

穿刺活检是二者鉴别的关键。

4. 过敏性紫癜肾炎或系统性红斑狼疮肾炎

过敏性紫癜肾炎或系统性红斑狼疮肾炎均可出现急性肾炎综合征，但这二者有各自的全身系统疾病的临床表现和实验室检查，可与急性肾小球肾炎鉴别。

二、治疗

本病治疗以休息及对症治疗为主，改善肾功能，预防和控制并发症，促进机体自然恢复，不宜应用糖皮质激素及细胞毒类药物。

1. 祛除病因及诱因治疗

（1）有明确感染灶时应选用无肾毒性抗生素治疗，但一般不主张长期预防性使用抗生素。

（2）若病程已达 3 ~ 6 个月，尿化验检查仍异常，且考虑与扁桃体病灶相关时，在肾炎病情稳定的情况下（无水肿及高血压、肾功能正常，尿蛋白少于 +，尿沉渣红细胞少于 10 个 /HP），可行扁桃体摘除术，术前后 2 周均需注射青霉素。

2. 对症治疗

（1）休息：急性肾小球肾炎卧床休息十分重要。当水肿消退、肉眼血尿消失、血压恢复正常，可适量增加活动量，防止骤然增加。

（2）饮食：水肿明显及高血压患者应限制饮食中水和钠的摄入；肾功能正常者无须限制蛋白质的摄入，肾功能不全者应以优质低量蛋白质为主。

（3）利尿消肿：轻度水肿无须治疗，经限盐和休息即可消失。明显水肿者，可用呋塞米、氢氯噻嗪等。一般不用保钾利尿药，尤其少尿时，易导致高钾血症。

（4）降压治疗：降压药首选利尿药，利尿后血压仍控制不满意者，再选用血管扩张药、α 受体阻滞药、钙通道阻滞药。急性肾小球肾炎血浆肾素水平常降低，故 β 受体阻滞药或 ACEI 降压效果常不佳，且后者尚可引起高血钾，一般不用。

3. 替代治疗

少数急性肾衰竭有透析指征者，应给予透析治疗以帮助渡过急性期，本病具有自愈倾向，肾功能多可逐渐恢复，一般不需长期透析。

三、病情观察

1. 治疗时应观察患者的尿量变化、水肿是否缓解，评估治疗疗效；定期检查尿常规、血常规、血补体及 ASO 测定，以及肾功能和血电解质的变化，以观察、追踪患者的病情进展；定期测量血压，如有高血压脑病、充血性心力衰竭或肾功能损害，则应给予相应治疗。

2. 诊断明确者，即给予相应治疗，治疗中注意观察患者的尿量、呼吸、脉搏、血压等变化；治疗过程中，患者应连续行尿常规检查 3 次，以后每周 2 ~ 3 次；咽拭子培养连送 3 次，如为阳性，以后则每周复查 1 次，直至阴性。常规检查肾功能及内生肌酐清除率，血清 ASO 试验、血补体（C_3、C_4、CH_{50}）、抗透明质酸酶以及抗脱氧核糖核酸酶 B 测定可每 2 ~ 3 周 1 次。如患者尿量 < 500 mL/d，有呼吸困难、脉速，血压 > 180/120 mmHg（24/16 kPa），或有急性心力衰竭征象、剧烈头痛、呕吐甚至抽搐时，应立即报告上级医师，并给予吸氧、调整体位、限制活动和绝对安静，以及相应的药物治疗。患者卧床休息至水肿、肉眼血尿消退、血压及肾功能基本恢复正常后，才可起床逐步活动。

四、注意事项

1. 医患沟通

诊断明确时，应告知患者及家属有关本病的临床特点，尤其是要告知行肾活检的重要性、临床意义；一旦出现高血压脑病、急性心力衰竭或急性肾衰竭时，要及时与患者或其家属沟通，告知病情的严重性；需行肾活检或需行血液净化等特殊治疗的，均应有患者或亲属签署的知情同意书。成年人、持续

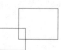

大量蛋白尿、高血压和（或）肾功能损害者预后较差；肾组织增生病变重、有广泛新月体形成者的预后差，要及时告知患者及其家属。

2. 经验指导

（1）典型的患者出现咽峡部、皮肤等处链球菌感染后发生水肿、血尿、蛋白尿等症状，诊断多无困难，而丹毒、脓疱病等链球菌感染者，潜伏期则有 2 ～ 4 周，然后突然起病。

（2）一般链球菌感染后急性肾小球肾炎的诊断至少有下列三项特征中的两项：①在咽部或皮肤病变部位检出可致肾炎的 M 蛋白型 β 溶血性链球菌 A 组。②对链球菌胞外酶的免疫反应——抗链球菌溶血素 "O"（ASO）、抗链球菌激酶（ASK）、抗脱氧核糖核酸酶 B（AD-NAaseB）、抗辅酶Ⅰ酶（ANADase）、抗透明质酸酶（AH），有一项或多项呈阳性，咽部感染后 ASO 增高，皮肤感染后 AH、ADNAasce 和 ANADase 反应阳性。③ G 血清浓度短暂下降，肾炎症状出现后 8 周内恢复正常。

（3）目前认为，有下述情况应行肾活检：急性期出现大量蛋白尿；少尿持续 1 周以上或进行性尿量减少，血肌酐水平持续上升；低补体血症持续超过 1 个月。

（4）临床上判断抗 "O" 滴度其临床意义时应注意，其滴度升高仅表示近期有过链球菌感染，与急性肾小球肾炎的严重性无直接相关性。

（5）急性肾小球肾炎大多可自愈，一般在 4 ～ 6 周逐渐恢复，因此对轻症的病例不必过多用药，以免造成药源性肾损害。

（6）休息对防止症状加重、促进疾病好转很重要。水肿及高血压症状明显者应注意卧床休息。应避免受寒受湿，以免寒冷引起肾小动脉痉挛，加重肾缺血。发病初期的饮食控制甚为重要，原则上给予低盐饮食并限制水摄入，若血压较高、水肿显著，应给予无盐饮食，每日摄水量限制在 1 000 mL 以内。

（7）对尚留存在体内的前驱感染灶如咽峡炎、扁桃体炎、脓疱病、鼻窦炎、中耳炎等应积极治疗。由于前驱感染病灶有时隐蔽，不易发现，故即使找不到明确感染病灶的急性肾小球肾炎，一般也主张用青霉素（过敏者用林可霉素或红霉素）常规治疗 10 ～ 14 天，使抗原不至于继续侵入机体，以防止肾小球肾炎反复或迁延发展。应避免应用对肾有损害的抗生素。

（8）以往认为，蛋白尿及镜下血尿持续 6 个月至 1 年以上即已转入慢性，近年来肾活检及临床资料发现，尿异常及肾活检组织活动性表现在 2 ～ 3 年的随访中仍可逐渐消失。因此，临床上宜综合临床资料及疾病发展过程进行分析，不应单以时间为界限来判断区分急性或慢性肾小球肾炎。

（9）与尿异常相关、反复发作的慢性扁桃体炎，可在病情稳定（尿蛋白小于 +，尿沉渣红细胞数 < 10 个 /HP）后行扁桃体摘除术，手术前后使用抗生素 2 周。

第二节　慢性肾小球肾炎

慢性肾小球肾炎（chronic glomerulo nephritis）是指各种病因引起的不同病理类型的双侧肾小球弥漫性或局灶性炎症改变，临床起病隐匿，病程冗长，病情多发展缓慢的一组原发性肾小球疾病的总称，其临床表现复杂，有水肿、血尿、高血压等表现，尿常规检查以蛋白尿、管型、红细胞为主。治疗困难，预后相对较差。

一、诊断

（一）临床表现

本病大多数隐匿起病，病程冗长，病情多缓慢进展。由于不同病理类型，临床表现不一致，多数病例以水肿为首发症状，轻重不一，轻者仅面部及下肢微肿，重者可出现肾病综合征，有的病例则以高血压为首发症状而发现为慢性肾小球肾炎，亦可表现为无症状蛋白尿和（或）血尿，或仅出现多尿及夜尿，或在整个病程无明显体力减退直至出现严重贫血或尿毒症为首发症状。

1. 水肿

在整个疾病的过程中，大多数患者会出现不同程度的水肿。水肿程度可轻可重，轻者仅早晨起床后发现眼眶周围、面部肿胀或午后双下肢、踝部出现水肿。严重的患者，可出现全身水肿。然而，也有极少数患者，在整个病程中始终不出现水肿，往往容易被忽视。

2. 高血压

有些患者是以高血压症状来医院救治的，医师通过尿液检查诊断为慢性肾小球肾炎引起的血压升高。对慢性肾小球肾炎患者来说，高血压的发生是一个迟早的过程，其血压升高可以是持续性的，也可以间歇出现，并以舒张压升高为特点。

3. 尿异常改变

尿异常几乎是慢性肾小球肾炎患者必有的现象，包括尿量变化和镜检的异常。有水肿的患者会出现尿量减少，且水肿程度越重，尿量减少越明显，无水肿患者尿量多数正常。当患者肾受到严重损害，尿的浓缩 – 稀释功能发生障碍后，还会出现夜尿量增多和尿比重下降等现象。几乎所有的慢性肾小球肾炎患者都有蛋白尿，尿蛋白的含量不等，可以从（±）到（++++）。在尿沉渣中可见到程度不等的红细胞、白细胞、颗粒管型、透明管型。当急性发作时，可有明显的血尿，甚至出现肉眼血尿。除此之外，慢性肾小球肾炎患者还会出现头晕、失眠、精神差、食欲缺乏、不耐疲劳、程度不等的贫血等临床症状。

（二）辅助检查

1. 实验室检查

（1）血常规：肾功能减退时可有不同程度的贫血。

（2）尿常规：尿液检查可表现为轻重不等的蛋白尿（1 ~ 3 g/d）和（或）血尿、管型尿等。

（3）肾功能：早期正常，后期可有不同程度的血肌酐（Cr）、尿素氮（BUN）的升高，内生肌酐清除率（Ccr）下降；尿浓缩稀释功能减退。

2. 影像学检查

双肾 B 超示肾早期双肾大小、形态多属正常，或见双肾弥漫性损害，回声不均匀；后期随肾功能下降，双肾对称性缩小，皮质变薄。

3. 病理检查

（1）慢性肾小球肾炎可由多种病理类型引起，常见类型有系膜增生性肾小球肾炎、系膜毛细血管性肾小球肾炎、膜性肾病、微小病变性肾小球硬化及局灶性节段性肾小球肾炎。

（2）病变进展至后期，所有上述不同类型的病理变化均可转化为程度不等的肾小球硬化，相应肾单位的肾小管萎缩，肾间质纤维化。晚期病理类型均可转化为硬化性肾小球肾炎。

到目前为止，无法从慢性肾小球肾炎的临床表现推论其确切病理变化如何，因此只能依靠肾穿刺活检，才能做出病理诊断。

（三）诊断要点

1. 起病隐匿，进展缓慢，病情迁延，临床表现可轻可重或时轻时重。随着病情发展，肾功能逐渐减退，后期可出现贫血、电解质紊乱、血尿素氮升高、血肌酐升高等情况。

2. 尿检查异常，常有长期持续性蛋白尿、血尿（相差显微镜多见多形态改变的红细胞），可有管型尿，不同程度的水肿、高血压等表现。

3. 病程中可因呼吸道感染等原因诱发慢性肾小球肾炎急性发作，出现类似急性肾小球肾炎的表现。

4. 排除继发性肾小球肾炎后，方可诊断为原发性肾小球肾炎。

（四）鉴别诊断

1. 原发性肾病综合征

慢性肾小球肾炎与原发性肾病综合征在临床表现上可十分相似，但慢性肾小球肾炎多见于青壮年，常有血尿，出现高血压和肾功能减退也较多，尿蛋白的选择性差；而原发性肾病综合征多见于儿童，无血尿、高血压、肾功能不全等表现，尿蛋白有良好的选择性。对激素和免疫抑制药的治疗，原发性肾小球肾病患者非常敏感，而慢性肾小球肾炎患者效果较差。最后，肾活检可帮助诊断。

2. 慢性肾盂肾炎

慢性肾盂肾炎的临床表现可类似慢性肾小球肾炎，但详细询问有泌尿系感染的病史（尤其是女

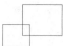

性），尿中白细胞较多，可有白细胞管型，尿细菌培养阳性，静脉肾盂造影和核素肾图检查有双侧肾损害程度不等的表现，这些都有利于慢性肾盂肾炎的诊断。

3. 结缔组织疾病

系统性红斑狼疮、结节性多动脉炎等胶原性疾病中肾损害的发生率很高，其临床表现可与慢性肾小球肾炎相似，但此类疾病大都同时伴有全身和其他系统的症状，如发热、皮疹、关节痛、肝脾大，化验时可以发现特征性指标异常（如狼疮肾炎血液化验可见血细胞下降，免疫球蛋白增加，可查到狼疮细胞，抗核抗体阳性，血清补体水平下降，肾组织学检查可见免疫复合物广泛沉积于肾小球的各个部位。免疫荧光检查常呈"满堂亮"表现）。

4. 恶性高血压病

多见于患有高血压病的中年人，常在短期内会引起肾功能不全，故易与慢性肾小球肾炎并发高血压者相混淆。恶性高血压病的血压比慢性肾小球肾炎为高，常在 200/130 mmHg 或更高。但起病初期尿改变大多不明显，尿蛋白量少，无低蛋白血症，无明显水肿。由于恶性高血压病时的小动脉硬化坏死是全身性的，故常见视网膜小动脉高度缩窄、硬化，并常伴有出血和渗血、视盘水肿、心脏扩大，心功能不全也较明显，这些均可作为鉴别诊断的依据。若慢性肾小球肾炎并发高血压而演变为恶性高血压者，则是有长期慢性肾炎病史的患者，病情突然恶化，出现血压明显升高，肾功能迅速恶化，并出现视网膜出血、视盘水肿，甚则出现高血压脑病等症状。

二、治疗

慢性肾小球肾炎的治疗应以防止或延缓肾功能进行性恶化、改善或缓解临床症状，以及防治严重并发症为主要目标，因此常强调综合性防治。

（一）一般治疗

1. 休息 因劳累可加重高血压、水肿和尿检异常，因此注意休息、避免劳累在疾病的慢性进程中非常重要。

2. 饮食

（1）蛋白质摄入：慢性肾小球肾炎患者应根据肾功能减退程度决定蛋白质摄入量。轻度肾功能减退者宜 0.6 g/（kg·d），以优质蛋白（牛奶、蛋类、瘦肉等）为主，适当辅以 α-酮酸或必需氨基酸。低蛋白饮食时，可适当增加糖类（碳水化合物）的摄入，以满足机体能量需要，防止负氮平衡。如患者肾功能正常，则可适当放宽蛋白入量，一般不宜超过 1.0 g/（kg·d），以免加重肾小球高滤过等所致的肾小球硬化。对于慢性肾小球肾炎、肾功能损害的患者，长期限制蛋白摄入势必导致必需氨基酸的缺乏，因此，补充 α-酮酸是必要的。α-酮酸含有必需氨基酸（赖氨酸、苏氨酸、色氨酸），还含有相应的酮酸（异亮氨酸、亮氨酸、苯丙氨酸、缬氨酸及蛋氨酸的酮酸），此外，尚含组氨酸和酪氨酸。酮酸以钙盐形式存在，摄入后经过转氨基作用，形成相应的氨基酸，可使机体既获取必需氨基酸，又减少了不必要的氨基，还提供了一定量的钙，对肾性高磷酸盐血症和继发性甲状旁腺功能亢进起到良好作用。

（2）盐的摄入：有高血压和水肿的慢性肾小球肾炎患者应限制盐的摄入，建议 < 3.0 g/d，特别应注意食物中含盐的调味品，少食腌制食品及各类咸菜。

（3）脂肪摄入：高脂血症是促进肾病变加重的独立危险因素。慢性肾小球肾炎，尤其是大量蛋白尿的患者更易出现脂质代谢紊乱，临床表现为高脂血症。因此，应限制脂肪的摄入，尤其应限制含有大量饱和脂肪酸的肉类。

（二）药物治疗

1. 积极控制高血压

高血压是加速肾小球硬化、促进肾功能恶化的重要危险因素，积极控制高血压是十分重要的环节。治疗原则：①力争把血压控制在理想水平；蛋白尿 ≥ 1 g/d 者，血压应控制在 125/75 mmHg 以下；尿蛋白 < 1 g/d 者，血压控制可放宽到 130/80 mmHg 以下。②选择能延缓肾功能恶化、具有肾保护作用的降压药，如血管紧张素转化酶抑制药（ACEI）、血管紧张素Ⅱ受体拮抗药（ARB）等。③平稳降压，避免

血压大幅度波动。

高血压患者应限盐（< 3.0 g/d）；有钠、水潴留的容量依赖性高血压患者可选用噻嗪类利尿药，如氢氯噻嗪 12.5 ~ 50 mg/d，1 次或分次口服，对肾素依赖性高血压则首选 ACEI，如贝拉普利（benazepril）5 ~ 20 mg，每日 1 次；或 ARB，如氯沙坦（洛沙坦，LoSartan）50 ~ 100 mg，每日 1 次。其次，也可选用钙通道阻滞药，如氨氯地平 5 mg，每日 1 次。此外，β 受体阻滞药，如阿替洛尔（atenolol）12.5 ~ 25 mg，每日 2 次。血管扩张药，如肼屈嗪（hydralazine）10 ~ 25 mg. 每日 3 次。难治性高血压可选用不同类型的降压药联合应用。

近年研究证实，ACEI 具有降低血压、减少尿蛋白和延缓肾功能恶化的肾保护作用，但肾功能不全患者应用 ACEI 要防止高钾血症，血肌酐 > 350μmol/L 的非透析治疗患者则不宜再应用。ARB 的实验研究和已有的临床观察结果显示，它具有与 ACEI 相似的肾保护作用。最近，有报道认为，长效二氢吡啶类钙通道阻滞药和非二氢吡啶类钙通道阻滞药，如维拉帕米（verapamil）具有一定的延缓肾功能恶化的肾保护作用，值得进一步验证。

2. 减少尿蛋白

大量研究表明，蛋白尿是慢性肾损害进程中的独立危险因素，在临床实践中也发现控制蛋白尿可以延缓肾病的进展。

（1）ACEI 和 ARB 的应用：目前，已有不少实验观察到 ACEI（如依拉普利等）和（或）ARB（如氯沙坦等）减少尿蛋白的作用并不依赖于其降压作用，因此，对于非肾病综合征范围内的蛋白尿可使用 ACEI 和（或）ARB 用于减少蛋白尿，使用这类药物治疗蛋白尿和保护肾的作用在一定范围内与剂量相关，往往需要加大剂量如依拉普利 20 ~ 30 mg/d 和（或）氯沙坦 100 ~ 150 mg/d，才发挥较好地降低蛋白尿和肾保护作用。

（2）糖皮质激素和细胞毒药物的应用：慢性肾小球肾炎是否应使用糖皮质激素和（或）细胞毒药物，目前国内外尚无一致的看法。由于慢性肾小球肾炎为一临床综合征，其临床表现、病理类型有所不同，因此应综合分析后予以考虑。①有大量蛋白尿伴或不伴肾功能轻度损害者可考虑用糖皮质激素，如泼尼松 1 mg/（kg·d），治疗过程中密切观察肾功能和血压，一旦有肾功能损害加重应酌情撤减。②肾功能进行性减退者，不宜继续使用常规的口服糖皮质激素治疗。③根据肾穿刺活检病理结果，若为活动性病变为主（细胞增生、炎症细胞浸润等），伴大量蛋白尿则应积极治疗，可选择糖皮质激素［泼尼松 1 mg/（kg·d）］及细胞毒药物［环磷酰胺 2 mg/（kg·d）］；若肾穿刺活检病理结果已提示为慢性病变为主（肾小管萎缩、间质纤维化），则不考虑糖皮质激素等免疫抑制药治疗；倘若病理结果表现为活动性病变与慢性病变并存，临床有可能肾功能已有轻度损害（SCr < 256μmol/L），伴有大量蛋白尿，这类患者也可考虑应用糖皮质激素和细胞毒药物治疗（剂量同上），但必须密切监测肾功能。

3. 抗凝血药和血小板解聚药物

抗凝血药和血小板解聚药有一定的稳定肾功能和减轻肾病理损伤的作用，但目前尚无对这类药物使用的统一方案。常用于：①有明确高凝状态和一些易于引起高凝的病理类型（膜性肾病，系膜毛细血管性肾炎）。②经糖皮质激素治疗长期效果不佳，肾活检显示为局灶性节段性肾小球肾炎型。③血浆纤维蛋白降解产物（FDP）明显增高，D- 二聚体阳性患者。

常用的抗凝血药有口服的华法林，应用时注意个体化，初始剂量为 4 ~ 20 mg/d，根据凝血酶原时间以 1 mg 为阶梯调整剂量。药物使用期间应定期检测凝血酶原时间（至少 3 ~ 4 周 1 次），以防出血。此外，皮下注射低分子肝素，该药的抗凝活性在于与抗凝血酶Ⅲ的结合后肝素链上的五聚糖抑制凝血酶和凝血因子Ⅹa，结果抗栓效果优于抗凝血作用；而且临床应用时，生物利用度较好，出血倾向少，半衰期比普通肝素长 2 ~ 4 倍。常用制剂有达肝素钠（dalteparin sodium，fragmin 法安明）5 000 U/d，腹壁皮下注射；低分子肝素钠（依诺肝素钠，enoxaparine sodium）4 000 U/d，皮下注射。常用的血小板解聚药双嘧达莫 200 ~ 300 mg/d，分 3 ~ 4 次口服；阿司匹林 50 ~ 100 mg/d。新近尚有西洛他唑（cilostazol，pletaal）50 ~ 200 mg/d，口服；盐酸噻氯匹定（ticlopidine，抵克立得）250 ~ 500 mg/d。以上药物除具有血小板解聚作用外，还有扩张血管及抗凝血作用，有出血倾向者慎用或禁用。

4. 降血脂药的应用

他汀类药物（β-羟-β-甲基戊二酸单酰辅酶 A 抑制药）不仅可以降血脂，更重要的是可以抑制与肾纤维化有关分子的活性，减轻肾组织的损伤和纤维化。因此，有高脂血症的患者应积极治疗，常用普伐他汀（pravastatin）10 ~ 20 mg/d、辛伐他汀（simvastatin）5 ~ 10 mg/d 等药物。在应用降血脂药过程中，应注意避免他汀类药物与贝特类降血脂药（如非诺贝特，300 mg/d）联合使用，以免导致横纹肌溶解等严重不良反应。

5. 环氧化酶抑制药的应用

环氧化酶（COX）在肾病时升高，通过促进前列腺素增加和激活 RAS 系统加速肾功能恶化。目前有学者研究采用 COX 选择性抑制药 SCS8236 可以显著减轻实验动物的肾小球硬化，但目前在临床的实际运用经验尚需积累。

6. 导致肾损害的其他因素的防治

（1）感染：慢性肾小球肾炎患者应尽可能避免上呼吸道及其他部位的感染，对已有的感染则应积极治疗，治疗时应避免使用肾毒性药物及易于诱发肾功能损害的药物，如氨基糖苷类抗生素、磺胺类及非固醇类消炎药。

（2）高尿酸血症：慢性肾小球肾炎患者肾功能减退往往伴有高尿酸血症，血尿酸升高易在肾形成尿酸盐结晶且 pH 过低也易造成肾损害。因此，应严格限制富含嘌呤的食物摄入量，必要时给予抑制尿酸合成的药物，如别嘌醇（allopurinol）0.1 ~ 0.3/d，口服。

三、病情观察

1. 主要观察患者的症状是否控制，如血压是否控制，尿蛋白是否减少，水肿是否减轻或消失，以便及时调整治疗用药。

2. 诊断明确时，即可根据患者的具体情况给予积极的治疗，以保护肾功能、延缓肾衰竭的进展，主要内容是控制血压、休息和对症治疗。治疗中根据治疗的效果，随时调整治疗用药注意复查尿常规、肾功能等，以评估治疗疗效。如需明确何种原因引起的，往往需行肾活检检查，以明确病理性质，指导临床治疗及估计患者预后。治疗有效的患者血压控制较理想，尿蛋白下降至 < 1.0 g/24 h。

四、注意事项

1. 医患沟通

诊断本病后，经治医师应向患者及其家属如实告知控制血压的重要性，以使患者及其家属能理解，治疗中有关本病的复查项目、治疗药物选用，亦应交代清楚，以保证患者能定期随访、复查。诊断有困难、需行肾活检时，应向患者讲明操作过程、意义、可能的并发症，操作应在患者或其亲属签字同意后进行。应嘱患者避免感染、劳累，避免使用肾毒性药物，尤其是含马兜铃酸的中药关木通、广防己等，以免加重肾损害。

2. 经验指导

（1）大部分慢性肾小球肾炎患者并无急性肾小球肾炎的病史，故多数学者认为慢性肾小球肾炎与急性肾小球肾炎之间并无肯定关联，本病可能是由于各种细菌、病毒或原虫等感染，继而通过免疫机制、炎症介质因子及非免疫机制等引起。

（2）慢性肾小球肾炎的病理改变：因病因、病程和类型不同而异，可表现为弥漫性或局灶节段系膜增生、膜增生、膜性、微小病变、局灶硬化、晚期肾小球纤维化或不能定型等。对未能施行肾活检做出病理分型的病例，可根据临床表现特点做出肾炎、肾病综合征、高血压的分型；结合肾功能测定，可作为粗略估计病情程度、制订治疗方案和判定预后的参考。

（3）对第一次出现血肌酐明显升高的慢性肾小球肾炎患者应认真寻找可逆性因素，对有肾病综合征的膜性肾炎、膜增生病变等伴有高凝状态的患者则应排除肾静脉血栓形成。行肾 CT 检查常可发现肾静脉血栓形成，这对选择合适的治疗方法显得很重要。

（4）血管紧张素转化酶抑制药对慢性肾小球肾炎患者具有降低血压、减少尿蛋白和延缓肾功能恶化的肾保护作用。对中、重度高血压并有心肌肥厚的患者使用血管紧张素转换酶抑制药，尚可减少或抑制血管紧张素Ⅱ促心肌、血管平滑肌增生肥大和血管壁中层增厚的作用，对防止慢性肾小球肾炎高血压患者血管壁增厚和心肌细胞增生肥大十分有帮助。但注意，血管紧张素转化酶抑制药可引起肾小球出球小动脉张力降低，有时可使肾小球滤过率下降，故慢性肾小球肾炎有氮质血症时，使用血管紧张素转化酶抑制药剂量不宜过大，且应密切观察肾功能，更不宜使用保钾利尿药，以免发生高钾血症。

（5）少数慢性肾小球肾炎合并氮质血症者可合并存在高尿酸血症。血尿酸增高，使用别嘌醇降低血尿酸可改善肾功能，但剂量宜小，用药时间要短，减药要快。

（6）大量蛋白尿可试用糖皮质激素及其他免疫抑制药治疗，但糖皮质激素须用足量，疗程宜长，且应两者并用或再加中药；但血压甚高或合并有氮质血症者，应慎用或不用糖皮质激素。

（7）慢性肾小球肾炎病情迁延，病变均为缓慢进展，最终将发展至慢性肾衰竭。病变进展速度个体差异很大，主要取决于其病理类型，但也与是否重视保护肾及是否合理治疗密切相关。

第三节　急进性肾小球肾炎

急进性肾小球肾炎（rapidly progressive glomerulonephritis，RPGN，简称急进性肾炎）是一组病情发展急骤，伴有少尿、蛋白尿、血尿和肾功能进行性减退的肾小球疾病，预后差，如治疗不当，经数周或数月即进入尿毒症期，其病理特点为广泛的肾小球新月体形成。

一、诊断

（一）临床表现

1. 肾损害的表现

（1）急进性肾小球肾炎综合征：患者除有血尿、蛋白尿、水肿、高血压外，肾功能急剧减退，数周至数月内出现少尿或无尿，进入终末期肾衰竭，是本病的主要临床表现。

（2）肾病综合征：多数Ⅱ型及部分Ⅲ型患者，除急进性肾小球肾炎综合征外，常伴有肾病综合征的临床表现，但Ⅰ型少见。

2. 肾外表现

（1）Ⅰ型急进性肾小球肾炎：青、中年多见，起病多急骤，部分患者有明显的咯血、咳嗽、呼吸困难、发热及胸痛。

（2）Ⅱ型急进性肾小球肾炎：中、老年男性多见，多起病急骤，肾外无特异性表现，血中循环免疫复合物多阳性。

（3）Ⅲ型急进性肾小球肾炎：中、老年男性居多，起病多隐匿。

①小血管炎常有咯血、咳嗽、呼吸困难，X线胸片见两肺中下部炎症改变。

②韦格纳肉芽肿病多有先侵犯肾外器官，如鼻、鼻旁窦、咽、软腭及肺等炎症性病变（包括坏死性血管炎及肉芽肿），可有发热、皮疹、紫癜、关节肌肉疼痛、腹痛及单神经炎症状。

③变应性肉芽肿性血管炎多有过敏性哮喘、过敏性鼻炎，血嗜酸粒细胞增多，常伴有脑、心及皮肤等小血管炎表现。

（二）辅助检查

1. 血常规78%～100%的患者有重度贫血。

2. 尿常规血尿（几乎均为肾小球源性血尿，部分呈肉眼血尿）、蛋白尿。

3. 肾功能血清肌酐及尿素氮逐周增高，内生肌酐清除率下降，早期即可有肾小管功能受损。

4. 免疫学及其他检查

（1）Ⅰ型RPGN血清中抗GBM抗体阳性，约有30%的患者ANCA阳性。

（2）Ⅱ型RPGN可有血清循环免疫复合物及冷球蛋白阳性，血清C_3水平下降。

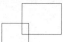

（3）Ⅲ型 RPGN 除 50% ~ 80% 为 ANCA 阳性外，常有红细胞沉降率增快（超过 100 mm/h）、C 反应蛋白阳性、类风湿因子阳性。

5. 影像学检查

腹部 X 线片及肾超声可发现肾正常或增大而轮廓整齐，但肾皮质、肾髓质交界不清。

6. 病理检查

（1）大体解剖：肾体积通常增大。

（2）病理表现：见表 4-2。

表 4-2　三型 RPGN 的病理表现

	Ⅰ 型	Ⅱ 型	Ⅲ 型
光镜	新月体形成，肾小球内皮细胞和系膜细胞无明显增生	新月体形成，肾小球内皮细胞和系膜细胞常显著增生	新月体形成，常有肾小球节段性纤维素样坏死
免疫荧光	IgG 和 C 沿基底膜呈线样沉积	IgG 和 C_3 沿系膜区或毛细血管壁呈颗粒样沉积	肾小球内无或仅有微量的免疫复合物沉积
电镜	无电子致密物沉积 v 基底膜断裂明显	系膜区和内皮下电子致密物沉积，基底膜断裂较轻	无电子致密物沉积，基底膜断裂较轻

（三）诊断要点

对呈急性肾小球肾炎综合征表现（急性起病、尿少、水肿、高血压、蛋白尿、血尿）且以严重血尿、明显少尿及肾功能进行性衰竭为表现者应考虑本病，该病为进行性进展，肾进行性缩小，临床若怀疑为 RPGN 应紧急行肾穿刺，肾穿刺前 Scr > 40 μmol/L 者，应透析治疗以确保肾穿刺顺利进行。诊断包括两大方面：组织病理学诊断和病因诊断。

1. 组织病理学诊断

新月体肾炎的病理诊断标准强调两点：①新出现的新月体为闭塞肾小囊腔 50% 以上的大新月体，不包括小型或部分新月体。②伴有大新月体的肾小球必须超过全部肾小球数的 50%。

2. 病因诊断

RPGN 是一组临床表现和病理改变相似但病因各异的临床综合征，因此在诊断 RPGN 时应做出病因诊断。详细询问病史，积极寻找多系统疾病的肾外表现，并进行有关检查（如抗核抗体、抗 ds-DNA 抗体、ANCA、ASO 等）。只有确定病因、免疫类型、疾病的发展阶段及活动性后，方可进行合理治疗，权衡治疗的利弊与风险，并做出预后评价。

（四）鉴别诊断

1. 急性肾小管坏死

本病有以下特点：常有明确的发病原因，如中毒因素（药物中毒、鱼胆中毒等）、休克、挤压伤、异型输血等。病变主要在肾小管，故尿少且尿比重低于 1.010，肾小管重吸收钠功能受损，尿钠常超过 20 ~ 30 Eq/L（急进性肾小球肾炎时因原尿生成少，尿钠排出很少），可见特征性的大量肾小管上皮细胞。

2. 肾后性急性肾衰竭

常见于肾盂或输尿管双侧性结石，或一侧无功能肾伴另一侧结石梗阻，膀胱或前列腺肿瘤压迫或血块梗阻等。本病特点为：如原来尿量正常而骤减以至无尿者，以梗阻可能性大；有肾绞痛或明显腰痛史。超声波检查发现膀胱或肾盂积水；X 线片可有结石及肾增大。膀胱镜及逆行肾盂造影可发现梗阻病损与部位。

3. 急性间质性肾炎

亦可以急性肾衰竭起病，但常伴发热、皮疹、嗜酸粒细胞增高等过敏表现，尿中嗜酸粒细胞增高，常可查出药物过敏源。

4. 重型链球菌感染后肾小球肾炎

本病多数为可逆性，少尿和肾功能损害持续时间短，肾功能一般在病程 4 ~ 8 周后可望恢复，肾活检或动态病程观察可助两者鉴别。

二、治疗

早期诊断和及时强化治疗是提高 RPGN 治疗成功的关键。

（一）祛除病因治疗

1. 抑制免疫及炎症反应治疗

（1）肾上腺皮质激素联合细胞毒药物：首选甲泼尼龙冲击治疗。甲泼尼龙 0.5 ~ 1.0 g/24 h，静脉滴注，每日或隔日 1 次，3 ~ 5 次为 1 个疗程，必要时隔 3 ~ 5 天再用 1 ~ 2 个疗程。早期治疗疗效较好，晚期则疗效欠佳。该法需辅以常规泼尼松及环磷酰胺治疗，口服泼尼松 1 mg/（kg·d），连服 6 ~ 8 周，以后缓慢减量，减至 0.4 ~ 0.5 mg/（kg·d），维持 6 ~ 12 月，然后减量至停药；环磷酰胺 100 mg/d 口服或 200 mg/d 静脉注射，冲击疗法（每次 0.5 ~ 1.0 g/1.73 m^2，每个月 1 次，共 6 次），累积量达 6 ~ 8 g 停药。该疗法主要适用于 Ⅱ、Ⅲ 型，Ⅰ 型疗效较差。应用甲泼尼龙和（或）环磷酰胺冲击治疗时，一定要注意感染等不良反应，定期检查血常规和肝功能。

（2）四联疗法：即糖皮质激素、细胞毒类药物、抗凝血药、抗血小板聚集药物联合治疗，因疗效差，现多不推荐使用。

2. 血浆置换疗法

（1）作用机制：血浆置换可清除血浆中的抗原、抗体、免疫复合物、补体及纤维蛋白原，尚可去除血浆中的炎性递质、细胞因子和生长因子。

（2）用法：①每日置换血浆 2 ~ 4 L，每日或隔日 1 次，一般需持续治疗 10 ~ 14 天或至血清抗体（如抗 GBM 抗体、AN–CA）或免疫复合物转阴为止。②血浆置换术必须同时联合应用激素和细胞毒药物强化疗法。

（3）血浆置换治疗 RPGN 的时机：①Ⅰ 型急进性肾小球肾炎患者合并肺出血时首选。②Ⅲ 型急进性肾小球肾炎患者，血肌酐高于 60 μmol/L 时，是使用血浆置换的强指征；合并肺出血的为有效的治疗手段。

（二）对症治疗

控制感染和纠正水、电解质及酸碱平衡紊乱等。

（三）保护残肾功能

采用积极降压、减少尿蛋白、调节血脂、改善肾微循环等延缓肾病进展的一体化治疗措施。

（四）替代治疗

1. 血液透析

急性期患者血肌酐 > 530 μmol/L，应尽早开始血液透析，因为许多患者除肾内纤维化病变之外，尚存在部分活动性病变，早期进行血液透析为免疫抑制疗法创造条件，尤其是 Ⅱ 型和Ⅲ 型患者仍有可能改善肾功能及免疫炎症病变，使患者脱离透析。

2. 肾移植

不宜过早进行，病情稳定 6 ~ 12 个月，血清抗 GBM 抗体阴性者，考虑肾移植，否则复发率较高。

三、病情观察

1. 诊断明确者，患者应立即收住院治疗，根据其肾功能状况，决定是否进行急诊透析治疗或血浆置换治疗，其间主要观察患者治疗后的病情变化，尤其是病情有无恶化、加重的征象，以便及时处理，须注意监测患者的尿量、血压变化，观察症状是否控制、改善，肾功能是否恢复，评估治疗疗效。

2. 临床上本病进展快，预后差。诊断明确时，即应根据患者的血尿素氮和肌酐水平、每天尿量情况及肾活检结果，选用上述的治疗方案；对病情危重、年龄大、心功能差、有出血倾向者，则不必行激素冲击、免疫抑制药和肝素治疗。治疗中应重点观察患者的每天尿量、肾功能变化以及血清抗 GBM 和抗 ANCA 水平的动态变化等，以便及时调整治疗用药；如治疗需要，可重复。肾活检，以判断急性病变

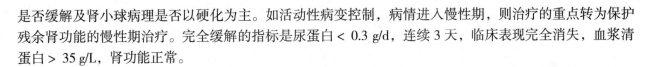

是否缓解及肾小球病理是否以硬化为主。如活动性病变控制，病情进入慢性期，则治疗的重点转为保护残余肾功能的慢性期治疗。完全缓解的指标是尿蛋白 < 0.3 g/d，连续 3 天，临床表现完全消失，血浆清蛋白 > 35 g/L，肾功能正常。

四、注意事项

1. 医患沟通

拟诊急进性肾小球肾炎后应及时与患者或其家属沟通，告知病情特点，如发展急骤、预后差、治疗后完全治愈者罕见、临床上往往会遗留不同程度的肾功能损害、尿常规化验也不可能完全恢复正常等，并告知患者及其家属，应积极准备急诊肾活检，以明确诊断。需行激素冲击治疗的，要及时告知可能出现的不良反应，以取得患者的配合。行肾活检、血浆置换、透析治疗及激素冲击治疗时，事先都要征得患者及其家属的同意，并以签字为据。

2. 经验指导

（1）急进性肾小球肾炎治疗时机的掌握是改善预后的关键，原则上对需要确诊者，肾穿刺应尽早进行。当诊断明确后，亦应区别为特发性或继发性，重视本病的基本病因诊断甚为重要，因为各种疾病引起急进性肾小球肾炎的预后不同，且治疗方法和效果也异。

（2）某些慢性肾小球疾病患者由于各种限制忽略了有关病史，又缺乏正规的体检记录，直至感染、劳累、水和电解质平衡紊乱等诱因导致肾功能迅速恶化而出现肾功能不全的症状时方来就诊，有时难以与急进性肾小球肾炎区别。此时应用 B 超等测量肾的大小是一项有用的无创伤性辅助检查，与急进性肾小球肾炎不同，此类患者于诱因纠正后肾功能可能有部分恢复。大部分慢性肾小球疾病发生、肾功能不全时肾体积多已缩小，鉴别确有困难者，肾活检有助于鉴别。

（3）部分药物如青霉胺、肼屈嗪、别嘌醇及利福平等也可引起 RPGN，临床上诊断本病时，应仔细询问患者可能有服药的病史，这有助于本病病因的诊断。

（4）本病患者临床上多出现血尿、蛋白尿，迅速出现少尿，甚至无尿和氮质血症。由于该病常发生在坏死性肾小球肾炎的基础上，病变进展快，肾小球毛细血管坏死，基底膜缺损和出血，因此血尿常比较明显，蛋白尿相对较轻，水肿不明显。大量新月体形成后，阻塞肾小球囊腔，血浆不能滤过，方出现少尿甚至无尿，最后可导致肾衰竭。

（5）早期诊断、治疗对预后有重要影响。8 周之内 RPGN 病理表现大部分为细胞新月体或细胞纤维新月体，积极强化治疗后肾功能仍有恢复或部分恢复的机会；8 周后 RPGN 病理表现以纤维新月体为主，此时失去治疗时机。病理改变与预后存在密切的关系，肾小球新月体形成的数量和程度，肾小管萎缩及间质纤维化程度均与预后密切相关。

（6）一旦疑及此病，应动员患者尽早行急诊肾活检；血尿素氮、肌酐升高者，检查前患者应予以充分准备，Cr > 442 μmol/L 时连续透析几次后再行肾活检，以防术后大出血。

（7）肾移植后 RPGN 患者有可能复发，但难以确定每一个病例究竟有多少复发的可能性，循环中存在抗基底膜抗体的患者，在开始血液透析治疗后观察 3 ~ 6 个月，然后再进行肾移植。在肾移植前，先行双肾切除术能否降低复发并无定论。

（8）对继发性急进性肾小球肾炎，还需针对病因进行治疗，感染后肾炎要给予充分有效的抗感染治疗，但观察 1 周肾功能仍进行性下降者，还应采用冲击疗法；对韦格纳肉芽肿病及其他血管炎所致的新月体肾炎，首选环磷酰胺及泼尼松治疗，对肾功能持续恶化者仍应用冲击疗法。

第四节　肾病综合征

肾病综合征（nephrotic syndrome，NS）是以大量蛋白尿（ > 3.5 g/24 h）、低清蛋白血症（ < 30 g/L）、水肿和高脂血症为主要表现的肾病，是肾小球疾病的常见表现。肾病综合征虽作为一组临床症候群具有共同的临床表现、病理生理和代谢变化，甚至治疗方面亦有共同的规律。但是，由于这是多种病因、病

理和临床疾病所引起的一组综合征，所以其临床表现、发病机制和防治又各有其特殊之处。在此着重介绍原发性肾病综合征。

一、诊断

（一）临床表现

1. 大量蛋白尿

正常成年人每日尿蛋白质排泄量不超过 150 mg。大量蛋白尿的产生是由于肾小球滤过膜异常所致。正常肾小球滤过膜对血浆蛋白有选择性滤过作用，能有效阻止绝大部分血浆蛋白从肾小球滤过，只有极小量的血浆蛋白进入肾小球滤液。影响蛋白滤过的因素可能有：蛋白质分子大小、蛋白质带电荷情况、蛋白质的形态和可变性、血流动力学改变。

2. 低清蛋白血症

见于大部分肾病综合征患者，即人血白蛋白水平在 30 g/L 以下。其主要原因是尿中丢失清蛋白，但两者并不完全平行，因为血浆清蛋白值是清蛋白合成与分解代谢平衡的结果。主要受以下几种因素的影响：肝合成清蛋白增加；肾小管分解清蛋白能力增加；严重水肿，胃肠道吸收能力下降。

3. 水肿

水肿的出现及其严重程度与低蛋白血症的程度呈正相关。然而，例外的情况并不少见。大多数肾病综合征水肿患者血容量正常，甚至增多，并不一定都减少，血浆肾素正常或处于低水平，提示肾病综合征的钠潴留是由于肾调节钠平衡的障碍，而与低血容量激活肾素－血管紧张素－醛固酮系统无关。肾病综合征水肿的发生不能仅以一个机制来解释。血容量的变化，仅在某些患者身上可能是造成水钠潴留、加重水肿的因素，但不能解释所有水肿的发生，其真正的形成机制，目前尚未清楚，很可能是与肾内某些调节机制的障碍有关。

4. 高脂血症

肾病综合征时脂代谢异常的特点为血浆中几乎各种脂蛋白成分均增加，血浆总胆固醇（Ch）和低密度脂蛋白胆固醇（LDL-Ch）明显升高，三酰甘油（TG）和极低密度脂蛋白胆固醇（VLDL-Ch）升高。高密度脂蛋白胆固醇（HDL-Ch）浓度可以升高、正常或降低；在疾病过程中各脂质成分的增加出现在不同的时间，一般以总胆固醇升高出现最早，其次才为磷脂及三酰甘油。除数量改变外，脂质的质量也发生改变，各种脂蛋白中胆固醇/磷脂及胆固醇/三酰甘油的比例均升高。载脂蛋白也常有异常，如ApoB 明显升高，ApoC 和 ApoF 轻度升高。脂质异常的持续时间及严重程度与病程及复发频率明显相关，长期的高脂血症可在肾病综合征进入恢复期后持续存在。

5. 血中其他蛋白浓度改变

肾病综合征时多种血浆蛋白浓度可发生变化。如血清蛋白电泳中 α_2－球蛋白和 β－球蛋白升高，而 α_1－球蛋白可正常或降低，IgG 水平可显著下降，而 IgA、IgM 和 IgE 水平多正常或升高，但免疫球蛋白的变化同原发病有关。补体激活旁路 B 因子的缺乏可损害机体对细菌的调理作用，为肾病综合征患者易感染的原因之一。纤维蛋白原、凝血因子 V、凝血因子 VII、凝血因子 X 可升高；血小板也可轻度升高；抗凝血酶 III 可从尿中丢失而导致严重减少；C 蛋白和 S 蛋白浓度多正常或升高，但其活性降低；血小板凝集力增加和 β－血栓球蛋白的升高，可能是潜隐的自发性血栓形成的一个征象。

6. 并发症

（1）感染：由于大量免疫球蛋白自尿中丢失，血浆蛋白降低，影响抗体形成。肾上腺皮质激素及细胞毒药物的应用，使患者全身抵抗力下降，极易发生感染，如皮肤感染、原发性腹膜炎、呼吸道感染、泌尿系感染，甚至诱发败血症。

（2）血栓形成：肾病综合征患者容易发生血栓，尤其是膜性肾病发生率可达 25% ~ 40%。形成血栓的原因有水肿、患者活动少、静脉瘀滞、高血脂、血液浓缩使黏滞度增加、纤维蛋白原含量过高及凝血因子 V、凝血因子 VII、凝血因子 VIII、凝血因子 X 因子增加和使用肾上腺皮质激素而血液易发生高凝状态等。

（3）急性肾衰竭：肾病综合征患者因大量蛋白尿、低蛋白血症、高脂血症，体内常处在低血容量及高凝状态，呕吐、腹泻、使用抗高血压药及利尿药大量利尿时，都可使肾血灌注量骤然减少，进而使肾小球滤过率降低，导致急性肾衰竭。此外，肾病综合征时肾间质水肿，蛋白浓缩形成管型堵塞肾小管等因素，也可诱发急性肾衰竭。

（4）冠状动脉粥样硬化性心脏病：肾病综合征患者常有高脂血症及血液高凝状态，因此容易发生冠状动脉粥样硬化性心脏病。有报道，肾病综合征患者的心肌梗死发生率比正常人高 8 倍。冠状动脉粥样硬化性心脏病已成为肾病综合征死亡原因的第三因素（仅次于感染和肾衰竭）。

（5）电解质及代谢紊乱：反复使用利尿药或长期不合理的禁盐，都可使肾病综合征患者继发低钠血症；使用肾上腺皮质激素及大量利尿药导致大量排尿，若不及时补钾，容易出现低钾血症。

（二）辅助检查

1. 血常规

可见小细胞性（缺铁性）贫血，血小板计数可增多。

2. 尿液检查

24 小时尿蛋白定量 ≥ 3.5 g，尿沉渣常含各种管型，也可出现红细胞和红细胞管型，有时可见脂尿。

3. 血生化检查

（1）血脂：总胆固醇、三酰甘油、游离胆固醇、酯化胆固醇及磷脂均增高。

（2）人血清蛋白：常 ≤ 30 g/L。

（3）血清蛋白电泳：可见 α_2 - 球蛋白和 β - 球蛋白增高。

（4）其他：血浆铜蓝蛋白、转铁蛋白、补体均减少；甲状腺素水平降低；纤维蛋白原增加等。

（三）诊断要点

1. 大量蛋白尿［≥ 3.5 g/24 h 或 ≥ 3.5 g/（1.73 m² · 24 h）］。

2. 低蛋白血症（人血清蛋白 < 30 g/L）。

3. 水肿。

4. 高脂血症。

上述 4 条中，前两条为必要条件。诊断原发性肾病综合征，须排除继发性肾病综合征。

（四）鉴别诊断

1. 继发性肾病综合征

除符合肾病综合征的临床表现外，依据系统受损等表现和实验室特异性检查，鉴别诊断一般不难。

2. 遗传性肾病

除符合肾病综合征的临床表现外，多具有阳性家族史，鉴别诊断一般不难。

二、治疗

（一）治疗原则

1. 对患者全面治疗的观点。既要重视消除或减少尿蛋白，又不能只追求尿蛋白的消减，也应注意全面治疗，纠正病理生理紊乱，减少并发症、保护肾功能。

2. 对于治疗用药（糖皮质激素、细胞毒类药物、免疫抑制药、利尿药等），均应清楚地了解其适应证与不良反应，权衡利弊、小心决策。特别是糖皮质激素、细胞毒药物、免疫抑制药等均需较长时间用药，药物不良反应又较严重，决定用药之前必须判明患者的机体状态（如有无感染灶、溃疡病灶等）能否耐受用药，用药时机是否合适。

3. 由于原发性肾病综合征是由多种不同的临床 - 病理类型的肾小球疾病所组成，各种疾病的治疗用药、病程均不一样，必须根据不同疾病遵循不同的治疗方案。肾活检病理检查有助于澄清患者的临床 - 病理类型。青少年单纯性肾病综合征（肾病综合征不伴镜下血尿、高血压）常见的临床 - 病理类型为微小病变或系膜增生性肾炎（IgA 型或非 IgA 型）的轻微病变者，此类患者单用糖皮质激素即可有较好的治疗反应，故可以直接给予足量的泼尼松 6 ～ 8 周；除此之外，如属对糖皮质激素无反应或"激素

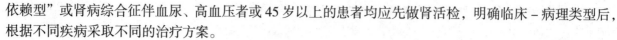

依赖型"或肾病综合征伴血尿、高血压者或 45 岁以上的患者均应先做肾活检，明确临床 – 病理类型后，根据不同疾病采取不同的治疗方案。

4. 规范化治疗与个体化治疗相结合。

（二）蛋白尿的治疗

本病的主要病理、生理环节是由于肾小球滤过膜病变所导致的大量蛋白尿。因此，降尿蛋白自然成为本征治疗的核心环节。降尿蛋白的主要药物为糖皮质激素（泼尼松、泼尼松龙等）及细胞毒类（环磷酰胺、苯丁酸氮芥）或免疫抑制药（环孢素、他克莫司、霉酚酸酯、来氟米特等）。

1. 糖皮质激素

泼尼松 1 mg/（kg·d），足量治疗 8 周（局灶性节段性肾小球硬化可能需要更长）；每 1 ~ 2 周减原剂量的 5% ~ 10% 或 5 ~ 10 mg；以最小有效剂量 10 ~ 15 mg 维持至少 6 ~ 12 个月甚至更长时间，总疗程为 1 ~ 1.5 年，甚至 2 年，通常笔者的做法是泼尼松 1 mg/（kg·d），足量治疗 8 周后开始减量，每周减少泼尼松 5 mg，减量至 0.5 mg/（kg·d）时停止减量，用此剂量 2 ~ 3 个月，以后再缓慢减量，通常是每 2 周减少 5 mg 或更慢，减量至泼尼松 0.25 mg/（kg·d）维持治疗 1 ~ 2 年。激素治疗期间密切注意不良反应（感染、类固醇性糖尿病、骨质疏松、股骨头无菌性坏死等）的观察和防治。

2. 细胞毒类药物

包括环磷酰胺、盐酸氮芥、苯丁酸氮芥、硫唑嘌呤及长春新碱等，它们常与激素配伍应用，若非激素禁忌，一般不单独使用。

（1）环磷酰胺。

①用法：100 mg/d 口服或 200 mg/d 静脉注射，累积量达 6 ~ 8 g 停药；环磷酰胺冲击疗法（每次 0.75 g/1.73 m³ 或每次 1 g 溶于 5% 葡萄糖溶液中静脉滴注，每个月 1 次，共 6 次），是否适用于一般肾病综合征治疗尚待验证。

②不良反应：该药具有骨髓抑制及胃肠反应。此外，还有中毒性肝炎、性腺抑制（主要为男性）、脱发及出血性膀胱炎等不良反应，均应注意。

（2）盐酸氮芥。

①用法：该药多在睡前从静脉滴注的三通头中注射，始量每次 1 mg，渐增至每次 5 mg，每周 2 次，直至累积量达 80 ~ 110 mg。

②不良反应：因不良反应大（骨髓抑制、胃肠反应及局部刺激），临床现已少用或仅用作二线药物（环磷酰胺疗效不佳时）。

（3）苯丁酸氮芥：常用量为 0.15 ~ 0.2 mg/（kg·d），共服 8 ~ 10 周，累积量达 10 ~ 15 mg/kg 停药。该药不良反应与环磷酰胺相似，亦可选用。

（4）其他细胞毒类药物：硫唑嘌呤、长春新碱等均有报道，但疗效不肯定，不良反应亦较大，所以不常用。

3. 其他可能的降尿蛋白的措施

不能作为肾病综合征的基本治疗或主要治疗，只是在上述治疗有困难时的一种辅助和补充。

（1）免疫刺激药：自 20 世纪 80 年代以来陆续有用左旋咪唑（levamisloe）的报道，以刺激 T 细胞功能，加强免疫调节。有个别报道在糖皮质激素撤药过程中，保持蛋白尿完全缓解者显著高于对照组。倘若疗程太短（＜ 12 周）则无效。同理，国内有介绍应用卡介苗治疗难治性肾病综合征者。

（2）静脉免疫球蛋白：Palla 用此药治疗了 9 例膜性肾病，治疗后 8 例尿蛋白完全缓解或部分缓解，肌酐清除率显著改善，重复肾活检显示肾小球的病变和免疫指标均有改善。但其后的临床观察性研究大多未能证实这一作用。

（3）ACEI 类药物：应用 ACEI 治疗非糖尿病性肾病综合征，可降尿蛋白 30% ~ 50%。而降尿蛋白有效组其肾功能也较稳定。但不论用药时间多长，停药后尿蛋白又有反复。

（4）非甾体消炎药（吲哚美辛等）：通过抑制前列腺素 PGE_2 产生，减少肾局部炎症和通透性，有较肯定的减轻尿蛋白作用。但由于 PGE_2 减少而影响肾内血液分布，肾皮质血流量减少，引起肾小球滤

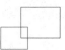

过率下降。故目前不提倡应用此类药物降尿蛋白。而且此类药物降尿蛋白效果很不恒定，停药后数周即反复。

（三）对症治疗

1. 休息与活动的安排

肾病综合征时应以卧床休息为主，可增加肾血流量，有利于利尿，并减少对外界接触以防交叉感染。但应保持适度床上及床旁活动，以防血栓形成。当肾病综合征缓解后可逐步增加活动。若活动后尿蛋白增加（恢复期常出现活动后蛋白尿）则应酌情减少活动。

2. 饮食治疗

患者常伴胃肠道黏膜水肿及腹水，影响消化、吸收。应进易消化、清淡、半流质饮食。

（1）钠盐摄入：水肿时应进低盐饮食。每日摄取食盐 2 ～ 3 g（90 ～ 130 mmol），禁用腌制食品，尽量少用味精及食用碱，以保证尿钠排出量在 100 mmol/d 以下。

（2）蛋白质摄入：由于本病时呈负氮平衡，表明本病处于蛋白质营养不良状态。分子生物学研究表明，本病时肝合成清蛋白的功能是增强的。在此基础上如给予促进清蛋白合成的药物，如黄芪当归合剂，则可在尿蛋白不减少的情况下维持血浆清蛋白接近正常水平。在肾病综合征的早期、极期，适当给予较高的优质蛋白质摄入［1 ～ 1.5 g/（kg·d）］，有助于缓解低蛋白血症及随之引起的一些并发症。但限制蛋白入量可减缓慢性肾功能损害的发展。因此，对于慢性、非极期的肾病综合征患者应摄入少量、优质蛋白质 0.7 ～ 1 g/（kg·d）。

（3）脂肪摄入：低脂摄入也是本病饮食治疗中应注意的。饮食中富含可溶性纤维（燕麦、米糠等）也有利于降脂。多不饱和脂肪酸不能由人体合成，必须由食物供给，饮食中供给丰富的多不饱和脂肪酸（如鱼油）可以补偿花生四烯酸在代谢中的消耗。一组应用鱼油的研究表明，可使受试动物血脂下降且尿蛋白减少，肾小球硬化程度减轻。

（4）微量元素补充：由尿中丢失的铜、锌、铁等元素，可由正常饮食中补充。患者严重食欲减退，可考虑配合健脾利湿、开胃中药治疗。

3. 水肿的治疗

治疗的目标应是缓慢地减轻水肿（除患者出现肺水肿外，切忌急骤的利尿）；策略应是针对不同情况选择相应的措施。首先，应判明患者的血容量状态，对于血容量呈过度充盈的患者应依据其水肿程度选择治疗措施：一般患者于限盐及卧床休息之后即可达到利尿、消肿的目的。限盐是治疗的基本措施：重度水肿的患者每日盐入量 1.7 ～ 2.3 g（70 ～ 100 mmol），轻、中度水肿患者每日 2.3 ～ 2.8 g（100 ～ 120 mmol）。在此基础上，轻、中度水肿可加用噻嗪类和（或）保钾利尿药（特别在应用糖皮质激素后有低血钾者）；重度水肿可选用袢利尿药。

当患者处于低充盈状态时应用利尿药治疗水肿困难且危险，此时可考虑应用人血白蛋白静脉滴注，同时加用呋塞米治疗。但不应将血浆制品作为营养品及利尿药频繁使用，因为在输入后 24 ～ 48 小时即全部由尿液排出体外。由此，增加肾小球滤过及近曲小管蛋白重吸收的负担。临床上有观察发现微小病变型肾病综合征患者治疗过程中，反复应用静脉滴注入血白蛋白，导致肾功能损伤加重，疾病难以控制，而且严重肾病综合征时常存在一定程度的肺间质积液，输入人血白蛋白过快、过多，增加血容量过快，引起肺毛细血管压上升，易出现肺水肿。近来，血浆制品的污染也是一个必须关注的问题。

当应用糖皮质激素时，常于降低尿蛋白前出现其增加肾小球滤过的作用，从而起利尿效果。对于严重的利尿药抵抗的水肿患者可考虑应用单纯超滤脱水治疗，减轻水肿之后对利尿药的反应状态亦可获得改善。

4. 降压治疗

积极控制血压。

5. 降脂治疗

目前对于本病降血脂治疗采取较积极的态度。高血脂可以促进肾小球硬化，且又有增加心血管并发症的可能性。HMC CoA 还原酶抑制药是肾病综合征降血脂治疗中比较合理、安全的一类药物。

6. 抗凝治疗

成人肾病综合征血栓栓塞性并发症的发生率较高，特别是膜性肾病时。对于是否应预防性给予抗凝血药治疗（肝素、华法林），由于难以进行前瞻性对照研究，迄今既缺乏循证医学证据，也尚未达成共识。从理论上讲，抗凝血治疗可以预防深静脉、肾静脉血栓的形成或预防继发于可能形成而未测知的无症状性血栓脱落引起肺栓塞，但有发生出血性并发症的风险。肾病综合征时易发生血栓栓塞性并发症的情况：①肾病综合征的严重程度（一般认为血浆清蛋白 < 20 ~ 25 g/L）。②基础的肾病（如狼疮肾炎伴抗磷脂抗体综合征）。③既往出现过血栓栓塞事件（如深静脉血栓）。④家族中存在血栓栓塞性患者，可能与遗传因素有关。⑤同时存在其他血栓形成的因素（如充血性心力衰竭、长期不能活动，病态的肥胖，骨科、腹部或妇科术后）。另外，应用抗凝血治疗后易出现出血性并发症的危险因素，如老年、脑卒中、消化道出血等出血性疾病史。预防性用药选择口服抗凝血药——华法林，应监测凝血酶原时间，国际标准化比值（inter-national normalized ratio for prothrombin time，INR）需控制在 1.8 ~ 2.0，预防性用药时间持续多久也无定论，一般主张纠正肾病综合征之后可停药，不主张长期大剂量地应用抗凝血药物治疗。

对已有血栓并发症者的治疗目标是使血栓不再发展，不形成新血栓、不产生栓子脱落。用药方案参照国际上治疗深静脉血栓的随机对照研究，采用普通肝素、小分子肝素或华法林维持治疗，强度为国际标准化比值 INR 2 ~ 3，持续 6 个月至 1 ~ 2 年，缓慢撤药。

（四）保护残存肾功能

本病治疗过程中不应忽略对肾功能的监测。上述降尿蛋白、降血压、降血脂等治疗均有助于保护肾功能。

三、病情观察

1. 治疗过程中，注意复查患者的尿常规、肾功能、血脂、血常规等变化，以观察治疗效果，尤其是应监测患者的血压变化，以评估降压效果，必要时调整治疗药物；用糖皮质激素或细胞毒药物治疗的，应注意观察有无治疗本身的不良反应，如有无白细胞减少、有无胃肠道不良反应，以便调整治疗剂量。

2. 患者经有关检查诊断本病，亦排除继发性肾病，可根据患者的具体情况，给予相应的治疗，治疗中根据患者治疗后症状的改善与否，可调整治疗药物及剂量，注意随访、复查常用的实验室指标，尤其是血压的变化情况，因为本病控制血压相当重要。如激素治疗无效或患者不能耐受，则应更换药物，如细胞毒性药物；应用细胞毒性药物治疗者，应注意复查血常规，如有白细胞计数下降，则应减少剂量或停药；如病情发展，有透析指征的，应安排予以透析治疗。一般主张患者每半年做一次双肾 B 超，了解肾的大小；如无严重高血压、大量蛋白尿、高度水肿、心力衰竭的情况下，可于门诊治疗，每 2 ~ 4 周随访 1 次；若有病情变化，如血压升高或症状好转后复发，则应予以进一步检查，明确病情，以利于进一步的治疗，延缓病情发展。

四、注意事项

1. 医患沟通

诊断明确后，经治医师应告知患者及其家属本病的临床特点，使患者及其家属对病情能理解、积极配合治疗；治疗中涉及药物的调整，应随时与家属保持沟通。应注意向患者及其家属讲明，定期检测有关实验室指标的必要性，以了解治疗效果，强调控制血压的重要性，以提高患者对有关治疗的依从性，须肾活检的，应由患者或亲属签署知情同意书。

2. 经验指导

（1）肾病综合征作为一组临床症候群，是由多种病因、病理和临床疾病引起的一组综合征，在临床表现、发病机制和防治等方面各具特点，本病诊断不是最后诊断，诊断前应排除继发性和遗传性病因，才能诊断为原发性肾病综合征，也就是说，须进行肾活检后才能确诊其病理类型。

（2）对本病诊断和治疗而言，肾活检是非常重要的检查项目，但临床上亦应注意：一般应由有经验的医师操作，肾活检前应予以充分准备，尤其要检查、了解凝血指标，在穿刺过程中切忌同时进行两侧肾的穿刺，进针次数要控制在 5 次以内，穿刺后严密监护，嘱患者平卧 24 小时，多饮水，每小时测血压、脉搏，留尿常规 3 次，有肉眼血尿者要延长卧床时间直至尿色清 3 次以上。有以下情况者不宜行肾活检：①严重不能控制的高血压。②明确的钙化的动脉粥样硬化。③肾动脉瘤、多囊肾、巨大肾囊肿。④脓毒败血症。⑤肾窦感染。⑥肾周围脓肿。⑦肾盂积水或积脓。⑧终末期肾病和不能配合的患者。

（3）肾病综合征时，当血浆清蛋白 < 20 g/L 时，肾静脉血栓形成的危险性增加。膜性肾病患者中，肾静脉血栓形成可高达 50%，在其他病理类型中，其发生率为 5% ~ 16%。肾静脉血栓形成者，可表现为突然发作的腰痛、血尿、白细胞尿、尿蛋白增加和肾功能减退。明确诊断需做肾静脉造影。Doppler 超声、CT、MRI 等无创伤性检查也有助于诊断。

（4）应用糖皮质激素和细胞毒药物治疗本病时应注意，在增强疗效的同时须最大限度地减少其不良反应。临床上，须结合患者的年龄、肾小球病变的病理类型、蛋白尿和肾功能的情况，来制订应用糖皮质激素的剂量、时间和疗程。目前认为，糖皮质激素适用于微小病变性肾病及轻度系膜增生性肾小球肾炎、膜性肾病、系膜毛细血管性肾小球肾炎、局灶性节段性肾小球肾炎和重度系膜增生性肾小球肾炎等疾病的治疗。有肾衰竭者，注意不宜再给予糖皮质激素及细胞毒药物。

（5）利尿治疗是本病治疗的一个重要方面，应用利尿药治疗时，应注意检测、维持患者的水、电解质平衡，避免出现高血钾或低血钾。在常规应用利尿药治疗，效果不明显者，可应用血浆或人血白蛋白等静脉输注，提高血浆胶体渗透压，促进组织中的水分回吸收而利尿，如随后使用呋塞米 60 ~ 120 mg，加入 5% 葡萄糖溶液 500 mL 中静脉滴注，可取得良好的效果。但输注血浆制品不宜过多，以免造成肾小球脏层上皮细胞和肾小管上皮细胞损伤，影响糖皮质激素的疗效，甚至损害肾功能。

（6）抗高血压药物常用的是血管紧张素转化酶抑制药，现已明确，除可控制血压外，尚有肯定的延缓肾功能恶化、降低尿蛋白和减轻肾小球硬化的作用。其他如钙离子拮抗药、β 受体阻滞药等，亦可选用。

第五节　隐匿性肾小球肾炎

隐匿性肾小球肾炎（latent glomerulo nephritis）是以无症状蛋白尿（尿蛋白量 < 2.0 g/d，以清蛋白为主）和（或）单纯性血尿（持续或间断镜下血尿，并偶见肉眼血尿，血尿性质为肾小球源性）为临床表现的一组肾小球疾病。患者无水肿、高血压及肾功能损害。本病病程长短不一，长者可迁延数十年，肾功能保持良好。

一、诊断

（一）临床表现
1. 前驱症状起病隐匿，大多数患者无任何症状、体征，部分患者有轻微的腰酸痛和乏力。
2. 肾损害的表现表现为隐匿性肾小球肾炎综合征，无水肿、高血压、肾功能损害。

（二）辅助检查
1. 尿液检查可表现为镜下血尿（肾小球源性血尿）和（或）蛋白尿（多 < 2 g/d）。实验室其他检查大多正常。
2. 影像学检查双肾 B 超检查，见双肾大小、形态均属正常。
3. 病理检查病理类型常为微小病变、轻度系膜增生性肾小球肾炎、局灶性节段性肾小球肾炎。

（三）诊断要点
对本病的诊断比较困难，应通过长期观察，细致检查，如发现有持续性尿改变或反复发作性血尿并能除外其他疾病后，才能做出临床诊断，要点如下：①间断或持续性镜下血尿。②有或无轻度蛋白尿，尿蛋白定量 < 2 g/d。③症状和体征不明显，肾功能正常。④病程长，但大多数患者预后良好。

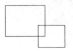

除以上检查外，若有条件早期做肾活检，不但是明确诊断的重要方法，而且还可判明病理类型和预后。

（四）鉴别诊断

1. 功能性蛋白尿

因发热、受寒、高温、剧烈体力活动后等引起轻度蛋白尿，称为功能性蛋白尿，这种蛋白仅为微量，而且以上诸因素解除后，蛋白尿即完全消失。

2. 直立性蛋白尿

即直立时间较久而出现的蛋白尿，又称体位性蛋白尿。多见于儿童及青少年，偶见于健康的成年人。其原因是直立时脊椎前凸，使下腔静脉受到肝后缘和脊柱的压迫，导致肾瘀血，或是左肾静脉横跨脊柱时受前凸的脊柱压迫所致。平卧数小时再排尿则尿蛋白消失。

3. 全身性疾病引起的尿改变

如系统性红斑狼疮、过敏性紫癜、亚急性细菌性心内膜炎等均有类似于隐匿性肾小球肾炎的临床表现。

二、治疗

隐匿性肾小球肾炎无特殊治疗措施，但应采取以下措施。

1. 患者应定期随访检查（至少每 6 个月 1 次），监测尿沉渣、肾功能和血压的变化，女性患者在妊娠前及妊娠过程中更需加强监测。

2. 保护肾功能，避免各种肾损伤的因素。

3. 对反复发作的慢性扁桃体炎，可待急性期过后行扁桃体摘除术。

4. 对尿蛋白较多者可使用血管紧张素转化酶抑制药和（或）血管紧张素 Ⅱ 受体拮抗药。

三、病情观察

观察患者血尿、蛋白尿消失情况，维持 1 年以上。定期进行尿沉渣、红细胞检查。

四、注意事项

1. 医患沟通

诊断明确后，经治医师应告知患者及其家属本病的临床特点，使患者及其家属对病情能理解、积极配合治疗；治疗中涉及药物的调整，应随时与家属保持沟通。应注意向患者及其家属讲明，定期检测有关实验室指标的必要性，以了解治疗效果，强调控制血压的重要性，以提高患者对有关治疗的依从性，须肾活检的，应由患者或其亲属签署知情同意书。

2. 经验指导

隐匿性肾小球肾炎病情可长期迁延，大多数患者的肾功能可长期维持正常，仅少数患者可表现为尿蛋白逐渐增多、出现水肿和肾功能减退而转变为慢性肾小球肾炎。其预后也与是否重视保护肾及是否合理治疗密切相关。

第五章　老年内科疾病

第一节　老年高血压

高血压（hypertension）是以动脉收缩压和（或）舒张压持续升高为主要表现的临床综合征。大多数高血压病因不明，称原发性高血压或高血压病。高血压是老年人最常见的心血管病。60岁及以上人群高血压患病率49%，80岁以上人群高血压患病率90%。老年人若高血压长期控制不理想，更易发生靶器官损害，并发心衰、卒中、冠心病、肾衰、主动脉疾病等。应科学合理治疗老年人高血压，以降低其并发症、病死率。

一、病因

原发性高血压病因复杂，可能与多基因遗传、不良生活方式（如高脂、高钠饮食，微量元素缺乏，吸烟，嗜酒，缺少体力活动等），及情绪紧张、精神创伤等相关。

二、病理

高血压损害导致左心室和血管重构是靶器官损害和并发症的病理基础。血管平滑肌细胞增生，细胞外基质成分增加。心脏左心室向心性肥厚；脑小动脉硬化，微小动脉瘤形成；肾细小动脉硬化等。

三、诊断要点

1. 临床表现

（1）起病缓慢，早期多无症状。常在体检甚至在出现心、脑、肾等并发症后被发现。高血压可有头痛、头晕、眼花、耳鸣等，症状与血压水平并不一定正相关。

（2）血压升高，主动脉瓣第2音亢进。

（3）心、脑、肾等靶器官受损时有相应症状和体征。如左心室肥大、充血性心衰或伴心绞痛、心肌梗死；脑小动脉瘤形成或脑动脉血栓形成、高血压脑病等；主动脉夹层并破裂；肾动脉硬化蛋白尿、肾功能损害等。

2. 老年人高血压临床特点

（1）收缩压增高，脉压增大：老年单纯收缩期高血压占高血压的60%，老年人脉压与总死亡率和心血管事件呈显著正相关。

（2）血压波动大：血压"晨峰"现象增多，昼夜节律消失，甚至体位改变、进餐可出现体位性低血

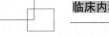

压和餐后低血压。

（3）并发症多：常并发冠心病、心力衰竭、脑血管疾病、肾功能不全、糖尿病等。

（4）致残、致死率高：主要原因为脑卒中、心衰、肾衰。

3. 高血压诊断标准

（1）依据 2010 年中国高血压指南，高血压定义为：在未使用降压药物情况下，非同日 3 次测量血压，收缩压 ≥ 140 mmHg 和（或）舒张压 ≥ 90 mmHg。收缩压 ≥ 140 mmHg 和舒张压 < 90 mmHg 为单纯性收缩期高血压。高血压水平分类见表 5-1。

表 5-1　血压水平分类和定义

分类	收缩压（mmHg）		舒张压（mnHg）
正常血压	< 120	和	< 80
正常高值	120 ~ 139	和（或）	80 ~ 89
1 级高血压（轻度）	140 ~ 159	和（或）	90 ~ 99
2 级高血压（中度）	160 ~ 179	和（或）	100 ~ 109
3 级高血压（重度）	≥ 180	和（或）	≥ 110
单纯收缩期高血压	≥ 140	和	< 90

（2）高血压危险分层：根据血压水平、危险因素及靶器官受损情况分组以评估高血压的危险性程度（表 5-2）。

表 5-2　高血压危险分层和分组

高血压危险性程度分层	高血压分级		
其他危险因素和病史	1 级	2 级	3 级
无其他危险因素	低危	中危	高危
1 ~ 2 个危险因素	中危	中危	很高危
≥ 3 个危险因素，或靶器官损害，或糖尿病	高危	高危	很高危
并存临床情况（脑、心、肾、血管、视网膜病变）			
高血压危险性程度分组（心血管事件危险性）			
低危组：高血压 1 级，不伴有上述危险因素			
中危组：高血压 1 级伴有 1 ~ 2 个上述危险因素或			
高血压 2 级不伴或伴有 1 ~ 2 个上述危险因素	很高危	很高危	很高危
高危组：高血压 1 ~ 2 级伴至少 3 个上述危险因素			
极高危组：高血压 3 级或高血压 1 ~ 2 级伴靶器官损害及相关临床疾病（包括糖尿病）			

＊危险因素包括糖尿病、吸烟、高血脂，年龄（女性 > 65 岁，男性 > 55 岁）、早发心血管疾病家族史（发病年龄男性 < 55 岁，女性 < 65 岁）等。

4. 老年人血压检测

（1）老年人应定期检测血压，并鼓励自测。

（2）血压检测应于休息 5 分钟后。测量体位应使肘关节与心脏同水平。连测 2 次、间隔 2 分钟，取 2 次平均值。若 2 次相应读数差 ≥ 5 mmHg，间隔 2 分钟测第 3 次，取 3 次平均值。

（3）血压检测应有标准合适血压计。诊室采用标准水银柱血压计，或者经过验证（BHS 和 AAMI、ESH）的电子血压计。家庭血压值多低于诊室血压值。

（4）根据老年患者病情，必要时分别测卧位和坐位血压；分别测双侧上肢或加测下肢血压。

（5）为更准确地测量血压，评估血压短时变异和昼夜节律，应予动态血压监测（ABPM）。

5. 其他检查

应做胸片、心电图、超声心动图等，以及血、尿常规，肝及肾功能、血脂、血糖、电解质，尿微蛋白量测定，葡萄糖耐量试验和血胰岛素浓度测定等，以进行高血压整体危险评估。

四、鉴别诊断

应排除继发性高血压。

1. 肾动脉狭窄

单侧或双侧肾动脉主干或分支狭窄，老年人多为动脉粥样硬化所致，青年人见于先天性或炎症性。

2. 肾实质性病变

①慢性肾小球肾炎。②糖尿病肾病。③慢性肾盂肾炎。④其他，如系统性红斑狼疮性肾炎，硬皮病和结节性多动脉炎、多囊肾、肾移植术后等。

3. 原发性醛固酮增多症

高血压伴低血钾，检测血钾低，尿钾高，血浆肾素活性低。

4. 嗜铬细胞瘤

持续性或阵发性高血压。血压增高时血或尿中儿茶酚胺及其代谢产物香草基杏仁酸（VMA）明显增高。

5. 皮质醇增多症

向心性肥胖、满月脸、血糖增高等特征性表现。

6. 主动脉缩窄

上肢血压明显高于下肢，腹主动脉、股动脉和其他下肢动脉搏动减弱或不能触及。

五、治疗

1. 降压药选择

临床常用降压药参见表5-3。

表5-3　临床老年人常用降压药物

药物分类	常用药物	常规用法
钙通道阻滞剂	硝苯地平控释片（nifedipine — GIT）	30 mg，1次/天
	氨氯地平（amlodipine）	5 mg，1次/天
	非洛地平缓释片（felodipineretard）	5 mg，1次/天
ACEI	卡托普利片（captopril）	25 mg，3次/天
	依那普利（enalapril）	10 mg，1次/天
	培哚普利（perindopril）	4 mg，1次/天
	福辛普利（fosinopril）	10 mg，1次/天
	赖诺普利（lisinopril）	10 mg，1次/天
ARB	氯沙坦（losartan）	50 mg，1次/天
	缬沙坦（valsartan）	80 mg，1次/天
	伊贝沙坦（irbesartan）	150 mg.1次/天
利尿剂	吲达帕胺（indapamide）	2.5 mg，1次/天，对前列腺有良好影响
β受体阻滞剂	美托洛尔（metoprolo）	12.5～25 mg，2次/天
	比索洛尔（bisoprolol）	2.5～5 mg，1次/天

（1）钙通道阻滞剂：扩张血管降低血压。作用迅速稳定，适用于中、重度高血压、老年高血压及单纯收缩期高血压。长效钙通道阻滞剂被推为一线药物。不良反应有面部潮红、头痛和踝部水肿。二氢吡

啶类钙通道阻滞剂药物有氨氯地平、硝苯地平、非洛地平等；非二氢吡啶类钙通道阻滞剂有维拉帕米、地尔硫䓬，降压同时抑制心肌，不宜用于心力衰竭、窦房结功能低下或房室传导阻滞患者。

（2）血管紧张素Ⅱ转换酶抑制剂（angiotensin converting enzyme inhibitor，ACEI）：作用机制是抑制血管紧张素转化酶，阻断肾素血管紧张素系统，发挥降压作用。能保护靶器官，对各种高血压均有降压作用，适用于高血压合并心力衰竭、左心室肥厚、心肌梗死后、糖耐量降低或糖尿病肾病蛋白尿等。不良反应：部分患者有干咳、舌溃疡。双侧肾动脉狭窄、肾功能衰竭（血肌酐 > 265 mol/L）禁用。老年人肾功能减退可发生血钾增高，服药期间应监测电解质变化。药物有卡托普利、依那普利、培哚普利、福辛普利、赖诺普利等。

（3）血管紧张素Ⅱ受体拮抗剂（angiotensin-receptor antagonist，ARB）：阻断血管紧张素1型受体，发挥降压作用。具有和 ACEI 相似的肾脏保护作用。适应证与 ACEI 相同，可用于不能耐受 ACEI 者。

（4）利尿剂（diuretic）：通过降低负荷发挥降压作用。单独用或与各类降压药合用，首选与 ACEI/ARB、钙通道阻滞剂联合应用，与 β 受体阻滞剂联合时注意对糖、脂代谢的影响。用于控制血压的利尿剂主要是噻嗪类利尿剂，长期用可引起血尿、胆固醇增高、糖耐量和血钾降低等，痛风患者禁用，高脂血症和糖尿病患者慎用。保钾利尿剂适合高血压并发心力衰竭治疗，可引起高血钾，不宜与血管紧张素转换酶抑制剂合用，肾功能不全者慎用。

（5）β 受体阻滞剂（β-receptor blocker）：通过抑制交感神经活性、减慢心率、降低心肌收缩力发挥降压作用。临床应用时应从小剂量开始，缓慢增大剂量，且避免突然停药。适用于高血压冠心病的一级预防、心肌梗死后的二级预防。药物因能增高三酰甘油和低密度脂蛋白，糖尿病和高脂血症患者慎用；房室传导阻滞、严重心动过缓、哮喘、慢性阻塞性肺疾病与周围血管病患者禁用。

2. 老年人高血压降压要点

（1）参考高血压分级、危险分层、危险因素、靶器官损害情况确定合理治疗方案，方案要简单化、个体化、有效化。

（2）老年患者应建立良好生活习惯。肥胖者应控制体重，饮食低盐（钠 < 6 g/d）、低脂、高维生素、高纤维及足量蛋白质、钾、钙、镁等。适量活动，如步行、打太极拳等，同时保持平和、乐观、宽容心态等。经常监测血压。

（3）高血降压目标值因人而异，一般降至 ≤ 150/90 mmHg，若能够耐受的非高龄者，可降至在140/90 mmHg，收缩压为 140 ~ 149 mmHg，首先推荐积极改善生活方式（如减少食盐摄入等）。

（4）降压药物推荐长效为宜。一日一次或早晨用药。降压药物应从小剂量开始，逐渐增至维持量。联合用药以减少单药剂量增加的不良反应。

（5）有并发症的降压治疗：合并脑血管病，急性期不宜快速降压，病情稳定前应控制血压 160/100 mmHg左右。合并肾功能不全，血压降至 130/80 mmHg 以下；蛋白尿 > 1 g/d，应降至 125/75 mmHg。合并糖尿病、高脂血症等均应治疗控制，如使用降糖药、他汀类药物等。从安全角度考虑，用阿司匹林应在血压控制良好时。

六、预后

预后与血压控制水平及并发症密切相关。

第二节　老年心律失常

心律失常在老年人群发生率较高。可出现于有心脏病或无心脏病的老年人。

一、原因及特点

1. 老年人心律失常多发原因

（1）老年人心肌细胞老龄化改变，即心肌兴奋性增加，传导能力下降。

（2）老年人心脏病发生率较高，如高血压、冠心病、心肌病、肺心病以及老年心脏淀粉样变等，这些疾病导致心肌肥厚、缺血、纤维化等变化而引起各种类型心律失常。

（3）老年人因多疾病共存常应用多种药物，如利尿剂、洋地黄、抗抑郁剂以及抗肿瘤药等，可以导致电解质紊乱、心脏兴奋性和传导性改变以及其他心脏毒性反应。

（4）刺激因素：如精神紧张、激动、失眠等。

（5）其他：急性感染性疾病、神经系统疾病（尤其可引起颅内压增高疾病）、过敏反应性疾病、水电解质失衡等。

2. 老年人心律失常的临床特点

（1）起病隐袭，病史较长，进展缓慢。

（2）心脏传导阻滞常呈进行性发展，难于恢复或痊愈。老年人房室传导阻滞程度往往较重，多发生于 His 束远端或束支（90%），如不处理预后差。

（3）临床症状明显，心率缓慢引起脑、心、肾等脏器供－血不足十分常见。

（4）老年人缓慢性心律失常发生率高。常见病态窦房结综合征，房室传导阻滞和室内传导阻滞。

二、病态窦房结综合征

（一）病因

老年人窦房结起搏细胞增龄性减少。老年人患冠心病、心肌病、高血压等疾病损伤窦房结动脉，导致窦房结及其周围组织缺血、纤维化以及发生窦房结退行性病变等，导致老年病窦综合征。

（二）诊断

诊断方法及标准见表 5-4。

表 5-4　病态窦房结综合征诊断标准

诊断方法		诊断标准
·心电图诊断分四型	Ⅰ型	窦性心动过缓，严重者心率 40 次 / 分以下
	Ⅱ型	窦性停搏或窦房阻滞
	Ⅲ型	心动过缓－过速综合征
	Ⅳ型	窦房结、房室结双结病变
·动态心电图		窦性心律低于 40 次 / 分以下，停搏大于 30 秒以上，有黑蒙、晕厥等与心动过缓相关的临床症状
·窦房结功能测定	窦房结恢复时间（SNRT）	SNRT > 1 600 ms 为异常
	窦房结固有心率（IHR）	IHRp［118.1 －（0.57 × 年龄）］× 82% 可为窦房结功能低下

（三）治疗

1. 心脏起搏器

对于诊断明确，并有与心动过缓相关症状的老年人应及时安置心脏起搏器。显著窦性心动过缓、房室传导正常者首选 AAIR 型，伴房室传导阻滞者首选 DDDR 型；窦房阻滞或窦性停搏但平均窦性心律正常者可选 AAI 或 DDD 型；频发快速性房性心律失常者选有模式转换功能的 DDD 型或 VVIR、VVI 型起搏器；心脏起搏器 NBG 编码（NASPE/BPEG Gameric NBG Pacemaker Code，1987）见表 5-5。

表 5-5　心脏起搏器类型

Ⅰ型	Ⅱ型	Ⅲ型	Ⅳ型	Ⅴ型
起搏心腔	感知心腔	反应方式	程控频率应答	抗心律失常及除颤功能
V：心室	V：心室	I：抑制	P：简单程控	P：超速起搏抑制
A：心房	A：心房	T：触发	M：多项程控	S：电击
D：双腔	D：双腔	D：抑制及触发	C：遥测	D：P+S 功能
O：无	O：无	O：无	R：频率应答	O：无
			O：无	

2. 药物

暂未能安置心脏起搏器，需临时改善症状者可使用药物治疗。

阿托品口服或静脉滴注：对老年青光眼及男性有前列腺肥大者禁用。

异丙肾上腺静脉滴注：老年人易诱发快速性心律失常，应特别慎用。

氨茶碱静脉滴注或口服：口服以缓释剂型较理想。

中成药生脉饮：静脉滴注或口服，对老年高血压者慎用。

3. 病因治疗

原发病治疗十分重要，但对于已发生病窦综合征的老年患者，病因治疗需同时给予心脏起搏器治疗。

三、房室传导阻滞

随着年龄增加，老年人房室传导系统结缔组织逐渐增多，中心纤维体和室间隔上部钙化逐渐增加，房室结内细胞成分和 His 束传导细胞含量也逐渐减少。是引起老年人容易发生房室传导阻滞的病理基础。

（一）病因

1. 冠心病、心肌梗死、急性心肌炎可发生急性房室传导阻滞，高血压、各种类型的心肌疾病是导致慢性房室传导阻滞的常见原因。健康老年人偶发的不同程度的房室传导阻滞，可能与迷走神经紧张性增加有关。

2. Lev 病，即左心骨架硬化症。可能由于高血压及二尖瓣、主动脉瓣长期受高压影响引起支架组织纤维化所致。

3. Lenegre 病，为特发性 His 束、室束支退化症，其基本病理改变是在房室束以下的传导系统细胞逐渐丧失，代之以纤维化和脂肪浸润。

（二）临床表现

老年人房室传导阻滞大多为缓慢发展过程，传导阻滞程度可有一度、二度Ⅰ型、三度Ⅱ型和三度。有些老年人的房室传导阻滞可以呈间歇性表现，需要做 24 小时动态心电图，或反复在症状出现时作心电图才能明确诊断。除了器质性心脏病外，有些间歇性房室传导阻滞可能继发于睡眠呼吸暂停综合征患者，在长间歇呼吸暂停中才出现传导阻滞，此时常同时伴有血氧饱和度的显著下降。

（三）治疗

1. 急性房室传导阻滞

主要针对病因治疗。急性下壁心肌梗死和急性心肌炎患者在度过急性期后，房室传导阻滞常可以减轻或消失，因此对于此类二度以上房室传导阻滞可以选择临时心脏起搏、肾上腺皮质激素及异丙肾上腺素对症治疗。

2. 慢性房室传导阻滞

二度以上有相关症状的慢性房室传导阻滞，包括长时间不能恢复的急性房室传导阻滞，应选择安置永久性心脏起搏器，窦房结功能正常的可选择 DDD 或 VDD 型，窦房结功能不良者应首选 DDDR 型，频发房性快速性心律失常者可选择有起搏模式转换功能的 DDD 型或 VVIR、VVI 型起搏器。

3. 间歇性房室传导阻滞

如排除因睡眠呼吸暂停综合征或某些不需要常用药物导致的房室传导阻滞，有相关症状的二度以上房室传导阻滞老年患者应安置永久性心脏起搏器。

四、室内传导阻滞

即束支传导阻滞，包括单束支阻滞、双束支阻滞和三束支阻滞。室内传导阻滞可表现为持续性，也可以呈间歇性，传导阻滞的程度可以有动态变化。

（一）类型

束支的单支阻滞包括：左、右束支阻滞和左前分支、左后分支阻滞，左、右束支阻滞又可分为完全性和不完全性阻滞。

（二）病因

老年人单支阻滞的发生率较高。右束支阻滞可发生于老年慢性阻塞性肺疾病患者或健康人。左束支阻滞多见于器质性心脏病如高血压、冠心病及心肌病等。左前分支阻滞多发生于老年冠心病、心肌病患者，也常见于健康老年人。单支传导阻滞的临床意义除了观察其是否与器质性心脏病有关，还应观察单支阻滞的动态变化情况，如传导阻滞是否从无到有，阻滞程度是否逐渐加重等。

双支阻滞的常见类型为右束支阻滞伴左前分支阻滞，较少见的是右束支阻滞伴左后分支阻滞以及左前分支和左后分支交替阻滞。后者如发生两分支的完全性阻滞，则与左束支主干的完全性阻滞难于鉴别。

三束支阻滞是指右束支、左前分支及左后分支均出现传导阻滞，可有多种组合方式，如三支均发生完全性传导阻滞，则与三度房室传导阻滞不易鉴别。不完全三束支阻滞的常见形式是左、右束支传导阻滞交替出现，或双支阻滞伴不同程度（一度或二度）房室传导阻滞等。常提示患者有较大面积的心肌损害或弥漫性心肌损害，后者可以出现与缓慢性心律失常相关的严重症状。有些患者可能合并较严重的心功能不全，预后较差。

老年人中还常能见到不定型室内传导阻滞，心电图表现为QRS波增宽（> 0.12秒），但QRS波图形不能归于何种束支传导阻滞表现，属心室内传导系统末梢（Purkinje纤维）传导障碍所致。

（三）临床意义和治疗

老年人发生束支传导阻滞临床意义仅取决于患者是否存在心脏器质性疾病。特别是单束支和双束支阻滞，多无心动过缓及心脏停搏表现。如未合并其他原因导致的心动过缓，患者可无症状。但在持续性或间歇性三束支阻滞的老年患者中，则可能出现与心动过缓及心脏停搏相关的严重症状，其临床意义同完全件房室传导阻滞，必须立即安置心脏起搏器。

五、快速性心律失常室性心律失常

（一）室性期前收缩

健康人也可因一般因素诱发室性期前收缩，老年人则更易诱发。诸如吸烟、大量饮酒、饮茶与咖啡、过度疲劳、精神紧张、口服某种药物（如洋地黄等）、麻醉时缺氧等，有的老年人甚至找不到任何原因。临床评价老年人室性期前收缩应考虑患者有无基础心脏病并发病理性室性期前收缩外，还应对室性期前收缩可能导致恶性心律失常的危险性与室性期前收缩可能引起的血流动力学变化进行预测。

1. 病因

（1）冠心病：如心绞痛发作、心肌缺血时部分患者可出现室性期前收缩；心肌梗死急性期常发室性期前收缩；心肌梗死以后心电活动在梗死灶与正常心肌组织间的传导异常导致室性期前收缩。

（2）心肌病：老年人可发生各种类型心肌疾病，包括缺血性、非缺血性，原发性与继发性心肌病。这些心肌病均可导致室性期前收缩。

（3）瓣膜疾病：老年人除了可能患风湿性瓣膜病外，高龄老年人还常发生瓣膜退行性改变，特别是主动脉退行性瓣膜病。这些瓣膜病均可能导致室性期前收缩。

恶性室性期前收缩常见于以下情况：①发生于急性心肌缺血如急性心肌梗死、不稳定型心绞痛、变异性心绞痛时的室性期前收缩，特别是频发的室性期前收缩。②心肺复苏后处于室速频发阶段的室性期前收缩。③心功能急剧恶化（射血分数低于40%）时出现的室性期前收缩。④心动过缓、电解质紊乱（特别是低血钾）、抗心律失常药物等导致QT间期延长后出现的室性期前收缩，可能发展为尖端扭转型室速及室颤。⑤其他严重情况时发生的室性期前收缩，如重度呼吸衰竭、低氧血症、严重电解质紊乱等。

2. 治疗

（1）良性室性期前收缩，因不影响预后问题，故可不必用药，主要应祛除病因，补钾、补镁，提高心率等。如症状明显，可选用镇静剂或β受体阻滞剂，必要时再考虑使用其他抗心律失常药物，应尽量避免使用Ⅰc类药物。如果存在体内局部感染灶，特别是咽炎、扁桃体炎等，可予针对性的抗生素治疗，必要时作病灶清理手术，如切除扁桃体、拔除龋齿等。

（2）恶性室性期前收缩，需积极治疗，严重时应紧急抢救。老年人急性心肌梗死起病后24小时内出现的室性期前收缩即使为偶发，也应引起足够的重视，因其易引起室颤。

（3）治疗主要为积极纠正诱发因素：防治低血钾、纠正心力衰竭、避免过多的体力活动、降低心肌耗氧量缓解心肌缺血等。此外，还应合理选用抗心律失常药物，首选利多卡因50～100 mg静脉注射，然后静脉滴注维持。无效可用胺碘酮150 mg静脉滴注。低钾血症除了补钾还应同时补镁。老年人心肌炎一般不使用抗心律失常药物。

老年冠心患者心肌梗死后并发室性期前收缩，有较高的心性猝死发生率，属潜在恶性的室性期前收缩。为了预防室性心动过速或室颤，对频发室性期前收缩可以考虑使用抗心律失常药物，特别在频发室性期前收缩导致心肌缺血、心衰等情况时。药物首选β受体阻滞剂，其对减少室性期前收缩效果虽不显著，但能明显降低心肌梗死后猝死的发生率。Ⅲ类抗心律失常药物胺碘酮和索他洛尔对控制室性期前收缩疗效较好，但应注意其副作用。应避免Ⅰ类抗心律失常药，对这些患者不需长期用药预防室性期前收缩。

（二）室性心动过速

1. 病因

老年人室性心动过速多为器质性心脏病所致，常见类型有：

（1）持续性单形室性心动过速，多见于心肌梗死后的老年冠心患者。此类室速常发展为室扑、室颤，导致患者猝死，危险性很大，必须及时复律并预防再次发作。

（2）多形室性心动过速：多见为尖端扭转型室性心动过速。导致心动过速发作最常见的原因是电解质紊乱，特别是低钾、低镁血症。其次为严重心动过缓，如窦性心动过缓及房室传导阻滞等。有些患者则与使用某些抗心律失常药物有关。

2. 治疗和预防

（1）持续性单形性室性心动过速常规使用利多卡因50～100 mg静脉注射，纠正室速后再静脉滴注维持。无效可改用普罗帕酮35～70 mg静脉注射，但冠心病心肌缺血及心功能不全的老年患者应慎用。对于无器质性心脏病的特发性室速，维拉帕米静脉注射常能奏效，对于老龄患者应选择缓慢静脉滴注，以防发生心功能不全或心动过缓。室速持续不能纠正可以使用快速心脏起搏超速抑制及同步直流电击复律的方法。多形性室性心动过速的终止首先应确定导致室速的原因并予纠正，如立即停止有关药物，纠正电解质紊乱等，治疗可选用异丙肾上腺素或阿托品静脉滴注，必要时进行临时心脏起搏，尽量不采用同步直流电击复律的方法。

（2）室性心动过速（室速）的预防措施有药物治疗和安置植入型心脏复律除颤器（ICD）、永久性心脏起搏器等方法。预防持续性单形性室性心动过速预防药物首选β受体阻滞剂，脂溶性的较水溶性效果好。Ⅲ类抗心律失常药胺碘酮可以减少室速的发作，预防心源性猝死的作用尚不肯定。植入型心脏复律除颤器（ICD）预防恶性室性心律失常所致心脏猝死的效果较好，当ICD识别到室速发生后可通过抗心律失常起搏、低能量直流电同步复律以及非同步直流电除颤等方式终止室速，恢复正常心律。ICD术后还可以合并药物治疗。尖端扭转型室性心动过速预防主要应纠正和预防诱发因素，对于有明显心动过缓老年患者应安置心脏起搏器。

（三）心室扑动（室扑）、心室颤动（室颤）及其治疗和预防

1. 终止室扑与室颤

室扑与室颤是最严重的心律失常，多为严重心脏病或全身其他严重疾病的终末期表现。如室扑与室颤发生于老年人疾病的恢复期或意外事件，应积极迅速抢救，施行心肺复苏术。对老年患者施行心肺复苏术，除了不间断人工呼吸和心脏按压外，电击除颤是最重要的抢救措施之一。为提高电除颤的成功率，可选择近端静脉注射肾上腺素1～8 mg，老年人进行心脏按压时应注意用力均匀、适度、有效，避免过度用力引起肋骨骨折及发生气胸，加重病情的复杂性，导致抢救失败。

2. 预防室扑与室颤再次发生

继发于室性快速心律失常的心源性猝死，是冠心病特别是心肌梗死后老年患者的主要死亡原因。其他心脏病如心肌疾病等，心源性猝死的发生率也很高。在院外发生心源性猝死的老年患者极少能得到有

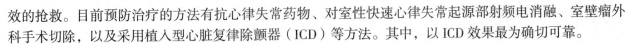

效的抢救。目前预防治疗的方法有抗心律失常药物、对室性快速心律失常起源部射频电消融、室壁瘤外科手术切除，以及采用植入型心脏复律除颤器（ICD）等方法。其中，以 ICD 效果最为确切可靠。

预防室扑与室颤再次发生的药物预防首选 β 受体阻滞剂，Ⅲ类抗心律失常药胺碘酮也可以选择。Ⅰ类抗心律失常药物有致心律失常作用，不宜使用：对于心肌梗死后形成室壁瘤的患者，可以通过室壁瘤外科手术切除，预防室扑与室颤再次发生。室性快速心律失常射频电消融技术目前正在探索中，有待继续完善和提高。ICD 能自动识别室颤并在几秒内向动放电除颤使之终止，转复为正常心律。大量的临床经验及多个大规模研究结果提示，ICD 治疗的总死亡率明显低于抗心律失常药物治疗。

六、室上性心律失常

（一）房性期前收缩

1. 病因

房性期前收缩常见于老年心脏病患者，如高血压、冠心病、心肌病、肺心病等。也可以出现于无器质性心脏病的健康老年人，此现象随老年人增龄而发生率上升，可能是老年人心室舒张期顺应性下降或心脏淀粉样变性所致。患除心脏病外其他疾病的老年人也常发生房性期前收缩，如急性肺炎、糖尿病、甲状腺功能亢进及其他代谢紊乱、酸碱平衡失调、电解质紊乱等。老年人过量饮茶、咖啡，大量吸烟及精神状态过于兴奋也常出现房性期前收缩。

2. 治疗

（1）主要治疗导致房性期前收缩的基础心脏病及纠正诱发因素，大多数老年人房性期前收缩可不用抗心律失常药。

（2）如频发房性期前收缩导致室上性心动过速或房颤、房扑的老年患者，除基础疾病治疗外，可选择应用 β 受体阻滞剂、维拉帕米或地尔硫草，必要时也可用Ⅲ类抗心律失常药物如胺碘酮、索他洛尔等。老年人应避免使用Ⅰ类抗心律失常药物，以免发生致心律失常作用。老年冠心患者尽量不使用Ⅰc类普罗帕酮，以防加重心肌缺血。

（二）阵发性室上性心动过速

1. 病因

阵发性室上性心动过速是由于房室间、房室交界区以及房内电活动的折返所致，在老年人和年轻人中均可发生。但是，老年人室上性心动过速常在器质性心脏病的基础上发作，室上速发作时易诱发或加重心力衰竭或心肌缺血。老年人阵发性室上速的终止和预防也由于老龄的特点而受到一定限制。

2. 治疗

在终止阵发性室上速的常规治疗中，压迫颈动脉窦兴奋迷走神经的方法可能导致老年人心脏过度抑制，以致在心律失常终止后发生长时间窦性停搏、心率过慢、血压过低等不良后果。应用升压药兴奋迷走神经则可能导致老年人血压过高发生意外。老年人中应用维拉帕米、β 受体阻滞剂、三磷酸腺苷等可能引起老年人房室传导阻滞。使用Ⅰ类抗心律失常药物如心律平等可能加重老年冠心患者心肌缺血。因此，在老年人中应用以上方法治疗室上性心动过速时必须十分谨慎。发作频繁有消融指征时可行射频消融术。

（三）非阵发性室上性心动过速

1. 病因

非阵发性室上性心动过速是老年心脏病患者中常见的心律失常，多见的类型有紊乱心房律，也称为多源性房性心动过速见于老年肺源性心脏病、糖尿病、冠心病及心肌病等病情较严重时。常与电解质紊乱、酸碱平衡失调、严重缺氧、心肌缺血以及洋地黄、茶碱或肾上腺类等药物作用有关。

2. 治疗

老年人非阵发性室上性心动过速的治疗主要是治疗基础心脏病和诱发因素，如控制感染、缺氧、心肌缺血和心力衰竭等，慎用或避免使用可能诱发心律失常的药物，必要时可以使用小剂量缓释剂型的维拉帕米或地尔硫草口服，或用以上药物缓慢静脉滴注。对无禁忌证的老年患者，也可以选择 β 受体阻滞剂。

（四）心房颤动（房颤）

1. 病因

房颤是老年人最常见的快速性心律失常之一，发生率60岁以上者2%～4%，80岁以上则高达39%，明显高于年轻人群，心房颤动多发生于心脏病患者，也可发生于无器质性心脏病证据的老年人。老年人房颤多见于高血压、冠心病、心肌病、甲状腺功能亢进、瓣膜疾病（风湿性及退行性）及肺心病。

2. 治疗

（1）老年房颤患者如有条件应尽可能重建窦性心律。急性房颤、阵发性房颤以及持续性房颤（病史小于1年）应尽可能进行复律。复律方法有药物复律和电复律两种。

药物复律：阵发性或持续性房颤的老年患者，除了基础疾病的治疗外，可以使用Ⅲ类抗心律失常药物胺碘酮作为房颤的复律药物，常用的方法为胺碘酮每日3次，每次0.2 g，持续1周；然后改为每日2次，每次0.2 g，再用1周；最后以0.2 g每日1次维持。高龄或药物耐受性较差的老年人剂量应酌情减少。房颤在药物剂量递减的过程中复律者剂量也可提前减少，阵发性房颤发作次数很少，持续时间不长，且房颤发作与窦性心动过速、房性期前收缩或房性心动过速有关者，也可以使用β受体阻滞剂、维拉帕米或地尔硫䓬等药物预防房颤。老年人应避免使用1类抗心律失常药物，以免发生致心律失常作用。

电复律：电复律是借助电除颤复律器将房颤转复为窦性心律。可分为体外、体内复律及植入式心房除颤器。治疗对象为阵发性或持续性房颤的老年患者：①体外复律：体外复律是一种安全而有效的方法，终止房颤的有效率为65%～90%。②体内电复律：体内电复律是指将电板置于心房内或者食管内进行电复律，其优点是电极紧密接触心房，降低了复律的能量（5～13 J），复律有效率为73%～100%。③植入式心房除颤器：植入式心房除颤器是一个新的治疗方法，心房除颤器像心室复律除颤器一样植入体内。其适应证为阵发性房颤，特别是对抗心律失常药物无效，或不能耐受药物的频繁发作性房颤（如1周至3个月内发作1次）。

心脏起搏器预防房颤：心房起搏作为预防房颤的方法目前正在探索。其机制可能为心房起搏使心房内传导加速，抑制了房性期前收缩，避免了窦性心动过缓和心房的长间歇停搏，减少了房颤的诱发因素而起到预防房颤的作用。心房起搏预防心房颤动的重要条件是快频率、持续起搏心房，以抑制心房异位心律的发生。此外，左、右双侧心房同步起搏、右心房内双点同步起搏和房间隔起搏可以缩短房内传导时间而对预防房颤有效。有些老年患者安置心房起搏器后还不能控制房性心律失常的发作，可以加用抗心律失常药物。目前使用心脏起搏器预防房颤者主要是合并窦房结功能不全的阵发性房颤患者。

（2）维持房颤患者适宜心室率：没有复律指征的房颤患者，适宜的室性心率对维持心排血量十分重要，有助于稳定心排血量。近年人们注意到让房颤患者不规则心室律控制为相对整齐有助于心室充盈，对提高患者心功能和改善预后有重要意义。

①临床控制房颤心室率主要是药物治疗。

②部分老年患者用药物后仍不能控制适宜的心室率，特别是合并严重心功能不全，抗心律失常药物应用受到限制时，可考虑非药物治疗。方法有射频消融离断房室结后植入心脏起搏器，以及射频消融做房室结改良，保留部分房室传导控制心室率。

射频消融根治房颤：大部分老年患者房颤转复为窦性心律后仍需继续药物治疗，预防房颤再发。有些使用以上治疗仍不能阻止房颤复发。射频消融术通过人为在心房内划线消融，改变心脏电活动顺序，达到根治房颤的目的。但目前此方法尚不成熟，未能在临床广泛使用，特别是＞75岁老年人不宜应用。

③起搏器治疗房颤缓慢心室率：临床持久性房颤老年患者心室率过缓，心排血量不能满足机体需要。植入心脏起搏器可纠正缓慢心室率及房颤心室律不规则所导致的心室充盈不足，改善心脏功能，也为合并快速性心律失常时使用抗心律失常药物提供条件。

（五）阵发性心房扑动复律治疗

心房扑动常为房颤前奏。发作频繁、持续时间长而影响血流动力学者，应积极转复治疗。除了常规药物外，还可采用非药物复律治疗，包括直流电转复、食管心房调搏和导管射频消融：

1. 直流电转复

成功率高达 90% 以上。用于持续性心房扑动药物治疗无效者，复发率高。

2. 食管心房调搏

以略快于心房扑动频率超速起搏心房，能使部分心房扑动转复为窦性心律，也有些转为心房颤动，再用药物转复。

3. 导管射频消融

心房扑动是单–大折返环，线性消融折返环可以达到根治的目的。目前主要适用于特发性心房扑动，消融部位大多选在折返环最窄的下腔静脉和三尖瓣环之间的峡部，在此处切断折返环以达到根治的目的。消融的成功率可达到 95% 以上。

七、老年人心律失常的介入治疗

近年心律失常介入治疗成为发展最迅速部分。心脏起搏器和导管射频消融技术已经广泛开展，心脏多部位起搏技术使传统起搏器适应证有新含义。这些新技术对老年患者广泛适用。

1. 缓慢性心律失常介入性治疗

（1）心脏起搏器植入术：老年缓慢性心律失常患者中最常施行的心脏介入性手术之一。普遍认为老年甚至高龄老年均不是心脏起搏器植入术禁忌证。老年人心脏老龄化改变容易发生心功能（包括收缩功能和舒张功能）下降，心脏自律性降低和传导能力减弱，心功能代偿能力较差。因此如有安置心脏起搏器适应证，应当及早安置心脏起搏器，以防止心脏意外事件的发生。患者安置心脏起搏器后，还可以提高生活质量。

（2）老年人安置心脏起搏器的手术并发症。

①出血和感染：如皮下出血和囊袋内出血。出血合并感染在老年人中也常可见到。糖尿病老年人还可能发生创面不易愈合、起搏器囊袋穿孔等并发症。无菌性囊袋穿孔则多见于老年女性患者。

②心肌穿孔：特别老年女性患者右心室壁较薄弱，容易发生心室壁穿孔。此情况最多见于临时起搏器安置术后，也可在永久起搏器手术插入电极导管时。

③起搏和感知失灵：多见于电极脱位，老年人心肌萎缩，电极头部不易固定，电极导管植入后容易发生脱位。加上老年人心肌应激性较差，起搏电压阈值较高等均可导致起搏失灵和感知障碍。故而老年患者起搏器手术，需由有经验医生参加，谨慎操作。

2. 快速性心律失常介入性治疗

（1）经皮导管射频消融术（RFCA）：是治疗快速性心律失常有效方法，可根治心律失常发作。开展较多的是房室折返性心动过速（AVRT）和房室结折返性心动过速（AVNRT）的消融手术，近年来也开始用于治疗房性快速性心律失常，如房扑、房颤和室性心动过速。老年人耐受心动过速能力不如年轻人，发生 AVRT 和 AVNRT 老年患者常合并高血压、冠心病等器质性心脏病，心动过速发生可以加重患者的心肌缺血或心功能不全，出现较严重症状。老年人长期服用抗心律失常药物容易产生不良反应。射频消融术可彻底防止折返性心动过速再发作，对于反复发生快速性室上性心律失常老年人，应是种理想治疗方法。

①老年人心房、心室以及房室结不应期较长，作房室结改良等手术时需要特别谨慎，避免发生完全性房室传导阻滞。

②老年人，尤其高龄老人常合并有主动脉粥样硬化。在经股动脉插管的导管手术中，电极导管常难于通过迂曲严重的腹主动脉和胸主动脉，如操作不当可能损伤血管，导致粥样斑块脱落、栓塞，发生动脉夹层、动脉瘤，甚至血管破裂。如改用股静脉插管做房间隔穿刺，从左心房侧进行左侧旁路的消融可能是较理想的选择。如经主动脉消融左侧旁路，还应注意防止老年人主动脉瓣的损伤。

③老年人心功能代偿能力较差，对心动过速耐受力低下，消融手术中应尽量减少诱发心动过速次数，诊断明确前提下宜减少操作程序，缩短电刺激扫描时间。老年人常有潜在心肌缺血，电刺激时可能诱发房颤，增加手术难度。

④老年人迷走神经张力较高，在射频消融冠状窦口附近左侧旁路，以及手术结束拔管压迫血管时，

易发生迷走反射，出现血压下降、心动过缓、胸闷等症状。因此老年患者在术中操作导管时，动作应轻柔，切忌粗暴硬插，避免组织损伤和心脏刺激。

（2）植入型心脏复律除颤器（ICD）：预防老年心脏病患者室性快速性心律失常导致心源性猝死，可用抗心律失常药物、射频电消融、室壁瘤外科手术切除以及采用植入型心脏复律除颤器（ICD）等方法，而以ICD效果最为可靠。

新型ICD具有起搏复律和除颤双重作用。程控功能多，采用静脉单导管系统，重量轻、体积小、寿命长，安置手术简便、损伤小，特别适用于老年患者，为当今首选"重要治疗方法"。

总之，心律失常介入治疗对老年人有广泛的适应证。与其他心脏介入性治疗一样，老年人手术并发症的发生率可能会较年轻人增加，但是，老年人仍可以从介入性治疗中获得明显的治疗效果。临床症状的缓解和生活质量的改善与年轻人相似；有些介入性治疗还可以提高存活率，延长老年人的寿命。因此，老年人也应当从现代心脏介入治疗的进展中获益，不能单纯因为年龄因素让老年人放弃可能康复的机会。然而，对老年人进行心脏介入治疗时，应严格掌握适应证，权衡手术利弊如果心律失常发作不频繁、症状较轻、药物治疗有效，则不一定需要做介入手术。此外，为了手术安全，术前应先改善患者的症状，如治疗心肌缺血、纠正心功能不全等：老年患者的手术必须由经验丰富的医生担任，术者应具高度责任心，谨慎操作、细致手术，尽量避免或减少组织的损伤。这样，老年人心律失常的介入治疗才能获得较高的手术成功率和尽可能减少并发症。

第三节　老年心力衰竭

充血性心力衰竭（congestive heart failure），是原发于心脏结构或功能疾病导致心室充盈和（或）射血能力受损的一组综合征。由于心排血量绝对或相对低于机体代谢需要和心室充盈压升高，肺循环和（或）体循环瘀血，临床表现以呼吸困难、体力活动受限及水肿为主要特征。心力衰竭是器质性心脏病的终末转归。老年心脏病患者易发心力衰竭，也是导致老年人死亡的主要死因之一。

一、病因

1. 基础心脏病

几乎所有心脏、大血管病均导致心衰。老年人心衰以冠心病、高血压性心脏病和慢性肺心病多见。

（1）原发心肌损害：导致心肌丧失及其间质异常，如冠心病心肌缺血、心肌梗死、心肌炎、心肌病等。

（2）心脏负荷过重：压力负荷（后负荷）过重见于高血压、主动脉瓣或肺动脉瓣狭窄、肺动脉高压等；容量负荷过重见于心脏瓣膜关闭不全和有动静脉分流；循环血量增多疾病。

（3）心脏舒张充盈受限。

2. 常见诱因

（1）感染：呼吸道感染最常见，老年人肺部感染是主要诱因。

（2）心律失常：最常见房颤。各型快速心律失常和严重缓慢心律失常均可诱发心衰。

（3）血容量增加（尤其短时间内）：如盐摄入过多或输液过多和（或）过快。

（4）过度劳累、剧烈情绪激动。

（5）治疗不当及药物：负性心肌收缩力的抗心律失常药物、潴钠制剂、类固醇激素、某些钙通道阻滞剂、β受体阻滞剂等。

（6）原心脏病加重或合并其他疾病。

二、病理生理

1. 心肌损害和构型重建

（1）心肌丧失：包括心肌细胞的死亡和功能丧失。心肌缺血、中毒和炎症等导致心肌被动性死亡，还有一种主动性死亡，即凋零性死亡。功能丧失除因心肌细胞死亡外，还见于顿抑心肌和冬眠心肌。

（2）心室重构：包括心肌细胞和心肌间质网络的增生和改建，导致心室反应性肥大和（或）扩大以及心肌舒缩协调性的异常。老年人心肌纤维结缔组织增加，心室重构更明显。

2. 血流动力学异常

心室功能曲线低下，心排血量降低，心室舒张末压增高，终末器官血供异常。

3. 神经内分泌激活

交感神经系统（SNS）、肾素－血管紧张素系统（RAS）活性和血管升压素等水平升高。近年发现心房钠尿肽及缓激肽参与心力衰竭发生和发展。

三、临床类型和分期、分级

心衰临床类型和分期、分级见表5-6。

心衰临床分型为治疗提供参考，可见或以某型为主，或混合存在，不可绝对化。心衰分期、分级对评估病情、指导治疗有重要意义。

表5-6　心衰临床类型和分期、分级

·心衰临床类型		
	急性心衰	正常或代偿期心功能短时内突发衰竭,或慢性心衰急剧恶化常见急性左心衰、心源性肺水肿、心源性休克
	慢性心衰	慢性过程，有心脏扩大，心肌肥厚等代偿机制参与
	左心衰	左心室代偿功能不全，表现肺瘀血、最常见
	右心衰	右心室代偿功能不全，导致体循环瘀血。如慢性肺心病（二尖瓣狭窄心衰是左心房压力高、导致肺动脉高压的右心衰）
	全心衰	左心衰后肺动脉压力高，并右心衰（常见）或左右心同时受损全心衰（如心肌炎）
	收缩性心衰	收缩功能障碍，心排血量下降，并阻性充血。最常见
	舒张性心衰	舒张功能障碍，心室充盈受限，肺阻性充血。高血压性心脏病、冠心病某阶段严重舒张期心衰见于限制型或原发肥厚型心肌病
·心衰分期和心功能受损程度分级		
心衰分期	A 期	无器质心脏病客观证据，但有发展为心脏病高危因素（心衰高危期）
	B 期	有器质心脏病客观证据（如心肌肥厚，LVEF 下降等），无心衰症状
	C 期	器质心脏病，曾有／目前有心衰症状
	D 期	需特殊干预治疗的难治性心衰
心功分级	Ⅰ期	有心脏病，但体力活动不受限制。一般活动不引起过度疲劳，心悸、呼吸困难或心绞痛
	Ⅱ期	心脏病者体力活动轻度受限。休息无症状，一般体力活动即引起上述症状
	Ⅲ期	心脏病者体力活动明显受限。休息无症状，轻微活动即引起上述症状
	Ⅳ期	体力活动能力完全丧失。休息亦有症状，活动时加重

注：心功能Ⅱ、Ⅲ、Ⅳ级约相当于心衰分度Ⅰ°、Ⅱ°、Ⅲ°。

收缩性心衰（systolic heart failure，SHF）：有左心室增大、收缩末期容量增加、左心室射血分数≤40%；有基础心脏病史、症状、体征；有或无呼吸困难、乏力和液体潴留（水肿）等。

舒张性心衰（diastolic heart failure，DHF）：有心衰症状和（或）体征，左心室射血分数相对正常，左心室舒张功能异常。

射血分数正常左心室功能不全（heart failure with preserved systolic function，HFPSF）：长期高血压、肥胖、糖尿病、慢性肾病、冠状动脉疾病、高龄、女性等；左心室肥厚、心肌向心性重构，左心室舒张功能不全，舒张末压升高致肺静脉瘀血。

无症状左心室功能不全：无临床（呼吸困难等）症状，有左心室功能障碍，射血分数降低；患者可主诉全身不适和疲劳；有第三心音或二尖瓣反流收缩杂音；X线示心胸比例增大和（或）肾瘀血。

四、慢性心力衰竭（chronic heart failure，CHF，慢性心衰）

（一）诊断和鉴别诊断

1. 临床表现

（1）慢性左心衰竭。

①多有高血压性心脏病、冠心病等心脏病病史。

②主要表现为不同程度呼吸困难：初为活动后（劳力性）呼吸困难，或平卧加重，或夜间阵发性呼吸困难；严重时动则气喘、需端坐呼吸、不能行走。

③常于劳累、感染、情绪波动等情况下，出现明显急性加重，咳嗽，甚至端坐呼吸、咳泡沫痰、咯血等。

④常有乏力、头昏、心慌、尿少等。

⑤查体：肺部湿啰音；左心或全心脏增大、心率增快，P_2 亢进、舒张期奔马律等。

（2）慢性右心衰竭。

①可继发于高血压性心脏病、冠心病等，或多有慢性阻塞性肺疾病、慢性肺心病等病史。

②逐渐出现不同程度、不同形式水肿：少尿、水肿；严重者出现腹水或胸腔积液、心包积液等。

③明显疲乏无力，肝区不适、纳差、腹胀。或伴动则喘息。

④查体：颈静脉怒张、肝大和压痛、肝颈回流征阳性、下垂部位水肿，或有腹水；右心（或全心）增大、肺动脉高压征。心率快，可有右心室舒张早期奔马律：

（3）慢性全心衰竭：老年人多见右心衰竭继发于左心衰竭形成全心衰竭。

2. 辅助检查

（1）胸部 X 线检查：左心衰竭可见左心室（或全心）增大；中、上肺野纹理增粗，或有 KerleyB 线。右心衰竭可见右心室（或全心）增大和肺动脉高压症（肺动脉段突出、右下肺动脉干增粗）。

（2）超声心动图检查：除显示原心脏病结构征象外，可评估心脏功能。收缩功能以左心室射血分数（LVEF）表示 LVEF ≤ 40% 可诊断收缩期心衰（正常 LVEF > 50%）。舒张功能以心室充盈早期最大速度峰值 E/ 晚期最大值 A 比值表示。舒张功能不全 E/A 降低（正常 E/A ≥ 1.2）。

（3）其他：血流动力学检查（应用有创性或无创性方法测定）、心肺吸氧运动试验、放射性核素检查等。

3. 鉴别诊断

（1）左心衰竭呼吸困难需鉴别。

①神经性呼吸困难：多为神经官能症患者；无心脏体征；做深呼吸症状可暂缓解。

②慢性阻塞性肺疾病：有慢性支气管、肺及胸廓疾病病史；常有肺气肿征；血气分析及肺功能测定有肺功能不全，或伴有Ⅱ型呼吸衰竭。

③严重者与支气管哮喘相鉴别。

（2）右心衰竭呼吸困难需鉴别。

①心包积液或缩窄性心包炎：无心脏病史。心脏搏动弱、心音遥远、肺动脉瓣第 2 音（P_2）不亢进，心包积液者，其扩大的心浊音界可随体位而改变，并有奇脉。超声心动图可显示心包积液的液性暗区，X 线片可见心包蛋壳样钙化影为缩窄性心包炎的特征。

②肾性水肿：逐渐形成水肿，多从眼睑开始，自上而下。肾性水肿伴有肾脏疾病的其他征象，如蛋白尿、血尿、管型尿等。

③门脉性肝硬化：肝病特征，如腹壁静脉曲张及蜘蛛痣、脾肿大、肝功能不良等。但注意右心衰竭晚期亦可发生心源性肝硬化。

（二）治疗

治疗包括防止和延缓心衰发生。

1. 病因治疗

去除引起急性加重的诱因。

2. 一般治疗

（1）休息：是治疗心衰重要方法。急性期须卧床休息。心衰控制（水肿消失、体重维持恒定）后，床上活动、逐渐可上厕所、室内活动，逐步增加活动量，每周增加一级，避免连续增加活动量，再次诱发心衰。慢性心衰者应根据心功能情况量力而行。重症者因活动量小，须注意防止压疮和形成静脉血栓。

（2）饮食：根据心力衰竭严重程度，适当控制饮食，如饮食清淡易消化、少食多餐；限制水钠摄入程度应根据具体情况，既要减轻心脏负荷，又要避免老年人失水。射血分数（EF）≥ 35% 老年患者一般不需限钠，尤其伴有低钠血症时。但 EF < 20% 和伴有肾功能不全者则需适当限钠（3 ~ 4 g/d）。原则一般食品之外，不另增加钠盐。

3. 药物治疗

（1）利尿剂：减轻液体潴留而改善心衰。利尿剂可与 ACE 抑制剂联合应用。排钾利尿剂与保钾利尿剂也可联合。慢性心衰严重水肿消失后，仍可较长时间、较小剂量、间隔使用利尿药。老年人利尿治疗应防止水、电解质紊乱，特别警惕高钾、低钾血症。长期用噻嗪类利尿剂还应注意血尿酸增高或痛风。

（2）血管扩张剂适应证：中重度慢性左心衰竭患者，如无禁忌证均可应用；瓣膜反流性心脏病、室间隔缺损。禁忌证：血容量不足，低血压、肾功能衰竭。

① ACEI 的主要作用：a. 扩血管作用。b. 抑制醛固酮。c. 抑制交感神经兴奋性。d. 改善心室及血管重构。如无禁忌证，应作首选、长期口服。除非有禁忌或不能耐受（肺心病慎用）。代表药物如卡托普利（captopril）、依那普利（enalapril）、赖诺普利（Lisinopril）、培哚普利（perindopril）等。慢性收缩功能不全者均应使用 ACEI，逐渐从小剂量达到靶剂量。

②醛固酮受体拮抗剂：醛固酮有使心肌间质胶原增多，促进心肌纤维化和心室重塑作用。醛固酮受体拮抗剂可阻断醛固酮的不利效应。可选用小剂量（20 ~ 25 mg/d）螺内酯，并根据血钾、肌酐的浓度调整剂量。副作用是痛性乳房增生及血钾升高。

③血管紧张素 II（A II）受体阻滞剂（ARB）：抑制血管紧张素 II 的 AT_1 受体，对 A II 不良作用的阻断比 ACE 抑制剂更完全，日益受到临床重视，目前主要用于不能耐受 ACEI。

④ β 受体阻滞剂：慢性心力衰竭稳定后，应用 β 受体阻滞剂，除非有禁忌证（肺心病原则不用）或不能耐受。应从极小剂量（常规剂量的 1/8 ~ 1/4）开始，缓慢（间隔 4 周以上）逐步增加剂量。不宜随意撤药。

（3）正性肌力药（强心剂）。

①洋地黄类药物：仍然是治疗老年心衰重要药物。但老年人药物清除减少、半衰期延长，易发生洋地黄中毒。因此剂量应适当减少。尤其肺心病心衰，用药更需谨慎，必用时小剂量、快作用、间隔、短时用。心脏舒张功能衰竭者（如肥厚型心肌病）用洋地黄类药物有害无益，不主张用。

慢性心衰选用地高辛，肾功能基本正常者，0.25 mg/d，3 ~ 5 天后改为 0.125 mg/d，肾功能减退，电解质紊乱或高龄者，0.125 mg/d，7 天后 0.125 mg/d 或隔天；急性肺水肿选毛花苷 C 0.2 ~ 0.4 mg 静脉注射，必要时 3 ~ 4 小时后重复 0.2 mg，或毒毛花苷 K 0.125 ~ 0.20 mg 静脉注射，必要时 2 小时后重复 0.120 mg。一旦心衰改善即用口服制剂。

洋地黄维持量用多久应个体处理。一般心功能代偿期在明确诱因下的急性加重，用药后大多可完全停药；伴快速房颤的心衰或无诱因而且心脏明显增大的慢性心衰，宜长期服用维持量；其他情况，可纠正心衰后维持 3 ~ 12 个月停药。要继续限钠，必要时利尿治疗。

洋地黄中毒：应立即停药；补充钾及镁盐；快速性心律失常可用苯妥英钠或利多卡因，缓慢静脉注射；缓慢性心律失常常用阿托品静脉注射；严重者可用心脏临时起搏器。

②非洋地黄类正性肌力药，仅适宜于急性心衰短期使用。治疗心衰常用药物及治疗慢性心衰的原则

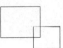

分别见表 5-7、表 5-8。

表 5-7　治疗心衰常用药物参考

药物分类	药物	常规用法参考
利尿剂	氢氯噻嗪（双氢克尿塞）	25 mg 口服，1 ~ 2 次 / 天，好转后减量（排钾利尿）
	呋塞米（速尿）	20 mg 口服，1 ~ 2 次 / 天；危重者可 40 ~ 100 mg，静脉注射 <排钾利尿>
	氨苯蝶啶	20 mg 口服，1 ~ 2 次 / 天（保钾利尿）
	螺内酯（安体舒通）	20 mg 口服，1 ~ 3 次 / 天（保钾利尿）
	阿米洛利	5 ~ 10 mg 口服，1 ~ 2 次 / 天（保钾利尿）
血管扩张剂	硝普钠	扩张动静脉剂。初始 $10\mu g/min$，每 5 ~ 10 min 增加 5 ~ $10\mu g/min$，至产生疗效或不良反应
	硝酸甘油	扩张静脉为主。静脉滴注 $10\mu g/min$，可增至 50 ~ $100\mu g/min$
	酚妥拉明	扩张动脉为主。静脉滴注 0.1 mg/min 开始，0.3 mg/min 维持
正性肌力药	毛花苷 C（西地兰）	快速作用洋地黄。缓慢静脉注射 0.2 ~ 0.4 mg/ 次，24 小时总量可 1 ~ 1.6 mg
	毒毛花苷 K	快速作用洋地黄。缓慢静脉注射 0.25 ~ 0.5 mg/ 次
	地高辛	中速作用。常用维持量法，口服 0.25 ~ 0.5 mg，1 次 / 日
	多巴酚丁胺	β 受体激动剂。常用量 25 ~ 7.5 mg/（kg·min）
	氨吡酮（氨力农）	磷酸二酯酶抑制剂。静脉注射 0.75 mg/kg，继以 5 ~ 10μg（kg·min）静脉滴注
	米利酮（米力农）	磷酸二酯酶抑制剂。适量稀释后 37.5 ~ 50μg/kg 缓慢静脉注射 10 分钟，继以 0.375 ~ 0.75μg/（kg·min）静脉滴注
	依诺昔酮	磷酸二酯酶抑制剂。可静脉注射，也可口服

表 5-8　慢性心衰治疗原则

分期	A 期	积极治疗原发病（高血压，冠心病、高血脂、糖尿病等）
	B 期	A 期 + 有适应证用 ACEI、β 受体阻滞剂
	C 期	按分级相应治疗
	D 期	
分级	I 期	控制危险因素 + ACEI
	II 期	ACEI，利尿剂、β 受体阻滞剂、用 / 不用地高辛
	III 期	ACEI、利尿剂受体阻滞剂、地高辛
	IV 期	ACEI、利尿剂，地高辛，醛固酮拮抗剂。稳定后谨慎用 β 受体阻滞剂
舒张期心衰		β 受体阻滞剂，钙通道阻滞剂、ACEI 肺瘀血明显：静脉扩张剂（硝酸盐制剂）或利尿剂，不可过度禁用正性肌力药

4. 难治性心力衰竭

即顽固性心衰，经各种治疗无效并有进展。应努力寻找潜在原因设法纠正；调整用药；高度顽固水肿可考虑血液滤过或超滤。

5. 老年患者不推荐心脏移植。

五、急性左心衰竭

急性心力衰竭（acute heart failure，AHF，急性心衰）指急性心脏病变在短时间内发生心肌收缩力明显减低或心室负荷急剧加重，导致心排血量急剧下降，组织器官灌注不足和急性瘀血的临床综合征。急性右心衰见于急性（大块）肺梗死。临床上以急性左心衰竭最常见。

（一）病因

1. 心肌收缩力急性减退

如急性心肌梗死、心肌炎等。

2. 急性容量负荷过重

如瓣膜破损或室间隔穿孔、乳头肌断裂或功能不全、腱索断裂、输液过多过快等。

3. 急性压力负荷过重

如急进型高血压、严重瓣膜狭窄等。

4. 持续缓慢性（< 35 次 / 分）或快速性（> 100 次 / 分）心律失常可能导致。

（二）诊断和鉴别诊断

1. 症状

突发呼吸困难、强迫坐位，呼吸快速、频繁咳嗽、咳粉红色泡沫样痰；危重者烦躁、大汗，面色青灰，口唇发绀。

2. 体征

双肺满布湿性啰音和哮鸣音；心率快，心尖部闻舒张期奔马律；交替脉；早期可血压升高，严重者心源性休克甚至心搏骤停。

3. 胸部 X 线检查

常心影扩大；肺瘀血、肺间质水肿或肺水肿征。

4. 鉴别支气管哮喘重症发作

过敏或长期哮喘史；发作前咳嗽、喷嚏等先兆；双肺满哮鸣音；呼气性呼吸困难；对支气管扩张剂有效。

（三）治疗

1. 体位

患者取坐位或半卧位，双腿下垂，必要时四肢轮流扎紧束脉带以减轻前负荷。

2. 纠正缺氧

鼻导管或面罩法给氧（10 ~ 20 mL/min 纯氧吸入），湿化瓶内加入乙醇或有机硅消泡剂。

3. 吗啡

静脉推注 3 ~ 5 mg 于 3 分钟内推完，必要时每 15 分钟重复 5 ~ 10 mg，共 2 ~ 3 次。但对肺心病、休克、颅内出血及神志不清者禁用，老年慢性呼吸病患者慎用。

4. 利尿剂

呋塞米 20 ~ 40 mg 静脉推注，必要时 15 ~ 20 分钟后重复注射。对于急性心肌梗死伴左心衰者慎用。

5. 血管扩张剂

可选用硝普钠或硝酸甘油静脉滴注。5 ~ 10 μg/min；直至肺水肿缓解或动脉收缩压降到 13.3 kPa（100 mmHg）左右，症状控制后改用维持量。如有低血压，宜与多巴胺或多巴酚丁胺合用。

6. 强心苷

宜选用快速作用的强心苷，毛花苷 C 0.2 ~ 0.4 mg 缓慢静脉注射，若 1 周内用过地高辛，则剂量酌减。禁用于二尖瓣狭窄伴窦性心律的心衰患者。

7. 氨茶碱

0.25 g 溶于 20 ~ 40 mL 葡萄糖液内缓慢静脉注射，继以 0.5 mg/（kg·h）维持。

8. 其他药物

可选用肾上腺皮质激素如地塞米松 10 ~ 20 mg 静脉注射，可解除支气管痉挛，减少渗出，有利于肺水肿的治疗。

第四节　老年慢性支气管炎

慢性支气管炎（chronic bronchitis）是由于感染或非感染因素引起的气管、支气管黏膜及其周围组织的慢性非特异性感染。临床以咳嗽、咳痰为主要症状，或伴有喘息，每年发病持续3个月，并连续2年或2年以上。应排除有咳嗽、咳痰、喘息症状的其他疾病（如肺结核、肺尘埃沉着症、肺脓肿、心脏病、心功能不全、支气管扩张、支气管哮喘、慢性鼻咽部疾患等）。慢性支气管炎是老年人常见疾病。

一、病因

病因尚不完全清楚，但与下列因素有关：

1. 长期吸烟、烟雾、粉尘、刺激性气体（二氧化硫、二氧化氮、氯气、臭氧等）。
2. 感染因素病毒、支原体、衣原体、细菌等。
3. 过敏因素尘埃、尘螨、细菌、真菌、寄生虫、花粉、化学气体等。
4. 寒冷季节或气候突变是诱发该病常发作原因。
5. 遗传因素或其他社会因素参与发病过程。
6. 老年人慢性支气管炎多为青壮年期疾病发展而来。老年人呼吸道防御功能减弱，副交感神经反射增强，微弱的刺激就可导致支气管痉挛、分泌物增多，引起咳嗽、咳痰、喘息等症状。

二、病理

早期支气管上皮细胞的纤毛粘连、倒伏、脱失，上皮细胞空泡变性、坏死、增生和鳞状上皮化生；杯状细胞和黏液腺肥大与增生、分泌旺盛，大量黏液潴留；黏膜和黏膜下充血水肿，浆细胞、淋巴细胞浸润及轻度纤维增生。病情继续发展，炎症由支气管壁向其周围组织扩散，黏膜下层平滑肌束可断裂萎缩，黏膜和支气管周围纤维组织增生，肺泡弹性纤维断裂，进一步发展成阻塞性肺气肿和间质纤维化。

三、诊断

1. 缓慢起病，反复急性发作。咳嗽、咳痰，或伴有喘息。
（1）咳嗽晨间为主，睡眠时有阵咳或排痰。
（2）咳白色黏液或浆液泡沫痰，偶可带血。清晨起床后或体位变动排痰较多。
（3）喘息型支气管炎常有哮鸣音。伴肺气肿时表现活动后气喘。
2. 体征
早期多无异常体征。急性发作期背部或双肺底有干、湿啰音，咳嗽后可减少或消失。喘息型慢性支气管炎者可闻及广泛哮鸣音和呼气音延长。并发肺气肿时，可有肺气肿体征。
3. 实验室检查
（1）X线检查早期可无异常。典型有肺纹理增粗、紊乱，呈网状或条索状、斑点状阴影，以双下肺明显。
（2）肺功能检查：早期无异常。如有小气道阻塞或支气管痉挛时，最大呼气流速明显降低，第1秒用力呼气量（FEV_1）减少。
（3）细菌感染时，老年患者白细胞总数常不增高，仅中性粒细胞增高。
（4）痰液培养致病菌：涂片可见细菌或大量破坏白细胞。喘息型可见嗜酸粒细胞。
4. 临床分型与分期
见表5-9。

四、鉴别诊断

1. 支气管哮喘
起病年龄较轻，以发作性呼吸困难为特征。发作时两肺满布哮鸣音，缓解后可无症状，常有家庭或个人过敏疾病史。

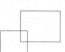

表 5-9 慢性支气管炎临床分型与分期

临床分型与分期		主要表现
分型	单纯型	主要表现咳嗽和咳痰
	喘息型	咳嗽、咳痰外，尚有喘息，伴有哮鸣音
分期	急性发作期	1 周内出现脓性或黏液脓性痰，量明显增加，或伴有发热等炎症表现；或咳、痰、喘症状中任何一项明显加剧
	慢性迁延期	不同程度的咳、痰，喘症状，迁徙 1 个月以上者
	临床缓解期	经治疗临床症状缓解，或基本消失，或偶有轻咳，少量痰液持续 2 个月以上

2. 肺结核

常有发热、乏力、盗汗及消瘦等症状。痰液找抗酸杆菌及胸部 X 线检查可鉴别。

3. 肺癌

多数有数年吸烟史，顽固性刺激性咳嗽或过去有咳嗽史，近期咳嗽性质发生改变，常有痰中带血，反复发生或持续时间较长。反复同一部位的阻塞性肺炎，经抗菌药物治疗未能完全消退。痰脱落细胞学、胸部 CT 及纤维支气管镜等检查，可明确诊断。

4. 肺间质纤维化

渐进性呼吸困难。仔细听诊在胸部下后侧可闻及爆裂音（Velcro 啰音）。血气分析示动脉血氧分压降低，而二氧化碳分压可不升高。X 线有助诊断。

5. 支气管扩张

有咳嗽、咳痰反复发作症状，常有反复咯血，合并感染时有多量的脓性痰；X 线胸部拍片常见肺野纹理粗乱或呈卷发状。高分辨螺旋 CT 检查有助诊断。

五、治疗

1. 祛除病因和诱因

戒烟是治疗慢性支气管炎反复发作主要环节。避开可能诱发的环境因素；加强个人卫生；避免受凉；适宜锻炼增强体质，预防感冒。

2. 急性加重期治疗

（1）控制感染：抗菌药物依病情轻重选用：轻者喹诺酮类、大环内酯类、β 内酰胺类或磺胺类口服，如左氧氟沙星 0.4 g，每日 1 次；罗红霉素 0.3 g，每日 2 次；阿莫西林 2 ~ 4 g/d，分 2 ~ 4 次口服；头孢呋辛 0.5 g，每日 2 次；复方磺胺甲基异噁唑（SMZ-co），每次 2 片，每日 2 次；病情严重时静脉给药。如果能培养出致病菌，可按药敏试验选用抗菌药。

（2）祛痰、镇咳：复方氯化铵合剂 10 mL/ 次，每日 3 次；也可加用祛痰药溴己新（必嗽平）8 ~ 16 mg/ 次，每日 3 次；盐酸氨溴索（沐舒坦）30 mg，每日 3 次；桃金娘油（吉诺通）0.3 g/ 次，每天 3 次。

（3）平喘：气喘可加用解痉平喘药，如氨茶碱 0.1 g，每日 3 次，或用茶碱控释剂葆乐辉 200 ~ 400 mg/d，或长效 β_2 受体激动剂加糖皮质激素吸入。

3. 缓解期治疗

加强体质锻炼，预防感冒；避免有害气体和其他有害颗粒吸入；试用免疫调节剂如百令（冬虫夏草）胶囊 2 粒，每天 3 次；刺五加黄芪片 4 片，每天 3 次；唯尔本或斯奇康注射液 0.7 mg，肌内注射，每周 2 ~ 3 次，连用 3 个月。冬、春季可预防接种流感疫苗、肺炎链球菌疫苗等。

六、预后

慢性支气管炎，部分可控制肺功能损害；部分发展成阻塞性肺疾病或肺心病，预后不良。应监测患者的肺功能和血气变化，及时选择有效治疗方案，控制病情发展。

第六章　急性创伤的救治

第一节　胸部创伤

胸部创伤所致死亡占美国所有创伤死亡人数的 1/5 ~ 1/4。当场死亡的原因多为心脏大血管破裂，早期死亡的原因有气胸、心脏压塞、气道阻塞以及大出血。以上问题多数可以通过胸腔闭式引流和液体复苏等方法缓解病情，避免早期死亡的发生，但进一步确切性的治疗可能需要手术、介入和持续生命支持。常见的胸部创伤如下所述。

一、气胸

气胸是指气体在胸膜腔内的积聚。在胸部创伤的患者中气胸的发生率约为 15%，可分为单纯性、交通性和张力性三种。单纯性气胸是指不与外界大气相通的气胸。根据胸部 X 线片中肺被压缩的程度不同，单纯性气胸被分为 3 级：压缩 15% 以下的为少量气胸，压缩 15% ~ 60% 的为中等量气胸，压缩 60% 以上的为大量气胸。交通性气胸是指外界空气能够随着呼吸运动通过缺损胸壁自由进出胸膜腔的气胸。随着呼吸运动可能会出现纵隔摆动，进而会引起循环障碍。张力性气胸在损伤处形成活瓣，气体随着呼吸运动进入胸膜腔并积累，导致胸膜腔内的压力进行性增高。由于伤侧胸膜腔压力非常高，会导致纵隔显著移位，腔静脉回流障碍。

1. 临床表现

气胸最常见的症状为呼吸困难和胸痛。患者的症状不一定与气胸的严重程度呈正相关。查体有伤侧胸廓饱满、呼吸活动度降低、气管移位、伤侧叩诊鼓音、呼吸音降低甚至消失以及皮下气肿等。严重者可以出现口唇发绀、颈静脉怒张、血液回流障碍等。交通性气胸可以出现气体进出胸腔发出的吸吮样的声音，即"吸吮式胸部伤口"。张力性气胸进展非常迅速，几分钟内可以出现心肺衰竭，甚至死亡。主要症状为极度及进行性呼吸困难、发绀、烦躁不安，查体及心电监护可见低血压休克、心动过速、呼吸音消失、伤侧胸廓饱满、肋间隙消失、气管向健侧移位以及颈静脉怒张。气胸可以通过胸部 X 线、CT 以及胸部超声检查诊断。

2. 救治措施

单纯性气胸的治疗措施与气胸的原因和肺受压程度有关。一般来说，对于没有症状、不需要正压通气的少量单纯性气胸，可以随访观察。否则应进行胸腔闭式引流术，以排出胸膜腔内气体，促使肺复张。

交通性气胸首先应使用无菌敷料或其他压迫物封盖住伤口，将交通性气胸转化为单纯性气胸。但对于正压通气的患者不要包扎伤口，以防造成张力性气胸。给予吸氧、补充血容量、清创、封闭创口并进行胸腔闭式引流。用抗菌药预防感染，必要时开胸探查。

当怀疑有张力性气胸时，应立即进行胸腔内减压。常用的方法为采用大孔径的导管或针头刺穿胸膜腔以减轻压力，进针位置为锁骨中线第2间隙，插入深度为5 cm以上。穿刺减压可为进一步胸腔闭式引流术赢得时间；紧接着在腋中线第4或第5肋间隙做胸腔闭式引流，并使用抗菌药预防感染。

二、血胸

血液在胸膜腔内积聚称为血胸。常见的出血来源有肋间动脉、胸廓动脉以及肺门血管等。血胸依据量的多少可分为：血量≤ 0.5 L为少量血胸，血量在0.5 ~ 1.0 L的为中等量血胸，血量 > 1.0 L为大量血胸，胸膜腔内有气血合并者为血气胸。

1. 临床表现

血胸的临床表现与出血的量和速度有关。除了失血性休克的表现之外，患者还会出现呼吸急促、肋间隙饱满、气管移位、伤侧呼吸音减弱以及触觉语颤减低等表现。X线、B超和CT检查对血胸的诊断价值较大。

2. 救治措施

血胸的治疗原则包括恢复血容量、保持气道通畅、及时进行胸腔闭式引流以排出胸腔内积血。必要时开胸探查。进行性血胸需要急诊开胸手术干预的指征为：

（1）持续性血压降低，或虽经补充血容量血压仍不稳定，引流出的胸腔积血的血红蛋白量和红细胞计数与周围血相接近（接近新鲜血）。

（2）胸腔闭式引流量每小时超过200 mL，持续3 h。

（3）一次性胸腔闭式引流量 > 1 000 mL。

三、肺挫伤

在严重胸部钝性伤中有30% ~ 75%患有肺挫伤，主要由车祸伤和高处坠落伤引起。

1. 临床表现

肺挫伤患者通常伴有其他胸部外伤，因此其症状通常与其他损伤症状相互影响。例如胸痛，咳嗽、咯血、呼吸困难、发绀、低血压以及心动过速等。听诊会发现湿啰音及呼吸音降低甚至消失。X线及CT检查可帮助诊断。

2. 救治措施

主要治疗措施为对症治疗，包括卧床休息、充分镇痛、鼓励患者咳嗽、吹气球等。尽量避免气管内插管以防止并发症，必要时可使用无创正压通气。限制液体入量以及气管支气管洗涤、吸痰等方法，会减轻肺水肿。

四、肋骨骨折

肋骨骨折可见于暴力直接作用于肋骨或者前后暴力挤压，其中第4 ~ 7肋骨骨折最常见。如果出现多根、多处肋骨骨折，即3根以上邻近的肋骨在2处以上的位置出现骨折，可发生局部胸壁反常运动，称为连枷胸（flail chest），约占严重胸部创伤的1/3。

1. 临床表现

肋骨骨折常见的症状有明显胸痛，深呼吸、咳嗽时加重。局部出现压痛，可并发血胸、气胸、咯血以及皮下气肿。连枷胸虽然少见但严重，是多根、多段肋骨骨折后胸壁软化的表现，在呼气时局部胸壁向外膨出，而吸气时向里凹陷，形成"胸壁浮动"，继而引发纵隔摆动，引起通气/灌注比值严重失调而表现为严重呼吸困难、发绀，常合并成人急性呼吸窘迫综合征（acute respiratory distress syndrome，ARDS），暴露患者胸部后视诊有无反常活动常可做出初步判断。但对于气管内插管进行机械通气的患者，由于吸气时为正压通气，连枷胸容易漏诊。大多数肋骨骨折通过胸部X线片可以确诊，但不能发现肋软骨骨折，CT扫描三维重建更精确且不易漏诊。

2. 救治措施

治疗原则包括充分镇痛、积极进行物理治疗以及选择性使用正压通气。充分镇痛能够增加患者的潮气量，促进正常呼吸机制的恢复。常用方法有静脉镇痛、肋间神经阻滞、胸膜腔内麻醉以及硬膜外麻醉。物理治疗包括局部胸壁压迫固定，如弹性胸带、宽胶布固定等会限制胸壁的扩张，可能会增加发生肺不张的风险。出现呼吸衰竭时可给予正压通气以维持胸腔内正压，包括持续性气道正压面罩通气以及气管内插管机械通气。连枷胸行开放手术固定的指征为：连枷胸所致胸壁不稳定以及肺功能持续下降、严重胸廓畸形、拔管困难或持续疼痛。

五、胸骨骨折

胸骨骨折的主要原因为前胸壁受到钝性损伤，常见于交通事故时胸部撞击方向盘以及安全带限制胸骨上部。

1. 临床表现

胸骨骨折的典型表现为胸痛、咳嗽、压痛、软组织肿胀以及局部畸形，侧位和斜位 X 线片可发现骨折线，结合病史可确诊。但需注意是否合并气管、支气管、心脏以及胸腔内血管的损伤。

2. 救治措施

单纯胸骨骨折的治疗主要包括充分镇痛和骨折复位。单纯胸骨骨折经过镇痛治疗后即可安全出院。如果患者表现为严重的胸痛、呼吸抑制、出现骨折错位，在局部麻醉下可行手法复位。对于手法复位困难者或胸骨浮动患者，最好采用手术复位。

六、心脏损伤

心脏大血管损伤的临床表现各异，其早期诊断的重要性在于可能预防严重的并发症，如严重的心律失常、心力衰竭、休克、心脏压塞、大出血等。心脏破裂指心室或心房游离壁穿孔破裂、房室间隔破裂、腱索乳头肌断裂、瓣膜破裂以及心包撕裂或破裂。创伤所致心脏破裂大多数由车祸引起，15% 的胸部创伤死亡患者为心脏破裂所致。心脏挫伤是指由原发性心脏破裂或心内结构损伤之外的钝性暴力所致的所有心脏损伤。其诊断、发生率以及治疗措施等方面仍未取得一致的意见。

1. 临床表现

心脏破裂常见的临床表现为心脏压塞和大出血。偶尔伴有血胸、进行性低血压、休克等表现。早期有时仅表现为胸骨前青紫。严重的胸部外伤提示有心脏破裂的可能。典型的心脏压塞表现为 Beck 三联征，即低血压、颈静脉怒张和心音遥远。一旦怀疑心脏破裂，任何辅助检查都有可能延误抢救时机。因此，即使患者生命体征平稳，也应立即转送至手术室进行扩创探查。

心脏挫伤的临床表现轻重不一。大多数伴有其他胸部创伤，如胸部皮肤挫伤、肋骨骨折、气胸、血胸和大血管损伤等，但也有患者仅有心脏挫伤。轻者可无症状或仅出现窦性心动过速，重者可出现心功能不全，发生心源性休克。心电图、心肌酶谱、超声心动图和 CT 检查可能对诊断有所帮助。

2. 救治措施

心脏破裂的处理原则为扩容、紧急心包减压和控制出血。首先应该建立 2 条以上大口径的静脉输注通路。心包穿刺对心脏破口较小的患者有效，也可用于诊断和手术前治疗。如果患者病情迅速恶化，应在急诊室紧急开胸，先行控制出血后转入手术室行确定性手术。

无症状的心肌挫伤患者不需要入院进行监护治疗。住院的心肌挫伤患者的治疗措施与心肌梗死类似，如卧床、心电监护、吸氧、镇痛、限制液体入量、控制心律失常等，必要时可使用多巴酚丁胺等血管活性药物。

七、胸部大血管损伤

主要为主动脉损伤，通常是由于胸壁受到猛烈的撞击所致，60% ~ 90% 的患者在受伤后几小时内出现。最常见的损伤部位为动脉导管韧带附着的主动脉峡部以及主动脉升部靠近头臂干起始处。

1. 临床表现

主动脉损伤后大多数患者死于大出血。主动脉损伤患者多合并肺损伤、头面部损伤和腹部损伤，常常掩盖主动脉损伤的表现。应根据外伤的性质、胸痛症状、血胸和进行性低血压等因素分析主动脉损伤的可能性，并通过 X 线、CT、B 超检查以及主动造影术确诊。

2. 救治措施

对于怀疑主动脉损伤的患者应卧床休息、进行严密的心电监护、及时建立静脉通路，严格控制血压。对血流动力学不稳定的患者，应紧急开胸探查；对于血流动力学稳定的患者，术前应行增强 CT 或主动脉造影以确定损伤的部位和范围。

八、膈肌损伤

膈肌损伤在严重胸部创伤中的发生率为 1% ~ 6%，分为穿透性膈肌损伤和钝性膈肌损伤，前者多见于火器损伤或刃器损伤，后者多见于车祸伤和高处坠落伤。

1. 临床表现

单纯膈肌损伤较少见，穿透性膈肌损伤多伴有大出血、失血性休克、血胸、血气胸、心包积血、腹腔积血、积气以及腹膜炎体征，钝性膈肌损伤常伴有胸腹腔内脏器的损伤以及颅脑、脊柱、骨盆和四肢的损伤。

2. 救治措施

穿透性膈肌损伤一经诊断应立即行手术治疗，高度怀疑或确诊为钝性膈肌损伤，在其他脏器损伤稳定的前提下，尽早进行膈肌修补。

九、创伤性窒息

创伤性窒息是一种少见的并发症。它是指胸腔受到严重而持续的压迫，引起胸腔和上腔静脉压力明显增加，使得血液逆流至头颈部，导致头颈部广泛的小静脉和毛细血管扩张破裂，表现为头颈面部弥散性瘀血和点状出血。

1. 临床表现

创伤性窒息的特征是头颈部青紫色瘀斑、结膜下出血和面部水肿。严重者可出现昏迷、精神错乱、视物障碍或呼吸困难。发生创伤性窒息的患者大多合并有其他的胸部外伤，例如胸骨肋骨骨折、脊柱损伤、气胸、血胸以及心脏损伤。可行 X 线和 CT 检查确诊。

2. 救治措施

主要治疗相关的合并伤。对创伤性窒息的处理包括：镇静、吸氧以及预防肺部的并发症。

第二节 腹部创伤

腹部创伤的发病率占各种损伤的 0.4% ~ 1.8%。可分为开放性创伤和闭合性创伤两大类。前者多为锐器伤，常见的受损内脏及组织有肝、小肠、胃、结肠、大血管等；后者多为钝器伤，常见的受损内脏及组织为脾、肾、小肠、肝、肠系膜等。对于腹部创伤，及时的诊断和治疗对预后的影响较大。因此，在处理腹部创伤的过程中，需要细心并且系统地处理，通过详细的病史询问、完整的体格检查、特定的程序、局部伤道探查、诊断性腹腔穿刺及腹腔灌洗、B 超、CT 甚至剖腹探查等手段来制订最佳的治疗方案。常见的腹部创伤如下所述。

一、脾破裂

脾破裂在闭合性腹部创伤中占 20% ~ 40%，在开放性腹部创伤中占 10%。受到创伤时有慢性病变的脾破裂的可能性更大。脾破裂按照病理解剖可分为 3 种，即中央型脾破裂、被膜下脾破裂和真性脾破裂。

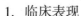

1. 临床表现

脾破裂的临床表现主要为腹痛、腹胀、恶心、呕吐和休克等。腹痛常为持续性左上腹剧烈胀痛，可蔓延至全腹。出现休克多为严重的脾破裂，发生在受伤后的早期。但也可出现在数天、数周后，称为延迟性脾破裂。查体见腹肌紧张，腹部压痛、反跳痛以及移动性浊音。血红蛋白、血细胞比容等实验室检查，诊断性腹腔穿刺、B 超、CT 以及选择性动脉造影等辅助检查有助于诊断。

2. 救治措施

脾破裂的治疗原则为"抢救生命第一，保留脾脏第二"。对于没有休克表现或者仅有容易纠正的一过性休克，影像学检查提示脾裂伤表浅，并且没有其他脏器受伤的患者，可以选择保守治疗。但应密切观察患者的生命体征、实验室以及辅助检查结果的变化。脾破裂的手术治疗指征：①腹腔内继续出血（48 h 输血量在 12 单位以上），保守治疗难以控制。②既往有病理性的严重的脾破裂。③延迟性脾破裂。④野战条件下发生脾破裂。脾切除后应预防血液高凝状态，以避免深静脉血栓的形成。

二、肝破裂

肝与脾都属于腹腔实质器官，因此肝破裂与脾破裂有许多相似之处。肝破裂占腹部创伤的 15% ~ 20%，多发生在右肝。单纯性肝破裂的病死率为 9%，合并其他脏器损伤的肝破裂病死率约为 50%。

1. 临床表现

被膜下肝破裂较少表现为失血性休克，以腹痛与腹肌抵抗为主，诊断性腹腔穿刺很少出现不凝血。而肝实质或中央型肝破裂可有失血性休克、明显的腹痛及腹膜刺激征以及腹腔穿刺不凝血；如果肝破裂导致较大的胆管破裂，可能有胆汁外溢于腹腔，其症状、体征较脾破裂更为明显；当血液通过胆管进入十二指肠时表现为黑便、呕血。CT 及 B 超检查可明确诊断。

2. 救治措施

对血流动力学稳定的患者，可以进行保守治疗，与脾破裂一样需严密观察症状与生命体征的变化。手术治疗的原则是彻底清创、确切止血、清除胆汁以及建立通畅引流通道。手术方法有清创止血、肝动脉结扎、肝切除术和纱布填塞等。

三、胰腺损伤

胰腺损伤在腹部创伤中占 1% ~ 2%，早期容易漏诊且常并发胰瘘，故病死率可达 20%。

1. 临床表现

胰腺损伤通常发生在上腹部遭到暴力挤压后，表现为上腹明显压痛和肌紧张，还可以出现肩部疼痛。若发生胰瘘可出现弥漫性腹膜炎及胰腺假性囊肿。实验室检查血清淀粉酶水平可升高。B 超及 CT 检查能够对胰腺损伤的诊断提供帮助。

2. 救治措施

手术原则为止血、清创、控制胰瘘及治疗合并伤。根据胰腺损伤的不同程度，手术方式有局部引流、胰管修补或吻合术、部分胰腺切除术等；合并十二指肠损伤者，可行胆总管或胰管空肠 Roux-en-Y 吻合术甚至胰头十二指肠切除术。

四、胃损伤

胃壁较厚韧，活动度大，而且有肋弓保护，因此胃损伤在临床上较少见，多是由于上腹或下胸部的穿透伤引起。

1. 临床表现

如果损伤没有累及胃壁全层，可无明显临床症状。若出现胃壁破裂或穿孔，则会立即出现剧烈的腹痛和腹膜刺激征，查体可见肝浊音界消失，胃管引流出血性物。腹部立位 X 线片可发现膈下有游离气体。

2．救治措施

发现胃破裂后应手术治疗，手术探查应彻底。根据具体损伤类型的不同，手术方式有止血后直接缝合、边缘修整后缝合以及部分胃切除术。

五、十二指肠损伤

十二指肠损伤占腹部创伤的 3.7% ~ 5%，多见于十二指肠的降部和水平部。

1．临床表现

如果十二指肠损伤发生在腹腔部分，可引起明显的腹膜炎表现；如果发生在腹膜后部分，可以引起右上腹或腰部的疼痛，全身情况进行性恶化。实验室检查可见血清淀粉酶水平升高。腹部 X 线及 CT 检查可帮助诊断。

2．救治措施

十二指肠破裂的治疗原则为抗休克和及时的手术治疗。手术方法根据病变的位置和程度而定，包括十二指肠修补术、损伤肠段切除吻合术、十二指肠憩室化、胰头十二指肠切除术以及浆膜切开血肿清除术。

六、小肠破裂

小肠破裂在开放性与闭合性腹部创伤中均较多见，早期即可发生明显的腹膜炎，部分患者可出现气腹。救治措施：一旦确认应进行手术治疗。应注意仔细探查，手术方式为单纯修补术或者部分小肠切除吻合术。

七、结直肠损伤

结直肠损伤较小肠损伤少见，内容物液体成分少而细菌较多，故会表现出较晚出现的腹膜炎。发生在盆底腹膜折返之下部分的直肠破裂可以引起较严重的直肠周围感染。救治措施：一般可以采用肠造口术或肠外置术，待患者一般情况好转后再行二期手术。若患者一般情况较好，也可以考虑一期修补术或部分肠切除术。

八、腹部大血管损伤

严重创伤常伴有大、中血管损伤，病死率很高。腹主动脉损伤多为腹部锐性伤所致。临床表现为失血性休克以及腹膜刺激征。救治措施：怀疑有腹主动脉损伤的患者，若生命体征不稳定，应立即剖腹探查。生命体征相对稳定的患者，可行腹腔穿刺、腹部 X 线、超声以及 CT、MRI，动脉造影等检查。确诊后尽快行手术治疗。

第三节　颅脑损伤

颅脑损伤在平时、灾难及战争中均常见，发生率仅次于四肢损伤。其致死率和致残率高居身体各部位损伤之首。颅脑损伤包括头皮、颅骨、脑等方面的损伤。

一、头皮损伤

头皮损伤均由直接外力所致，损伤类型包括头皮血肿、头皮裂伤和头皮撕脱伤。

1．头皮血肿

常由钝器伤造成，常见有皮下血肿和帽状腱膜下血肿。前者比较局限、无波动，周边较中心区域硬，易被误认为凹陷骨折，无须特别处理，数日后可吸收。后者较大，可延及头皮全层，触之较软，有明显波动，较小者可加压包扎，较大者可穿刺抽吸，然后加压包扎。

2．头皮裂伤

多由锐器伤所致。头皮裂伤系开放性损伤，处理原则是尽早实施清创缝合，同时给予抗菌药治疗。

3. 头皮撕脱伤

头皮撕脱伤是最严重的头皮损伤，头皮自帽状腱膜下全层撕脱，甚至累及颜面部位，几乎都是由于头发卷入转动的机器所致。伤后有失血性休克者应尽早进行抗休克治疗，尽早行清创缝合术。

二、颅骨骨折

闭合性颅脑损伤中，颅骨骨折发生率占 15% ~ 40%。颅骨骨折按部位可分为颅盖骨折与颅底骨折两类。

1. 临床表现

（1）颅骨 X 线片可见骨折线呈线状或星形放射状；骨缝分离亦为线形骨折。

（2）CT 骨窗平扫及重建图像可清楚显示骨折形态。

（3）颅底骨折：①颅前窝骨折：一侧或双侧眼睑、球结膜下瘀血（"熊猫眼"）或鼻孔流血性脑脊液，常伴有嗅觉丧失。②颅中窝骨折：外耳道或咽部流血性脑脊液，常有面、听神经损伤。③颅后窝骨折：乳突部或枕颈区皮下瘀斑，常伴后组颅神经损伤。

2. 救治措施

（1）线形骨折：不需特殊治疗，应警惕颅内血肿形成，尤其是硬膜外血肿。

（2）凹陷骨折：骨折凹陷直径大于 1 cm，或位于重要功能区，或骨片刺入脑组织者应手术复位。涉及静脉窦须手术复位者，应备足血源，防止大出血。

（3）颅底骨折：①对脑脊液耳鼻漏者可抬高头位，禁堵耳、鼻。保持鼻孔、外耳道清洁。禁止擤鼻及腰椎穿刺。应用抗菌药预防感染。脑脊液持续外漏 1 个月以上不愈者，应修补漏口。②颅神经损伤：多采用非手术治疗法。骨折片或血肿压迫视神经者，宜及时行视神经减压术。

三、脑损伤

脑损伤是颅脑损伤的主要组成部分，可分为原发性损伤和继发性损伤。原发性损伤包括脑震荡、脑挫伤和弥散性轴索损伤。继发性损伤包括脑水肿、脑肿胀和外伤性颅内血肿。

（一）脑震荡

脑震荡是脑损伤中最轻度的损伤，多数缺乏器质性损害的证据。特点是头部受伤后立即发生不超过 30 min 的短暂的意识丧失，经较短时间可自行恢复。

1. 临床表现

①明确的头部外伤史。②一般不超过 30 min 的意识障碍，醒后可伴有头痛、恶心等。③常伴有逆行性遗忘，清醒后不能回忆受伤经过，对受伤前不久的事也不能回忆。④神经系统检查正常，CT 或 MRI 检查无明显异常，可与轻度脑挫伤鉴别。

2. 救治措施

①密切观察病情变化，注意意识、瞳孔、肢体活动和生命体征的变化。②急性期头痛、头晕较重时，应卧床休息 1 周左右，症状减轻后可酌情下床活动。③对症治疗，适当给予镇静镇痛处理以及改善神经代谢的药物治疗，可选用高压氧疗。

（二）脑挫伤

脑挫伤有肉眼可见的脑器质性损害。发生在着力部位称冲击伤，发生在着力部位对侧称对冲伤，也常是多发创伤的组成部分。

1. 临床表现

①意识障碍明显且持续时间长，昏迷时间常超过 30 min，甚至为持续性昏迷。若伤后昏迷进行性加深或中间有意识好转期者，多表明颅内有继发性病变，如血肿、脑水肿等。意识状态可用格拉斯哥（Glasgow）昏迷量表评分方法（表 6-1）。②脑挫伤常合并蛛网膜下腔出血，患者清醒后常有头痛头晕、恶心呕吐、记忆力下降和定向障碍等。蛛网膜下腔出血时可有脑膜刺激征，如颈项强直、克尼格征呈阳性等。③局灶症状，如运动区损伤出现对侧瘫痪、语言中枢损伤出现失语等。④可出现癫痫，儿童

多见。

表 6-1 颅脑损伤的 Glasgow 昏迷量表评分

分值	睁眼反应	语言反应	运动反应
6			遵嘱动作
5		回答问题正确	疼痛有定位
4	自动睁眼	回答问题错误	刺痛回缩
3	呼唤睁眼	答非所问	刺痛屈曲
2	刺痛睁眼	语言错乱	刺痛伸直
1	不睁眼	无反应	无运动

注：睁眼反应、语言反应、运动反应分别计分，然后相加求和即可得患者意识障碍的客观评分。GCS 总分范围 3 ~ 15 分。13 ~ 15 分为轻度昏迷，8 ~ 12 分为中度昏迷，< 7 分为重度昏迷

CT 检查能确定脑组织损伤部位及性质，低密度区为组织水肿，高低密度区为出血。

2. 救治措施

首先要注意合并伤的治疗，及时纠正休克等。

（1）吸氧、保持呼吸道通畅，严密观察神志、瞳孔、生命体征的变化，意识障碍者应收住监护病房以强化监测及护理。

（2）对于重型广泛性挫伤，首先应保持气道通畅，及时清除口腔和吸除呼吸道分泌物及异物，吸氧；对昏迷深、时间长、呼吸道分泌物多者应及时行气管切开。

（3）合并颅内压增高的治疗包括：①保持床头抬高 30°、镇静镇痛、控制体温、维持水及电解质及酸碱平衡、稳定内环境。②脱水治疗，可根据情况采用甘露醇、呋塞米、高渗盐水等，合并蛛网膜下腔出血者进行脱水治疗要慎重。

（4）加强营养支持，预防消化道出血，防治肺部、尿道感染等并发症。

注意：开放性颅脑损伤（颅脑穿透伤）是指颅脑各层组织均损伤，颅腔与外界直接相通。

根据受伤原因，分为火器伤和非火器伤，前者多见于战时，后者多见于平时。损伤程度取决于投射人头部物体的位置、性质、质量及速度，速度越快脑损伤越重。其诊断与处理原则与闭合性颅脑损伤相同。

（三）弥散性轴索损伤

弥散性轴索损伤是头部遭受加速性旋转外力作用的结果，是主要弥散分布于脑白质、以轴索损伤为主要改变的一种原发性脑实质的损伤，影响脑的上行激动系统。表现为持续性的意识障碍，常合并其他部位损伤。占重型颅脑损伤的 28% ~ 50%。

交通事故是主要的致伤原因。外伤使颅脑产生旋转加速度和（或）角加速度，以脑神经轴索肿胀断裂为主要病理特征。

1. 临床表现

①常是严重创伤的一种表现，常合并其他部位损伤如伴发长干骨骨折等。②伤后有持续意识障碍，严重者一直呈现植物状态，瞳孔无特异性改变，无明确的神经系统局灶性损害的定位体征，治疗过程中常有烦躁不安，需行肢体约束。③ CT 仍是目前诊断的主要手段，CT 检查无明显的出血、脑挫伤等证据，意识障碍和 CT 图像表现不相符，表现为意识障碍重而 CT 图像无阳性发现。

诊断上要注意与脑干损伤鉴别，后者有下列情况：①伤后立即出现呼吸功能紊乱是脑干损；伤的重要特征。②瞳孔变化常见，与损伤累及脑桥、中脑等部位有关。③ CT 可发现脑干内灶状出血、带片状高密度影，MRI 图像更可显示脑干内小出血灶等。

2. 救治措施

临床迄今无治疗弥散性轴索损伤的有效措施。①目前主要采取脱水剂减轻：脑水肿，巴比妥类药物或咪达唑仑（力月西）控制烦躁不安。②脑神经营养药物及包括高压氧疗在内的综合治疗措施。③积极

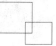

防治合并伤和并发症，如合并骨折时因为烦躁异常，常常会使骨折刺破皮肤，将闭合性骨折变成开放性骨折，因此应积极采用内固定法治疗骨折。

（四）外伤性颅内血肿

颅内血肿是颅脑损伤中最常见的继发病变，约占闭合性颅脑损伤的10%，占重型颅脑损伤的40%~50%。血肿位于颅骨内板与硬脑膜之间称为硬脑膜外血肿，位于硬脑膜与蛛网膜之间称为硬脑膜下血肿；位于脑实质内，称为脑内血肿。

血肿按起病后出现症状的时间可分为：①特急性：伤后3 h内。②急性：伤后3天内。③亚急性：伤后3天至3周。④慢性：伤后3周以上。⑤迟发性：伤后首次颅脑CT检查阴性，再次检查发现颅内血肿。

1. 临床表现

（1）出现头痛、恶心甚或意识障碍，随血肿的形成扩大导致昏迷程度逐渐加深。

（2）注意颅内压增高症状：①头痛、呕吐、躁动，急性出血时表现突出。②生命体征变化：即血压升高、脉搏缓慢、呼吸减慢的"二慢一高"，称为库欣（Cushing）反应。③局灶症状：常在伤后逐渐出现，如偏头痛、失语、局灶性癫痫、眼震、共济失调等。④脑疝：表现为意识丧失，以及逐渐产生一侧瞳孔散大，对光反射消失，对侧偏瘫，提示同侧幕上血肿引起小脑幕切迹疝，幕下血肿易导致枕骨大孔疝，引起急性呼吸、循环衰竭而死亡。

颅脑CT为主要诊断手段。硬脑膜外血肿表现为颅骨下双凸形高密度影；急性与亚急性硬，脑膜下血肿为新月形高密度区；脑内血肿多显示边缘不整的毛刺状高密度影；脑室内出血多见侧脑室内高密度影。颅脑MRI主要针对慢性硬脑膜下血肿，尤其是双侧性者，有明确诊断的价值。

2. 救治措施

①保守治疗适用于血肿小、临床症状稳定，以及身体状况不宜手术者，应密切观察病情变化，及时进行CT复查，有进展情况随时行手术治疗。②手术治疗适用于绝大多数颅内血肿大于30 mL者。③术后应及时复查CT，并进行综合治疗。

第四节　脊柱与四肢损伤

一、脊柱脊髓损伤

脊柱骨折很常见，多见于男性青壮年，多由间接外力引起，常发生于工矿事故、交通事故以及高处坠落事故中，占全身骨折的5%~6%，以胸腰段脊柱骨折多见，其次是颈椎骨折。脊柱骨折可以并发脊髓或马尾神经损伤，据统计高达70%的颈椎骨折并发脊髓损伤，病情严重者可致呼吸衰竭或截瘫，甚至危及生命。

1. 临床表现

与诊断诊断脊柱脊髓损伤时要注意：①是否有脊柱骨折。②是否合并脊髓和神经根损伤。③确定脊髓损伤的平面。

（1）有否脊柱骨折。①有严重外伤史，如高空落下、重物打击头颈或肩背部、塌方事故、交通事故等。②伤后局部疼痛严重，颈腰背部活动障碍，不能翻身起立；骨折局部可扪及局限性后突畸形，有叩击痛。③胸腰段骨折后由于腹膜后血肿对自主神经的刺激，肠蠕动减慢，常出现腹胀、腹痛等症状，有时需与腹腔脏器损伤相鉴别。④辅助检查：应常规摄脊柱正侧位X线片，确定骨折部位及类型；CT检查可判定移位或游离的骨折块侵犯椎管的部位和程度；MRI检查对判定脊髓损伤状况极有价值，可显示脊髓损伤早期的水肿、出血，晚期的脊髓液化、囊性变等。

（2）是否合并脊髓和神经根损伤。①感觉障碍：损伤平面以下的痛觉、温觉、触觉及本体觉减弱或消失。②运动障碍：脊髓休克期，脊髓损伤节段以下表现为软瘫，感觉、运动及反射均消失；脊髓损伤后期，出现肌张力增高，腱反射亢进，肛门括约肌挛缩，出现髌阵挛和踝阵挛及病理反射。③括约肌功

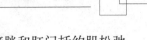

能障碍：脊髓休克期表现为尿潴留和排便失禁，系膀胱逼尿肌麻痹形成无张力性膀胱和肛门括约肌松弛而无自主张力所致。

2. 救治措施

（1）急救和搬运：①脊柱骨折或合并脊髓损伤，当合并严重的颅脑损伤、胸腹部脏器损伤、四肢血管伤，危及伤员生命安全时应首先抢救休克，必要时进行心肺复苏。②凡疑有脊柱骨折者，应使脊柱保持正常生理曲线，切忌使脊柱做过伸、过屈及扭转的搬运动作，应使脊柱在无旋转外力的情况下，三人用手同时平抬平放至木板上，人少时可用滚动法。

任何外伤患者在没有确认之前，都应按颈椎损伤处理，要有专人扶托下颌和枕骨，沿纵轴略加牵引力，使颈部保持中立位，将患者置于木板上后用砂袋或折好的衣物放在头颈的两侧，防止头部转动，轻抬下颌以保持呼吸道通畅。

（2）脊柱骨折的治疗：①颈椎轻度骨折无脊髓损伤者，可用颌枕带牵引复位，牵引重量为 1.5 ～ 3 kg；也可行颅骨牵引术，牵引重量为 3 ～ 5 kg。复位后也可用哈罗氏头肩胸架（Halo-vest）固定 3 个月。②颈椎爆裂骨折或骨折脱位者，一般合并脊髓损伤，可根据压迫方向选择

颈椎前路椎体切除术减压或颈椎后路椎板成形术减压，甚或前后路联合手术。③胸腰段骨折致轻度椎体压缩小于 1/3 者属于稳定型。患者可平卧于硬板床，垫高腰部；6 ～ 8 周后即可在支具保护下下床活动。④胸腰段不稳定型脊柱骨折：椎体压缩超过 1/3、畸形角大于 20°、合并脊髓压迫或伴有脱位者，可行开放复位椎弓根钉棒系统内固定，同时行椎管减压术，不合并脊髓神经损伤者也可行闭合复位微创内固定。

二、骨盆骨折

骨盆骨折是创伤患者致残和致死的主要原因之一，约占各部位骨折的 3%，死亡率在 10% ～ 30%；交通事故、高处坠落、重物挤压是骨盆骨折的三个主要原因。骨盆骨折中，常伴发膀胱尿道损伤（5% ～ 20%）、肝脾破裂（12%）以及直肠损伤（4%），还常合并四肢骨折和胸外伤，偶尔合并颅脑损伤及脊柱脊髓损伤。失血性休克是伤后 24 h 内最常见的死亡原因。开放性骨盆骨折约占所有骨盆骨折的 5%，常合并感染，其死亡率明显高于闭合性骨盆骨折。

1. 临床表现与诊断

（1）病情评估：①病史：详细准确的病史对于判断病情是非常重要的，在采集病史的过程中就可对骨盆骨折的类型和程度做出初步的估计并有助于紧急治疗。②查体：往往受限于伤情，多数情况下需要边抢救边检查，因此需要多次反复的查体。患者应常规导尿，在导尿过程中可观察包括骨盆、腹部及会阴部有无瘀斑，导尿管进入受阻且有尿道口滴血或导尿管流血性尿，提示尿道损伤；膀胱充盈且导尿管进入顺利而尿液流出量少或无尿液流出，则可能存在膀胱破裂，可行膀胱注水试验以证实，情况允许可行膀胱造影加以明确；行直肠或阴道指诊以检查直肠或阴道是否破裂，如果有出血则提示开放性骨折；同时观察骨盆外观是否对称，髂翼有无反常活动，下肢有无异常旋转畸形，双下肢是否等长。由于腹膜后血肿的形成，患者可出现腹胀、腹肌紧张和腹部压痛等体征，易与腹腔内出血或腹内脏器损伤相混淆，应注意鉴别。神经功能的检查常由于伴有颅脑损伤或骨折所致的疼痛及不配合等原因而无法完成。

（2）影像学检查：①X 线检查：是诊断骨盆骨折的重要依据，也是骨折患者急诊期间最常用的影像学检查手段。X 线片包括前后位、入口位、出口位和骨盆斜位（髂骨斜位和闭孔斜位），单一的前后位片不能显示骨盆环移位的全貌，易造成漏诊。②CT 扫描：可以多层面、多角度地提供骨盆骨折的部位、形态及移位方向，它可以清晰地显示在 X 线片上显示不良或被掩盖的骨盆后环损伤的程度，便于准确评估骨盆环的稳定性。目前的趋势是对于多发伤特别是合并骨盆骨折的患者，进行从头至骨盆部的 CT 扫描重建，可减少对患者的搬动次数，减少出血和漏诊。

2. 血流动力学不稳定型骨盆骨折的救治措施

（1）紧急措施：①对心搏、呼吸停止者立即行心肺复苏术。采取边救治边检查并诊断的方式进行抗休克治疗。②尽快建立 2 条以上粗大静脉通路补液以进行液体复苏，同时采血（查血型、配血、血常

规、血气分析），启动大量输血程序，除非必要一般不采用血管活性药；用自动监护仪监测脉搏、血压、呼吸、心电等生命体征，有条件可做中心静脉压监测以指导输液；液体复苏的理想状态是维持收缩压在 90 mmHg，心率 100 次 / 分。③吸氧，有呼吸困难、发绀、喘鸣等气道阻塞者立即行气管内插管或环甲膜穿刺，进行人工辅助通气。④留置导尿管测尿量，如果不能顺利插入或尿道口有滴血，可能合并尿道断裂；插入导尿管后尿少、无尿或血尿，膀胱注水试验阳性者应高度怀疑膀胱破裂，二者均需要紧急行尿道会师术或膀胱修补术。⑤创伤重点超声检查（focus assessment with sonography for trauma，FAST）快速检测是否合并胸腹脏器出血，合并肝脾破裂者尽早行手术止血。⑥骨盆挤压分离试验阳性患者可以采用骨盆兜、床单做骨盆外捆扎以减小骨盆容积从而减少出血，外固定架和 C 形钳可以帮助稳定骨盆前后环，急诊条件允许的情况下应尽早实施。⑦对合并肢体骨折或开放性出血者应立即行简单清创包扎、止血和石膏或夹板固定。

（2）控制出血：在进行上述紧急措施后血流动力学依然不稳定的情况下，可移送手术室紧急剖腹行盆腔填塞，可同时做外固定架或 C 形钳固定；有条件者可在杂交手术室做数字减影血管造影髂动脉栓塞，或联合应用。

（3）优化影像学检查流程：在患者抢救治疗早期，如果生命体征尚稳定，应尽快行全身系列 CT 检查，既可以明确全身脏器有无损伤，又可以缩短救治过程中患者因行影像学检查形成的"治疗真空时间"，缩短由急诊室至手术室的时间。

（4）膀胱、尿道与直肠破裂的处理：骨盆骨折合并膀胱破裂、尿道断裂或直肠破裂的情况，需要行急诊手术剖腹探查并修补破裂的膀胱，进行膀胱造瘘，尿道断裂可以行尿道会师术，直肠破裂后应做乙状结肠单口造瘘，同时清理残余肠腔内的粪便，防止感染，为骨盆骨折的后期处理准备条件。

（5）会阴撕裂的处理：合并会阴撕裂的患者也要行结肠造瘘，要彻底清创，辅以负压封闭引流术（vacuum sealing drainage，VSD 或 vacuum assisted closure，VAC），控制创面感染，同时要反复检查臀部、大转子周围、骨盆前环周围是否合并皮肤撕脱，避免遗漏。

三、开放性骨与关节损伤

开放性骨与关节损伤是指骨折部位 / 关节腔的皮肤和黏膜破裂使骨折部位 / 关节腔与外界相通。开放性骨折属高能量创伤，它具有易感染、致残率高等特点。而降低其感染、残疾的发生率，早期处理尤为重要。

开放性骨折的伤口出血绝大多数可用加压包扎止血。大血管出血加压包扎不能止血时，可采用止血带止血。最好使用充气止血带，并应记录所用压力和时间。创口用无菌敷料或清洁布类予以包扎，以减少再污染。若骨折端已戳出伤口，并已污染，又未压迫重要血管、神经，不应将其复位，以免将污物带到伤口深处。应送至医院经清创处理后再行复位。若在包扎时骨折端自行滑入伤口内，应做好记录，以便在清创时进一步处理。

固定是骨折急救的重要措施。凡疑有骨折者，均应按骨折处理。闭合性骨折者，急救时不必脱去患肢的衣裤和鞋袜，以免过多地搬动患肢，增加疼痛。若患肢肿胀严重，可用剪刀将患肢衣袖和裤脚剪开，减轻压迫。骨折有明显畸形，并有穿破软组织或损伤附近重要血管、神经的危险时，可适当牵引患肢，使之变直后再行固定。

复位、固定与功能锻炼是骨折治疗的三大原则。任何的骨折治疗都离不开这三大原则。功能锻炼对于股骨干及远端骨骨折、髌骨骨折、肱骨远端骨折等的功能恢复有着极其重要的作用。

1. 临床表现与诊断

（1）开放性骨折的分级评估：开放性骨折按软组织损伤的轻重，可分为三度。

Ⅰ度：皮肤被自内向外的骨折端刺破，肌肉、皮下组织及皮肤的损伤均较轻微。

Ⅱ度：皮肤被自外向内割裂或挤压破碎，皮下组织与肌肉有中等程度损伤。

Ⅲ度：广泛的皮肤、皮下组织和肌肉严重挫灭伤，常合并血管、神经的损伤。

（2）开放性骨折的 Gustilo 分型：

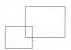

Ⅰ度：伤口长度小于 1 cm，一般为比较干净的穿刺伤，骨尖自皮肤内穿出，软组织损伤轻微，无碾挫伤，骨折较简单，为横断或短斜形，无粉碎。

Ⅱ度：伤口超过 1 cm 而小于 10 cm，软组织损伤较广泛，但无撕脱伤，亦未形成组织瓣，软组织有轻度或中度碾挫伤，伤口有中度污染，中等程度粉碎性骨折。

Ⅲ度：软组织损伤广泛，包括肌肉、皮肤及血管、神经，有严重污染。

ⅢA 型：伤口大于 10 cm，有广泛的软组织撕脱，骨折端有污染或有组织瓣形成，骨折处有适当的软组织覆盖。

ⅢB 型：伤口大于 10 cm，有广泛的软组织损伤和缺损，伴有骨膜剥脱和骨暴露，骨折端有污染，需要转移皮瓣或植皮覆盖。

ⅢC 型：骨折开放，伴有需要修复的动脉损伤。

（3）开放性关节损伤的分级：

Ⅰ度：锐器刺破关节囊，创口较小，关节软骨和骨骼无损伤。

Ⅱ度：软组织损伤较广泛，关节软骨及骨骼部分破坏，创口内有异物。

Ⅲ度：软组织毁损，韧带断裂，关节软骨和骨骼严重损伤，创口内有异物，或合关节脱位及血管、神经损伤。

2. 救治措施

总的治疗原则是将开放的损伤变成闭合损伤，然后重建骨与关节的组织连接。

（1）开放性骨折的救治措施：①Ⅰ～Ⅱ度的开放性骨折，一般可以采用包括局部皮瓣转移、双蒂皮瓣、游离植皮等在内的方法一期闭合伤口，骨折经清创术后可以采用髓内钉或钢板内固定。②Ⅲ度开放性骨折一般先使用外固定架临时固定骨折部位，皮肤软组织缺损者需要经 VSD/VAC 处理，48 ～ 72 h 后再次清创，待 7 ～ 10 天创面无感染后可根据情况改用内固定，此时的皮肤软组织缺损也可以采用局部皮瓣转移、双蒂皮瓣、带蒂 / 游离皮瓣及游离植皮等在内的方法闭合伤口。

肌腱的缺损可以留待二期闭合伤口时采用转位或游离移植的方法重建，血管的缺损必须行一期修复，可以缝合局部断端，也可以取大隐静脉或就近的静脉行游离移植吻合修复，且要确保畅通以挽救肢体。主干神经的断裂争取行一期修复，缺损较大者可取腓肠神经游离移植修复。

（2）开放性关节损伤的救治措施：清创、关节制动和抗感染是开放性关节损伤的处理原则。若能在 6 ～ 8 h 内进行彻底清创和合理使用抗菌药，由于韧带、骨膜和关节软骨较肌肉抵抗力强，因此创口多能一期愈合。早期给予合理的制动如胯关节的外固定架固定，有利于观察伤口、控制感染和再出血，不影响关节功能的恢复。

四、急性骨筋膜室综合征

骨筋膜室是指由骨、骨间膜、肌间隔和深筋膜所构成的肢体密闭间隔室，不同的肢体部位骨筋膜室的数量也不同。急性骨筋膜室综合征是间隔室内压力急剧增高的危险事件，导致室内组织如肌肉及神经等的血流量急剧下降，减压不及时会引起组织缺血、坏死以及肌肉屈曲挛缩，引起关节功能障碍及残疾，甚或引致肾衰竭。

1. 临床表现与诊断

骨折是最常见的致伤原因，合并或无骨折的肢体碾压伤、软组织损伤（包括蛇咬伤等）、血管损伤及修复术后也是常见的原因，肢体骨折或伤后采用夹板或石膏固定过紧是常见的非室内压力增高的外部因素。好发于有双骨干的肢体如小腿和前臂。当骨筋膜室压力达到一定程度如前臂 65 mmHg、小腿 55 mmHg 时，可使供应肌肉的小动脉关闭，形成缺血 - 水肿 - 缺血的恶性循环。急性骨筋膜室综合征引起的急剧血流量减少对骨骼肌影响最大，其次是神经组织。另外较长时间的缺血再减压后的血液回流，会引起再灌注损伤。而如果是大腿或小腿肌肉广泛挤压并除去致压物（如石头等）后，则坏死的肌肉蛋白等分解产物回流至血液循环，会堵塞肾小管而引起急性肾衰竭。因此，在遇到类似地震或塌方等肢体挤压伤获救后，要迅速切开减压或捆扎受压肢体近端，防止有害物质回流，以挽救生命。

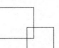

疼痛是急性骨筋膜室综合征最先出现的主观症状，疼痛症状非常剧烈，常与临床表现不符，一般的镇痛药物不能解除疼痛；疼痛往往伴随着轻微麻木，是不可忽视的主诉；被动牵拉肌肉引起的剧烈疼痛是急性骨筋膜室综合征的早期体征之一；相应骨筋膜室区域压力高、拒触压以及张力性水疱是早期的客观体征。远侧脉搏和毛细血管充盈时间正常并不是可靠的指标，应结合其他临床表现进行观察分析，协助诊断。

2. 救治措施

一旦诊断成立，立即行筋膜切开减压术。切开的长度和深度要足够，长度要覆盖肌肉的全长，深度达到深筋膜下并可直视肌肉纤维，视野中要能看清完整的肌肉以评价其是否有坏死。

减压后辅以 VSD 或 VAC 负压吸引技术可减少术后换药操作，避免和治疗骨髓炎，有利于早期闭合创口。

五、手足外伤

手足部的皮肤外伤、肌腱损伤及骨折脱位是急诊外科的常见病、多发病，约占急诊创伤患者的 26.6%，其中有 66.8% 的患者仅需在急诊科处理。目前很多医院都已设有专门的手足外科或显微外科或手外科来专门治疗此类损伤，已经成为一个独立的学科。各种工伤、生活伤及交通意外伤害等是主要的致伤原因。

现场急救时首先要采取止血措施，按压创口近端进行止血和局部压迫包扎止血是简便有效的办法。选用灭菌敷料或干净的手绢、毛巾或衣服包扎伤口。手的主要动脉损伤而出现大出血时，即喷射性出血，可采用止血带或弹性胶管束缚上臂1/3部位以止血。但在送达医院手术时应每隔 1 h 松开止血带 5 ~ 10 min，以免手部缺血坏死。

在医院内要进行常规的清创缝合，一般的皮肤裂伤可以直接在急诊手术室或清创室缝合，遇有肌腱、血管神经损伤者应移送至手术室在臂神经丛阻滞或全身麻醉下清创缝合，合并骨折的要同时行骨折固定；如有断肢或断指，则应用干净塑料袋包装好后放置在冰块中，千万不要直接把断指／肢放在水或冰中，以免污染、冻伤和感染，导致离断的指／肢不能再植。

第七章　呼吸内科疾病的护理

第一节　支气管扩张的护理

支气管扩张症是由于不同病因引起气道及其周围肺组织的慢性炎症，造成气道壁损伤，继之管腔扩张和变形。临床表现为慢性咳嗽、咳痰、间断咯血和反复肺部感染。

一、疾病概述

1. 流行病学

支气管扩张症的发病率并不清楚，其起病多在儿童或青少年时期，由于抗生素和疫苗的应用，发病率有减少的趋势。

2. 病因

支气管扩张症的病因有很多种，包括：

（1）感染：细菌、真菌、病毒、结核分枝杆菌及非结核分枝杆菌。

（2）遗传性或先天性缺隔：囊性纤维化、肺隔离症、支气管软骨缺损等。

（3）免疫缺陷：原发性低 γ 球蛋白血症、HIV 感染、肺移植等。

（4）物理化学因素：放射性肺炎、毒气吸入、吸入性肺炎等。

（5）全身相关疾病：类风湿关节炎等。

3. 发病机制

不同原因所致支气管和周围组织慢性炎症，使管壁弹性纤维、平滑肌和软骨受到破坏，管壁变形和扩张，而炎症引起支气管黏膜充血、肿胀，黏液分泌增多，造成支气管堵塞。支气管肺组织反复感染和支气管堵塞，两者相互作用、互为因果，促使支气管扩张的发生和进展。

二、临床表现

因病情轻重不一，临床表现各异，病变早期临床可无症状，随着病情进展可出现以下临床常见症状。

1. 症状

（1）慢性咳嗽、大量黏液脓痰：咳嗽和咳痰与体位改变有关，卧床或晨起时咳嗽痰量增多。呼吸道感染急性发作时，黄绿色脓痰明显增加。

（2）间断咯血：因病变部位支气管壁毛细血管扩张形成血管瘤，而反复咯血，咯血程度可分为小量

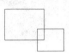

咯血至大量咯血，与病情无相关性。有些患者仅有反复咯血，而无咳嗽、脓痰等症状，或仅有少许黏液痰，临床上称为干性支气管扩张。

（3）全身症状：若支气管引流不畅，痰不易咳出，反复继发感染，可出现畏寒、发热、食欲缺乏、消瘦、贫血等症状。有的患者存在副鼻窦炎，尤其先天性原因引起的支气管扩张。

2. 体征

轻症或干性支气管扩张体征不明显。病变典型者可于下胸部、背部的病变部位闻及固定性、局限性湿性啰音，呼吸音减低，严重者可伴哮鸣音。慢性患者可伴有杵状指（趾）。

三、辅助检查

1. 胸部 X 线

可见一侧或双侧下肺纹理增多或增粗，典型者可见多个不规则的蜂窝状透亮阴影或沿支气管的卷发状阴影。

2. CT 检查

外周肺野出现囊状、柱状及不规则形状的支气管扩张，囊状支气管扩张其直径比伴行的血管粗大，形成印戒征。

3. 纤维支气管镜检查

敏感性可达 97%，是主要的诊断方法。可直接观察气道黏膜病变，可做支气管肺泡灌洗液检查，能进行细菌、细胞病理学、免疫学检查，可进一步明确病因，指导诊断和治疗。

4. 痰微生物检查

包括痰涂片、痰细菌培养、抗生素敏感试验等，以指导用药。

5. 血清免疫球蛋白和补体检查

有助于发现免疫缺陷病引起呼吸道反复感染所致的支气管扩张。

四、护理评估

1. 健康史

（1）了解患者有无儿童时期诱发支气管扩张的呼吸道感染史或其他先天因素。

（2）了解患者患病的年龄、发生时间、诱因，主要症状的性质、严重程度和持续时间、加剧因素等。

（3）询问患者咳嗽的时间、节律，观察患者痰液的颜色、性质、量和气味及有无肉眼可见的异常物质等。

（4）详细询问患者有无咯血，评估患者咯血的量。

（5）了解患者有关的检查和治疗经过，是否按医嘱进行治疗，是否掌握有关的治疗方法。

2. 心理社会评估

支气管扩张的患者多数为幼年、青年期发病，其病程之长，反复发作，使患者产生焦虑、悲观的心理，呼吸困难、反复咯血等症状又使患者感到恐惧，因此应了解患者的心理状态及应对方式；了解患者是否知道疾病的过程、性质以及防治和预后的认知程度；评估患者的家庭成员的文化背景、经济收入及对患者的关心、支持程度。

五、护理问题

1. 清理呼吸道无效

与痰液黏稠、量多，无效咳嗽引起痰液不易排出有关。

2. 有窒息的危险

与痰多、黏稠，大咯血而不能及时排出有关。

3. 营养失调——低于机体需要量

与慢性感染导致机体消耗增加、咯血有关。

4. 焦虑

与疾病迁延不愈、不能正常生活工作有关。

六、护理目标

1. 患者能正确进行有效咳嗽，使用胸部叩击等措施，达到有效的咳嗽、咳痰。
2. 患者能保持呼吸道通畅，及时排出痰液和气道内的血液，不发生窒息的危险。
3. 患者能认识到增加营养物质摄入的重要性并能接受医务人员对饮食的合理化建议。
4. 患者能表达其焦虑情绪，焦虑减轻，能配合治疗和康复。

七、护理措施

1. 生活护理

患者居室应经常通风换气，换气时注意保护患者避免受凉。室内温湿度适宜，温度保持在22 ~ 24℃，湿度保持在50% ~ 60%，保持气道湿润，利于纤毛运动，维护气道正常的廓清功能。因患者慢性长期咳嗽和咳大量脓性痰，机体消耗大，故应进食营养丰富的饮食，特别是供给优质蛋白，如蛋、奶、鱼、虾、瘦肉等。加强口腔护理，大量咳痰的患者，口腔内残有痰液，易发生口腔感染及口腔异味，因此，应嘱患者随时漱口，保持口腔清洁。

2. 心理护理

支气管扩张症的患者多数为幼年、青年期发病，其病程之长，反复发作，使患者产生焦虑、悲观的心理，呼吸困难、反复咯血等症状又使患者感到恐惧。因此应提供一个良好的休息环境，多巡视、关心患者，建立良好的护患关系，取得患者的信任，告知患者通过避免诱因，合理用药可以控制病情继续进展，缓解症状，相反，焦虑会加重病情。并教育家属尽可能地陪伴患者，给予患者积极有效地安慰、支持和鼓励。

3. 治疗配合

（1）病情观察：慢性咳嗽、咳大量脓性痰、反复咯血、反复肺部感染是支气管扩张症的主要临床表现，痰量在体位改变时，如起床时或就寝后最多每日可达100 ~ 400 mL，痰液经放置数小时后可分三层，上层为泡沫、中层为黏液、下层为脓性物和坏死组织，当伴有厌氧菌感染时，可有恶臭味。50% ~ 70% 支气管扩张症患者有咯血症状，其咯血量差异较大，可自血痰到大咯血，应注意观察，及时发现患者有无窒息的征兆。

（2）体位引流：①应根据病变的部位和解剖关系确定正确的体位。通过调整患者的体位，将患肺置于高位，引流支气管开口向下，以利于淤积在支气管内的脓液随重力作用流入大支气管和气管而排出。病变位于上叶者，取坐位或健侧卧位。病变位于中叶者，取仰卧位稍向左侧。病变位于舌叶者，取仰卧位稍向右侧。病变位于下叶尖段者，取俯卧位。②体位引流每日2 ~ 4次，每次15 ~ 20 min，两餐之间进行。如痰液黏稠可在引流前行雾化吸入，并在引流时用手轻叩患者背部，使附于支气管壁的痰栓脱落，促进引流效果。③引流过程中注意观察患者反应，如发现面色苍白、出冷汗、头晕、脉率增快、血压下降及有大咯血等，应立即停止引流，并采取相应措施。

（3）咯血的护理：根据咯血量临床分为痰中带血、少量咯血（＜100 mL/d）、中等量咯血（100 ~ 500 mL/d）或大量咯血（＞500 mL/d，或1次300 ~ 500 mL）。

①咯血量少者适当卧床休息，取患侧卧位，以利于体位压迫止血。进食少量温凉流质饮食。

②中等或大量咯血时应严格卧床休息，应用止血药物，必要时可经纤维支气管镜止血，或插入球囊导管压迫止血。

③大量咯血时取侧卧或头低足高位，预防窒息，并暂禁食。咯血停止后进软食，忌用咖啡、浓茶等刺激性食品。备好抢救物品及各种抢救药物。

④观察再咯血征象，如患者突感胸闷、气急、心慌、头晕、咽喉部发痒、口有腥味并烦躁、发绀、神色紧张、面色苍白、冷汗、突然坐起，甚至抽搐、昏迷、尿失禁等，提示再咯血的可能。应立即置患

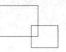

者于头低足高侧卧位，通知医师并准备抢救。大咯血时可因血块堵塞大气管而致窒息或肺不张，故须立即将口腔血块吸出，抽吸同时辅以轻拍背部，使气管内的血液尽快进入口腔。

4. 用药护理

合并严重感染时可根据细菌药敏选用抗生素，用法、用量应遵医嘱，并及时观察药物过敏反应，毒性反应。局部用药，如雾化吸入，及时协助患者排出痰液。咯血患者常规留置套管针，建立有效的静脉通路。大咯血时遵医嘱应用止血药，如垂体后叶素，用药过程中注意观察止血效果和毒性反应，如发现患者出现心慌、面色苍白、腹痛等，除通知医师外立即减慢滴速。及时给予氧气吸入，备好抢救物品。如吸引器、简易呼吸器、气管插管、呼吸机、急救药品等。

5. 健康教育

（1）患有其他慢性感染性病灶如慢性扁桃体炎、鼻窦炎、龋齿等患者，应劝其积极治疗，以防复发。

（2）指导患者进行体位排痰，可指导患者将以一往确定的病变肺叶和肺段置于高位，引流支气管开口向下，使痰液顺体位流至气管，嘱患者深呼吸数次，然后用力咳嗽将痰液咳出，如此反复进行。

（3）指导患者和家属了解疾病的发生、发展和治疗、护理过程及感染、咯血等症状的监测。

（4）嘱患者戒烟，注意保暖，预防感冒，并加强体育锻炼，增强机体免疫力和抗病能力。

（5）建立良好生活习惯，养成良好的心态，防止疾病的进一步发展。

八、护理评价

1. 能有效咳痰，痰液易咳出。
2. 能正确应用体位引流、胸部叩击等方法排除痰液。
3. 及时发现患者窒息征兆，避免窒息发生。
4. 营养状态改善。
5. 能运用有效的方法缓解症状，减轻心理压力。

第二节　慢性阻塞性肺疾病的护理

慢性阻塞性肺疾病（COPD）是一种以气流受限为特征的可以预防和治疗的疾病，气流受限不完全可逆，呈进行性发展。与肺部对香烟烟雾等有害气体或颗粒的异常炎症反应有关，COPD 主要累及肺脏，也可以引起显著的全身反应。

一、流行病学

COPD 是呼吸系统最常见的疾病之一，据 WHO 的调查，1990 年全球 COPD 病死率占各种疾病病死率的第 6 位，到 2020 年将上升至第 3 位，我国 COPD 患病率占 40 岁以上人群的 8.2%。另有调查显示 COPD 患病率在吸烟者、戒烟者中比不吸烟者明显升高，男性比女性高，40 岁以上者比 40 岁以下者高。

二、病因

COPD 的病因至今仍不十分清楚，但已知与某些危险因素有关。

（一）环境因素

1. 吸烟

已知吸烟为 COPD 最主要的危险因素，吸烟数量愈大，年限愈长，则发病率愈高。被动吸烟也可以导致 COPD 的发生。

2. 职业性粉尘和化学物质

包括有机或无机粉尘，化学物质和烟雾，如煤尘、棉尘、二氧化硅等。

3. 室内空气污染

用木材、畜粪等或煤炭做饭或取暖，通风不良也可发生 COPD。

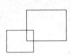

4. 室外空气污染

汽车、工厂排放的废气，如二氧化氮、二氧化硫等可引起COPD的急性加重。

（二）易感性

包括易感基因和后天获得的易感性。

1. 易感基因

比较明确的是表达先天性 α_1 抗胰蛋白酶缺乏的基因，是COPD的一个致病原因。

2. 出生低体重

学龄儿童调查发现出生低体重者肺功能较差，这些儿童以后若吸烟，可能是COPD的一个易感因素。

3. 儿童时期下呼吸道感染

儿童时期患下呼吸道感染的儿童若以后吸烟，则COPD的发病率显著增加。

4. 气道高反应性

气道高反应性是COPD的一个危险因素。气道高反应性除与基因有关外也可后天获得，继发于环境因素。

三、发病机制

发病机制至今尚不完全明确。

（一）气道炎症

香烟的烟雾与大气中的有害物质能激活气道内的肺泡巨噬细胞，它被激活后释放各种细胞因子，这些因子使气道发生慢性炎症，并损伤气道上皮细胞。气道炎症引起的分泌物增多，使气道狭窄，炎症细胞释放的介质可引起气道平滑肌的收缩，使其增生肥厚，导致阻塞性通气障碍。

（二）蛋白酶与抗蛋白酶的失衡

肺组织中的弹性蛋白酶来自巨噬细胞和中性粒细胞，能够分解弹性纤维，引起肺气肿。弹性蛋白酶抑制因子可抑制此酶的活性，避免肺气肿的发生。当蛋白酶增多和（或）抗蛋白酶减少或功能不足引起两者失衡时，可发生肺气肿。

四、病理生理

COPD的主要病理生理改变是气流受限，肺泡过度充气和通气灌注比例（V/Q）不平衡。

（一）气流受限

支气管炎症导致黏膜水肿增厚，分泌物增多，支气管痉挛，平滑肌肥厚和气管壁的纤维化使支气管狭窄，阻力增加，流速变慢。

肺气肿时由于肺泡壁的弹性蛋白减少，弹性压力降低，呼气时驱动压降低，流速变慢，此外细支气管壁上肺泡弹性蛋白减少，扩张作用减弱，细支气管壁萎陷，气流受限。

（二）肺泡过度通气

由于肺泡弹性压的降低和气道阻力的增加，呼气时间延长，在用力呼气末，肺泡气往往残留较多，使残气容积和功能残气量增加。由于肺容积增加，膈肌低平，在吸气开始时，膈肌的肌纤维缩短，不在原始的位置，因而收缩力减弱，容易发生呼吸肌疲劳。

（三）通气灌注比例不平衡

COPD患者各个肺区肺泡顺应性和气道阻力常有差异，造成肺泡通气不均，高V/Q区有部分气体是无效通气，低V/Q区则流经肺泡的血液得不到充分的氧合即进入左心，产生低氧血症。慢性低氧血症会引起肺血管收缩，血管内皮、平滑肌增生和管壁重塑与继发性红细胞增多，产生肺动脉高压和肺心病。

五、护理评估

（一）健康史

1. 了解患者患病的年龄、发生时间、诱因，主要症状的性质、严重程度和持续时间、加剧因素等。
2. 有无接触变应原，是否长期在污染的空气、自动或被动吸烟环境或拥挤的环境中生活、工作。

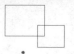

3. 详细询问吸烟史和过敏史，包括吸烟的种类、年限、每天的数量，或已停止吸烟的时间。

4. 询问患者日常的活动量和活动耐力，有无运动后胸闷、气急。

5. 了解患者有关的检查和治疗经过，是否按医嘱进行治疗，是否掌握有关的治疗方法。

（二）临床表现

1. 症状

早期患者，即使肺功能持续下降，可毫无症状，及至中晚期，出现咳嗽、咳痰、气短等症状，痰量因人而异，为白色黏液痰，合并细菌感染后则变为黏液脓性，在长期患病过程中，反复急性发作和缓解是本病的特点，病毒或细菌感染常常是急性发作的重要诱因，常发生于冬季。咯血不常见，但痰中可带少量血丝。晚期患者即使是轻微的活动，都不能耐受。合并肺心病时可出现肺、心功能衰竭及其他脏器的功能损坏表现。

2. 体征

早期无明显体征。随着病情发展可见桶状胸，呼吸活动减弱，辅助呼吸肌活动增强；触诊语颤减弱或消失；叩诊呈过清音，心浊音界缩小，肝浊音界下移；听诊呼吸音减弱，呼气延长，心音遥远等。晚期患者因呼吸困难，颈、肩部辅助呼吸肌常参与呼吸运动，可表现为身体前倾。呼吸时常呈缩唇呼吸，可有口唇发绀、右心衰竭体征。

3. 分型

COPD 可分两型，即慢支型和肺气肿型，慢支型因缺氧发绀较重，常常合并肺心病，水肿明显；肺气肿型因缺氧较轻，发绀不明显，而呼吸困难、气喘较重。大多数患者兼具这两型，但临床上以某型的表现为主。

（三）辅助检查

1. 胸部 X 检查与 CT

胸廓前后径增大，肋骨水平，肋间隙增宽，膈肌低平，两肺野透明度增高，肺纹理变细、减少。CT 上可见低密度的肺泡腔、肺大疱与肺血管减少。

2. 肺功能检查

最常用的指标是第 1 秒用力呼气量（FEV_1）占其预计值的百分比（FEV，%）和 FEV_1 占用力肺活量（FVC）之比。在诊断 COPD 时，必须以已使用支气管舒张药后测定的 FEV_1 为准，$FEV_1 < 80\%$ 预计值，和（或）$FEV_1/FVC < 70\%$ 可认为存在气流受限。

3. 动脉血气分析

早期无变化，随病情发展，动脉血氧分压降低，二氧化碳分压增高，并可出现代偿性呼吸性酸中毒，pH 降低。

（四）心理社会评估

COPD 是慢性过程，病情反复发作，对日常生活、工作造成很大的影响，应了解患者的心理状态及应对方式；是否对疾病的发生发展有所认识，对吸烟的危害性和采取有效戒烟措施的态度；评估患者家庭成员对患者病情的了解和关心、支持程度。

六、护理问题

1. 气体交换受损

与呼吸道阻塞、呼吸面积减少引起的通气换气功能障碍有关。

2. 清理呼吸道无效

与呼吸道炎症、阻塞、痰液过多而黏稠有关。

3. 营养失调

与呼吸困难、疲乏等引起患者食欲下降、摄入不足、能量需求增加有关。

4. 活动无耐力

与日常活动时供氧不足、疲乏有关。

5. 睡眠形态紊乱

与呼吸困难、不能平卧有关。

6. 焦虑情绪

与呼吸困难影响生活、工作和害怕窒息有关。

七、计划与实施

（一）目标

1. 患者的呼吸频率、节律和形态正常，呼吸困难得以缓解。

2. 患者能正确进行有效咳嗽、使用胸部叩击等措施，达到有效的咳嗽、咳痰。

3. 患者能认识到增加营养物质摄入的重要性。

4. 患者焦虑减轻，表现为平静、合作。

5. 患者能增加活动量，完成日常生活自理。

6. 患者能得到充足的睡眠。

（二）实施与护理

1. 生活护理

（1）急性发作期：有发热、喘息时应卧床休息取舒适坐位或半卧位，衣服要宽松，被褥要松软、暖和，以减轻对呼吸运动的限制。保持室内空气的新鲜与流通，室内禁止吸烟。

（2）饮食护理：对心、肝、肾功能正常的患者，应给以充足的水分和热量。每日饮水量应在 1 500 mL 以上。充足的水分有利于维持呼吸道黏膜的湿润，使痰的黏稠度降低，易于咳出。适当增加蛋白质、热量和维生素的摄入。COPD 患者在饮食方面需采用低糖类、高蛋白、高纤维食物，同时避免产气食物。少食多餐，每餐不要吃得过饱，少食可以避免腹胀和呼吸短促。

2. 心理护理

COPD 患者因长期患病，影响工作和日常生活，出现焦虑、抑郁、紧张、恐惧、悲观失望等不良情绪，针对病情及心理特征及时给予精神安慰，心理疏导，做好家人及亲友工作，鼓励他们在任何情况下，都要给予患者精神安慰，调动各种社会关系给予精神及物质关怀，介绍类似疾病治疗成功的病例，强调坚持康复锻炼的重要性，以取得主动配合，树立战胜疾病的信心。

3. 治疗配合

（1）病情观察：患者急性发作期常有明显咳嗽、咳痰及痰量增多，合并感染时痰的颜色由白色黏痰变为黄色脓性痰。发绀加重常为原发病加重的表现。重症发绀患者应注意观察神志、呼吸、心率、血压及心肺体征的变化，应用心电监护仪，定时监测心率、心律、血氧饱和度、呼吸频率、节律及血压变化，发现异常及时通知医师处理。

（2）对症护理：主要为咳嗽、咳痰的护理，发作期的患者呼吸道分泌物增多、黏稠，咳痰困难，严重时可因痰堵引起窒息。因此，护士应通过为患者实施胸部物理疗法，帮助患者清除积痰，控制感染、提高治疗效果。

胸部物理疗法包括：深呼吸和有效咳嗽、胸部叩击、体位引流、吸入疗法。

①深呼吸和有效咳嗽：鼓励和指导病患者行有效咳嗽，这是一项重要的护理。通过深呼吸和有效咳嗽，可及时排出呼吸道内分泌物。指导病患者 2 ~ 4 h 定时进行数次随意的深呼吸，在吸气末屏气片刻后暴发性咳嗽，促使分泌物从远端气道随气流移向大气道。

②胸部叩击：通过叩击震动背部，间接地使附在肺泡周围及支气管壁的痰液松动脱落。方法为五指并拢，向掌心微弯曲，呈空心掌，腕部放松，迅速而规律地叩击胸部。叩击顺序从肺底到肺尖，从肺外侧到内侧，每一肺叶叩击 1 ~ 3 min。叩击同时鼓励患者深呼吸和咳嗽，咳痰。叩击时间 15 ~ 20 min 为宜，每日 2 ~ 3 次，餐前进行，叩击时应问问病患者感受，观察面色，呼吸，咳嗽，排痰情况，检查肺部呼吸音及啰音的变化。

③体位引流：按病灶部位，协助患者取适当体位，使病灶部位开口向下，利用重力，及有效咳嗽或

胸部叩击将分泌物排出体外。引流多在早餐前 1 h、晚餐前及睡前进行，每次 10 ~ 15 min，引流间期防止头晕或意外危险，观察引流效果，注意神志、呼吸及有无发绀。

④吸入疗法：利用雾化器将祛痰平喘药加入湿化液中，使液体分散成极细的颗粒，吸入呼吸道以增强吸入气体的湿度，达到湿润气道黏膜，稀释气道痰液的作用，常用的祛痰平喘药：沐舒坦，异丙托溴铵。在湿化过程中气道内黏稠的痰液和分泌物可因湿化而膨胀，如不及时吸出，有可能导致或加重气道狭窄甚至气道阻塞。在吸入疗法过程中，应密切观察病情，协助患者翻身、拍背，以促进痰液排出。

（3）氧疗过程中的护理：COPD 急性发作期，大多伴有呼吸衰竭、低氧血症及 CO_2 潴留。Ⅱ型呼吸衰竭患者按需吸氧，根据缺氧程度适当调节氧流量，呼吸衰竭患者给予低流量吸氧，以免抑制呼吸。但应避免长时间高浓度吸氧，以防氧中毒。用氧前应向患者家属做好解释工作，讲明用氧的目的、注意事项、嘱患者不要擅自调节氧流量或停止吸氧，以免加重病情。在吸氧治疗中应监测患者的心率、血压、呼吸频率及血气指标的变化，了解氧疗效果。注意勿使吸氧管打折，鼻腔干燥时可用棉签蘸水湿润鼻黏膜。

（4）呼吸功能锻炼：COPD 患者急性症状控制后应尽早进行呼吸功能锻炼，教会患者及家属呼吸功能锻炼方法，督促实施并提供有关咨询材料。可以选用下述呼吸方法一种或两种交替进行。

①腹式呼吸锻炼：由于气流受限，肺过度充气，膈肌下降，活动减弱，呼吸类型改变，通过呼吸肌锻炼，使浅快呼吸变为深慢有效呼吸，利用腹肌帮助膈肌运动，调整呼吸频率，呼气时间延长，以提高潮气容积，减少无效腔，增加肺泡通气量，改变气体分布，降低呼吸功耗，缓解气促症状。方法：患者取立位，体弱者也可取坐位或仰卧位，上身肌群放松做深呼吸，一手放于腹部一手放于胸前，吸气时尽力挺腹，呼气时腹部内陷，也可用手加压腹部，尽量将气呼出，一般吸气 3 ~ 5 s，呼气 6 ~ 10 s。吸气与呼气时间比为 1：2 或 1：3。用鼻吸气，用口呼气要求缓呼深吸，不可用力，每分钟呼吸速度保持在 7 ~ 8 次，开始每日 2 次，每次 10 ~ 15 min，熟练后可增加次数和时间，使之成为自然的呼吸习惯。

②缩唇呼吸法：通过缩唇徐徐呼气，可延缓吸气气流压力的下降，提高气道内压，避免胸内压增加对气道的动态压迫，使等压点移向中央气道，防止小气道的过早闭合，使肺内残气更易于排出，有助于下一吸气进入更多新鲜的空气，增强肺泡换气，改善缺氧。方法为：用鼻吸气，缩唇做吹口哨样缓慢呼气，在不感到费力的情况下，自动调节呼吸频率、呼吸深度和缩唇程度，以能使距离口唇 30 cm 处与唇等高点水平的蜡烛火焰随气流倾斜又不致熄灭为宜。每天 3 次，每次 30 min。

4. 用药护理按医嘱用抗生素、止咳、祛痰药物，掌握药物的疗效和副作用，不滥用药物。

（1）祛痰止咳药物应用护理。

①祛痰药：通过促进气道黏膜纤毛上皮运动，加速痰液的排出；能增加呼吸道腺体分泌，稀释痰液，使痰液黏稠度降低，以利咳出。

②黏液溶解剂：通过降低痰液黏稠度，使痰液易于排出。

③镇咳药：直接作用于咳嗽中枢。

④其他还有中药化痰制剂。用药观察：观察用药后痰液是否变稀、容易咳出。及时协助患者排痰。注意事项：对呼吸储备功能减弱的老年人或痰量较多者，应以祛痰为主，协助排痰，不应选用强烈镇咳药物，以免抑制呼吸中枢及加重呼吸道阻塞和炎症，导致病情恶化。

（2）解痉平喘药物应用护理：解痉平喘药物可解除支气管痉挛，使通气功能有所改善，也有利于痰液排出。常用有：

①M 胆碱受体阻滞药。

②β_2 肾上腺素能受体激活药。

③茶碱类。用药观察：用药后注意患者咳嗽是否减轻，气喘是否消失。β_3 受体兴奋药常同时有心悸、心率加快、肌肉震颤等副作用，用药一段时间后症状可减轻，如症状明显应酌情减量。茶碱引起的不良反应与其血药浓度水平密切相关，个体差异较大，常有恶心、呕吐、头痛、失眠，严重者心动过速、精神失常、昏迷等，应严格掌握用药浓度及滴速。

5. 健康教育

（1）告诉患者及家属应避免烟尘吸入，气候骤变时注意预防感冒，避免受凉以及与上感患者的接触。

（2）加强体育锻炼，要根据每个人的病情、体质及年龄等情况量力而行、循序渐进，天气良好时到户外活动，如散步、慢跑、打太极拳等，以不感到疲劳为宜，增加患者呼吸道对外界的抵抗能力。

（3）教会患者学会自我监测病情变化，尽早治疗呼吸道感染，可在家中配备常用药物及掌握其使用方法。

（4）重视营养的摄入，改善全身营养状况，提高机体抵抗力。

（5）严重低氧血症患者坚持长期家庭氧疗，可明显提高生活质量和劳动能力，延长生命。每天吸氧10 ~ 15 h，氧流量 1 ~ 2 L/min，并指导家属及患者氧疗的目的及注意事项。

八、预期结果与评价

1. 患者发绀减轻，呼吸频率，深度和节律趋于正常。
2. 能有效咳痰，痰液易咳出。
3. 能正确应用体位引流、胸部叩击等方法排出痰液。
4. 营养状态改善；能运用有效的方法缓解症状，减轻心理压力。
5. 参与日常活动不感到疲劳，活动耐力提高。

第三节　急重症支气管哮喘的护理

急重症支气管哮喘包括哮喘急性发作和重症哮喘，是常见的内科急危症。在某些诱因下，原有支气管哮喘病情加重可在数小时或数天内出现，偶尔可在数分钟内危及生命。因此，必须对病情做出正确评估，给予及时有效的紧急治疗和护理。

（一）基本概念

1. 支气管哮喘

支气管哮喘（简称哮喘）是气道慢性炎症性疾病，该慢性炎症导致气道高反应性，通常出现广泛多变的可逆性气流受限，并引起反复发作性的喘息、气急、胸闷或咳嗽等症状。

2. 哮喘急性发作

哮喘急性发作是指喘息、气急、咳嗽、胸闷、呼吸困难等症状突然发生，或原有症状急剧加重，以呼气流量降低为特征。常因接触变应原等刺激物或治疗不当等所致。

3. 重症哮喘

重症哮喘是指哮喘严重急性发作，经常规治疗症状不能改善并继续恶化或伴发严重并发症者。

（二）病情严重程度分级

根据中华医学会呼吸病学分会修订的《支气管哮喘防治指南》，哮喘急性发作时病情严重程度的分四级：轻度、重度、重度和危重。

（三）治疗

治疗目标是有效控制急性发作症状并维持最轻的症状，防止哮喘加重；尽可能维持肺功能，防止发生不可逆的气流受限；防止哮喘死亡，降低病死率。

哮喘急性发作时立即进行治疗，否则将产生严重并发症危及生命。重度哮喘吸入糖皮质激素（二丙酸倍氯米松或相当剂量的其他吸入激素 > 1 000 μg），联合吸入长效 β_2 受体激动剂，需要时可再增加1种或1种以上下列药物：缓释茶碱、白三烯调节剂、口服长效 β_2 受体激动剂、口服糖皮质激素。同时进行氧疗、辅助通气，抗生素治疗，维持水电解质平衡、纠正酸中毒及并发症处理。

（四）护理

1. 护理目标

（1）及早发现哮喘先兆，保障最佳治疗时机，终止发作。

（2）尽快解除呼吸道阻塞，纠正缺氧，挽救病人生命。

（3）减轻患者身体、心理的不适及痛苦。

（4）提高患者的活动能力，提高生活质量。

（5）健康指导，提高自护能力，减少复发，维护肺功能。

2. 护理措施

（1）院前急救时的护理。

①首先做好出诊前的评估。接到出诊联系电话时询问病人的基本情况，做出预测评估及相应的准备。除备常规急救药外，需备短效的糖皮质激素与 β_2 受体激动剂（气雾剂）、氨茶碱等。做好机械通气的准备，救护车上的呼吸机调好参数，准备吸氧面罩。

②到达现场后，迅速评估病情及周围环境，判断是否有诱发因素。简单询问相关病史，评估病情。立即监测生命体征、意识状态的情况，发生呼吸、心搏骤停时立即配合医生进行心肺复苏，建立人工气道进行机械辅助通气。尽快解除呼吸道阻塞，及时纠正缺氧是抢救患者的关键。给予氧气吸入，面罩或者用高频呼吸机通气吸氧。遵医嘱立即帮助病人吸入糖皮质激素和 β_2 受体激动剂定量气雾剂，氨茶碱缓慢静脉滴注，肾上腺素 0.25 ~ 0.5 mg 皮下注射，30 min 后可重复 1 次。迅速建立静脉通道。固定好吸氧、输液管，保持通畅。重症哮喘病情危急，严重缺氧导致极其恐惧、烦躁，护士要鼓励病人，端坐体位做好固定，扣紧安全带，锁定担架平车与救护车定位把手，并在旁扶持。运送途中，密切监护病人的呼吸频率及节律、血氧饱和度、血压、心率、意识的变化，观察用药反应。

（2）到达医院后，帮助病人取坐位或半卧位，放移动托板，使其身体伏于其上，利于通气和减少疲劳。立即连接吸氧装置，调好氧流量。检查静脉通道是否通畅。备吸痰器、气管插管、呼吸机、抢救药物、除颤器。连接监护仪，监测呼吸、心电、血压等生命体征。观察病人的意识、呼吸频率、哮鸣音高低变化。一般哮喘发作时，两肺布满高调哮鸣音，但重危哮喘病人，因呼吸肌疲劳和小气道广泛痉挛，使肺内气体流速减慢，哮鸣音微弱，出现"沉默胸"，提示病情危重。护士对病情变化要有预见性，发现异常及时报告医生处理。

（3）迅速收集病史、以往药物服用情况，评估哮喘程度。如果哮喘发作经数小时积极治疗后病情仍不能控制，或急剧进展，即为重症哮喘，此时病情不稳定，可危及生命，需要加强监护、治疗。

（4）确保气道通畅维护有效排痰、保持呼吸道通畅是急重症哮喘的护理重点。

①哮喘发作时，支气管黏膜充血水肿，腺体分泌亢进，合并感染更重，产生大量痰液。而此时病人因呼吸急促、喘息，呼吸道水分丢失，致使痰液黏稠不易咳出，大量黏痰形成痰栓阻塞气管、支气管，导致严重气道阻塞，加上气道痉挛，气道内压力明显增加，加重喘息及感染。因此必须注意补充水分，湿化气道，积极排痰，保持呼吸道通畅。

②按时协助患者翻身、叩背，加强体位引流；雾化吸入，湿化气道，稀释痰液，防止痰栓形成。采用小雾量、短时间、间歇雾化方式，湿化时密切观察患者呼吸状态，发现喘息加重、血氧饱和度下降等异常立即停止雾化。床边备吸痰器，防止痰液松解后大量涌出导致窒息。吸痰时动作轻柔、准确，吸力和深度适当，尽量减少刺激并达到有效吸引。每次吸痰时间不超过 15 s，该过程中注意观察病人的面色、呼吸、血氧饱和度、血压及心率的变化。严格无菌操作，避免交叉感染。

（5）吸氧治疗的护理。

①给氧方式、浓度和流量根据病情及血气分析结果予以调节。一般给予鼻导管吸氧，氧流量 4 ~ 6 L/min；有二氧化碳潴留时，氧流量 2 ~ 4 L/min；出现低氧血症时改用面罩吸氧，氧流量 6 ~ 10 L/min。经过吸氧和药物治疗病情不缓解，低氧血症和二氧化碳潴留加剧时进行气管插管呼吸机辅助通气。此时应做好呼吸机和气道管理，防止医源性感染，及时有效地吸痰和湿化气道。气管插管病人吸痰前后均应吸入纯氧 3 ~ 5 min。

②吸氧治疗时，观察呼吸窘迫有无缓解，意识状况，末梢皮肤黏膜颜色、湿度等，定时监测血气分析。高浓度吸氧（ > 60%）持续 6 h 以上时应注意有无烦躁、情绪激动、呼吸困难加重等中毒症状。

（6）药物治疗的护理终止哮喘持续发作的药物根据其作用机制可分为：具有抗炎作用和缓解症状作用两大类。给药途径包括吸入、静脉和口服。

①吸入给药的护理吸入的药物局部抗炎作用强，直接作用于呼吸道，所需剂量较小，全身性不良反

应较少。剂型有气雾剂、干粉和溶液。护士指导病人正确吸入药物。先嘱病人将气呼尽，然后开始深吸气，同时喷出药液，吸气后屏气数秒，再慢慢呼出。吸入给药有口咽部局部的不良反应，包括声音嘶哑、咽部不适和念珠菌感染，吸药后让病人及时用清水含漱口咽部。密切观察与用药效果和不良反应，严格掌握吸入剂量。

②静脉给药的护理经静脉用药有糖皮质激素、茶碱类及 β_2 受体激动剂。护士要熟练掌握常用静脉注射平喘药物的药理学、药代动力学、药物的不良反应、使用方法及注意事项，严格执行医嘱的用药剂量、浓度和给药速度，合理安排输液顺序。保持静脉通路畅通，药液无外渗，确保药液在规定时间内输入。观察治疗反应，监测呼吸频率、节律、血氧饱和度、心率、心律和哮喘症状的变化等。应用拟肾上腺素和茶碱类药物时应注意观察有无心律失常、心动过速、血压升高、肌肉震颤、抽搐、恶心、呕吐等不良反应，严格控制输入速度，及时反馈病情变化，供医生及时调整医嘱，保持药物剂量适当；应用大剂量糖皮质激素类药物应观察是否有消化道出血或水钠潴留、低钾性碱中毒等表现，发现后及时通知医师处理。

③口服给药重度哮喘吸入大剂量激素治疗无效的患者应早期口服糖皮质激素，一般使用半衰期较短的糖皮质激素，如泼尼松、泼尼松龙或甲基泼尼松龙等。每次服药护士应协助，看病人服下，防止漏服或服用时间不恰当。正确的服用方法是每日或隔日清晨顿服，以减少外源性激素对脑垂体 – 肾上腺轴的抑制作用。

（7）并发症的观察和护理。

重危哮喘病人主要并发症是气胸、皮下气肿、纵隔气肿、心律失常、心功能不全等，发生时间主要在发病 48 h 内，尤其是前 24 h，在入院早期要特别注意观察，尤应注意应用呼吸机治疗者及入院前有肺气肿和（或）肺心病的重症哮喘病人。

①气胸是发生率最高的并发症。气胸发生的征象是清醒病人突感呼吸困难加重、胸痛、烦躁不安，血氧饱和度降低。由于胸膜腔内压增加，使用呼吸机时机器报警。护士此时要注意观察有无气管移位，血流动力学是否稳定等，并立即报告医生处理。

②皮下气肿一般发生在颈胸部，重者可累及到腹部。表现为颈胸部肿胀，触诊有握雪感或捻发感。单纯皮下气肿一般对患者影响较轻，但是皮下气肿多来自气胸或纵隔气肿，如处理不及时可危及生命。

③纵隔气肿是最严重的并发症，可直接影响到循环系统，导致血压下降、心律失常，甚至心搏骤停，短时间内导致病人死亡。发现皮下气肿，同时有血压、心律的明显改变，应考虑到纵隔气肿的可能，立即报告医生急救处理。

④心律失常患者存在的低氧及高碳酸血症、氨茶碱过量、电解质紊乱、胸部并发症等，均可导致各种期前收缩、快速心房纤颤、室上速等心律失常。发现新出现的心律失常或原有心律失常加重，要针对性地观察是否存在上述原因，做出相应的护理并报告医生处理。

（8）出入量管理。

急重症哮喘发作时因张口呼吸、大量出汗等原因容易导致脱水、痰液黏稠不易咳出，必须严格出入量管理，为治疗提供准确依据。监测尿量，必要时留置导尿，准确记录 24 h 出入量及每小时尿量，观察出汗情况、皮肤弹性，若尿量少于 30 mL/h，应通知医生处理。神志清醒者，鼓励饮水。对口服不足及神志不清者，经静脉补充水分，一般每日补液 2 500 ~ 3 000 mL，根据患者的心功能状态调整滴速，避免诱发心力衰竭、急性肺水肿。在补充水分的同时应严密监测血清电解质，及时补充纠正，保持酸碱平衡。

（9）基础护理。

哮喘发作时，患者生活不能自理，护士要做好各项基础护理，尽量维护病人的舒适感。

①保持病室空气新鲜流通，温度（18 ~ 22℃）、湿度（50% ~ 60%）适宜，避免寒冷、潮湿、异味。注意保暖，避免受凉感冒。室内不摆放花草，整理床铺时防止尘埃飞扬。护理操作尽量集中进行，保障患者休息。

②帮助患者取舒适的半卧位和坐位，适当用靠垫等维持，减轻病人体力。每日 3 次进行常规口腔、鼻腔清洁护理，有利于呼吸道通畅，预防感染并发症。口唇干燥时涂石蜡油。

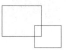

③保持床铺清洁、干燥、平整。对意识障碍加强皮肤护理，保持皮肤清洁、干燥，及时擦干汗液，更换衣服，每2h翻身1次，避免局部皮肤长期受压。协助床上排泄，提供安全空间，尊重患者，及时清理污物并清洗会阴。

（10）安全护理。

为意识不清、烦躁的患者提供保护性措施，使用床档，防止坠床摔伤。哮喘发作时，患者常采取强迫坐位，给予舒适的支撑物，如移动餐桌、升降架等。哮喘缓解后，协助患者侧卧位休息。

（11）饮食护理。

给予高热量、高维生素、易消化的流质食物，病情好转后改半流质、普通饮食。避免产气、辛辣、刺激性食物及容易引起过敏的食物，如鱼、虾等。

（12）心理护理。

严重缺氧时患者异常痛苦，有窒息和濒死感，患者均存在不同程度的焦虑、烦躁或恐惧，后者诱发或加重哮喘，形成恶性循环。护士应主动与患者沟通，提供细致护理，给患者精神安慰及心理支持，说明良好的情绪能促进缓解哮喘，帮助患者控制情绪。

（13）健康教育。

为了有效控制哮喘发作、防止病情恶化，必须提高患者的自我护理能力，并且鼓励亲属参与教育计划，使其准确了解患者的需求，能提供更合适的帮助。患者经历自我处理成功的体验后会增加控制哮喘的信心，改善生活质量，提高治疗依从性。具体内容主要有：哮喘相关知识，包括支气管哮喘的诱因、前驱症状、发作时的简单处理、用药等；自我护理技能的培养，包括气雾剂的使用、正确使用峰流速仪监测、合理安排日常生活和定期复查等。

①指导环境控制识别致敏源和刺激物，如宠物、花粉、油漆、皮毛、灰尘、吸烟、刺激性气体等，尽量减少与之接触。居室或工作学习的场所要保持清洁，常通风。

②呼吸训练指导病人正确的腹式呼吸法、轻咳排痰法及缩唇式呼吸等，保证哮喘发作时能有效地呼吸。

③病情监护指导指导患者自我检测病情，每天用袖珍式峰流速仪监测最大呼出气流速，并进行评定和记录。急性发作前的征兆有：使用短效β受体激动剂次数增加、早晨呼气峰流速下降、夜间苏醒次数增加或不能入睡，夜间症状严重等。一旦有上述征象，及时复诊。嘱患者随身携带止喘气雾剂，一出现哮喘先兆时立即吸入，同时保持平静。通过指导患者及照护者掌握哮喘急性发作的先兆和处理常识，把握好急性加重前的治疗时间窗，一旦发生时能采取正确的方式进行自救和就医，避免病情恶化或争取抢救时间。

④指导病人严格遵医嘱服药指导患者应在医生指导下坚持长期、规则、按时服药，向患者及照护者讲明各种药物的副作用及服用时注意事项，指导其加强病情观察。如疗效不佳或出现严重不良反应时立即与医生联系，不能随意更改药物种类、增减剂量或擅自停药。

⑤指导病人适当锻炼，保持情绪稳定在缓解期可做医疗体操、呼吸训练、太极拳等，戒烟，减少对气道的刺激。避免情绪激动、精神紧张和过度疲劳，保持愉快情绪。

⑥指导个人卫生和营养细菌和病毒感染是哮喘发作的常见诱因。哮喘病人应注意与流感者隔离，定期注射流感疫苗，预防呼吸道感染。保持良好的营养状态，增强抗感染的能力。胃肠道反流可诱发哮喘发作，睡前3h禁饮食、抬高枕头可预防。

第四节　肺癌的护理

肺癌是世界上最常见且发病率呈持续增高的少数几种恶性肿瘤之一。世界范围其发病构成比占据全部恶性肿瘤的16%，占全部癌死亡原因的28%。在大城市及工业污染重的地区，肺癌已占恶性肿瘤发病率首位，严重威胁着人类健康。

一、流行病学

1. 发病率、痛死率及流行趋势

（1）发病率和病死率：20世纪初，肺癌尚为少见病种，随着吸烟的普及和工业文明的发展，肺癌的发病水平从20世纪30年代开始明显增加。世界卫生组织国际癌症研究中心的研究报告指出，目前肺癌是全世界发病率最高的癌症，每年新增患者人数为120万；根据目前癌症的发病趋势，预计2020年全世界癌症发病率将比现在增加50%，全球每年新增癌症患者人数将达到1500万人。根据我国卫生部《2009年中国卫生统计年鉴》，2004—2005年我国肺癌病死率达30.83/10万，居恶性肿瘤病死率首位，其中男性病死率为41.34/10万，女性病死率为19.84/10万。

（2）流行趋势：近年来，肺癌的流行趋势有两个重要特征，一是组织细胞学类型的变化，20多年前，鳞状细胞癌一直是肺癌的主要组织学类型，而目前最常见的是腺癌；另一个重要特征是女性肺癌发病率在上升，Cornere等在新西兰进行的一项对照研究显示，45岁以下肺癌中67%为女性，而且腺癌是最主要的细胞学类型，占48%。

2. 人群分布

（1）年龄：近年来肺癌年龄发病曲线出现前移，提前了5～10岁，并且其发病率和病死率随年龄增长而上升。

（2）性别：几乎所有的国家和地区，肺癌的发病率和病死率皆是男性高于女性。近年来的研究表明，欧美等发达国家女性肺癌的发病率和病死率增长速度较男性快，男女发病性别比值不断下降。

（3）职业：肺癌是职业癌中最重要的一种，较为肯定的职业性肺癌包括石棉、砷和砷化合物，铬及铬化合物、镍及镍化合物、氯甲醚所致肺癌和焦炉工人肺癌等。

3. 地理分布

肺癌分布的一般规律是工业发达国家比发展中国家高，且存在城乡差别，大城市高于小城市，城市高于农村，近郊高于远郊。世界范围内，以北美和欧洲发病水平高，非洲最低，但各国家地区内部亦存在差异。我国肺癌分布不如食管癌、肝癌集中，东北、沿海及大工业城市相对高发，有由东北向南、由东向西逐步下降的趋势。

二、分子生物学

肺癌起源的生物学行为基于以下两个理论：①癌化，即由于外在或内在的因素影响，所有呼吸道上皮都处于发展成癌的危险中。②多步骤瘤变，肿瘤通过多次基因改变的积累，导致显性改变和癌。

发展中的化学预防策略需要对肿瘤发生过程的理解和能够反映高危状态及治疗效果的生物标记，以下即为可能成为化学预防中生物学的标志：①核视黄醛受体（RAR-β）。②肿瘤抑制基因（p53）。③原癌基因。④遗传标记，即染色体损伤产生的微核、染色体的多体性、染色体缺失（3p、5q、9p、11q、13q、17p）。

三、病因学

关于肺癌的确切致病因素尚不清楚，但经过长期的流行病学调查研究认为，常见的以下因素与肺癌的发生有一定的关系。

1. 吸烟

研究表明吸烟是肺癌最主要的危险因素，吸烟明显增加肺癌的发病危险，重度吸烟者的肺癌发病危险增加达10倍甚至20余倍以上，两者存在明显的量效关系。统计文献报道，美国85%～90%的肺癌和吸烟有关，国内统计证明80%～90%的男性，19.3%～40%的女性肺癌患者与吸烟有关。非吸烟肺癌患者有17%可归因于青少年时期的重度被动吸烟。大量证据表明，每日吸烟量越大，吸烟年限越长，开始吸烟年龄越早，吸入程度越深，烟草中焦油含量越高和吸无过滤嘴香烟等，均可使患肺癌危险性增高。

2. 职业暴露

工作场所致癌物的暴露对肺癌发病率的增加亦有重要作用，据统计职业性接触所引起的肺癌占肺癌总数的 5% ~ 20%。目前研究较多的是石棉，石棉致癌存在两个特点：①存在量效关系，且与吸烟有明显协同作用。②短时高强度暴露于石棉中也可能是致肺癌的危险因素。所有职业因子是肺癌的独立致病因素，与吸烟无关；但是这些职业因子与吸烟并存时，致肺癌的可能性进一步加大。

3. 大气污染和环境污染

全球范围内肺癌发病率均呈上升趋势，除吸烟外，大气和环境污染也是重要原因之一。现代工业和汽车尾气每年排放到大气中的多环芳烃估计达 20 000 ~ 50 000 t，其中苯并芘达 5 000 t 多，后者为一种很强的致肺癌物质，而香烟中致肺癌的主要因子即为多环芳烃。环境污染一方面指大环境的污染，如加工业生产和交通运输不合理排放废气、废渣、废水；另一方面，家庭小环境的污染也不容忽视，取暖、烹调所造成的多环芳烃和油烟雾也可能与肺癌发病相关。

4. 饮食营养

越来越多的研究报道认为，饮食营养因素与肺癌的发病相关。Pillow 等认为高脂、低蔬菜水果饮食增加了肺癌发病的危险性。有报道，饱和脂肪的摄入量与肺腺癌有较强的关系，食物胆固醇的摄入量与小细胞肺癌危险性有关。Ziegler 等认为，增加蔬菜和水果的摄取，无论对吸烟者、被动吸烟者和非吸烟者来说都有可能降低肺癌发病的危险性。

5. 遗传因素

肺癌是一系列复杂的基因突变的后果，同一暴露条件下不同人群肺癌发病率不尽相同，即使在重度吸烟者中亦仅约 8% 的人发生肺癌，说明肺癌易感性存在个体差异。个体基因的差异或缺陷决定了不同个体对致癌物的易感性不同。对肺癌的家族聚集性研究表明：肺癌患者的非吸烟直系亲属比非吸烟人群患肺癌的危险度要增加 2 ~ 4 倍。

四、病理学

肺癌绝大多数起源于支气管黏膜上皮，极少来自肺泡上皮，因而肺癌主要为支气管肺癌。肺癌的分布情况为右肺多于左肺，上叶多于下叶。

1. 肉眼分型

依据解剖学位置和形态常可分为中央型、周围型和弥漫型三种。

2. 组织学分型

临床上较常见的肺癌类型为鳞状细胞癌、小细胞癌、腺癌和大细胞癌四种。

（1）鳞状细胞癌：占肺癌 40% 以上，是最常见的类型。大多由近肺门处较大支气管黏膜上皮细胞经鳞状化生癌变而成。最常发生的部位是段支气管，其次是肺叶支气管，肉眼观多呈中央型。

（2）腺癌：占肺癌的 25% ~ 30%。大多数腺癌是周围型，肿块直径多在 4 cm 以上。腺癌可分为腺泡癌、乳头状癌、细支气管肺泡癌和有黏液形成的实体癌四种亚型，其中绝大多数是乳头状腺癌。

（3）大细胞癌：大细胞癌由多形性、胞质丰富的大细胞组成，约占肺癌的 15%。此癌好发于肺的周围部分或肺膜下，与支气管无关。部分大细胞肺癌具有神经内分泌功能。

（4）小细胞癌：小细胞肺癌来源于支气管黏膜的基底细胞或储备细胞，其特点是生长迅速和早期转移。小细胞肺癌是肺癌中恶性程度最高的一种，占肺癌的 10% ~ 20%。WHO 将小细胞肺癌分为燕麦细胞型、中间型和混合型三种亚型。

五、扩散和转移

1. 直接扩散

中心型肺癌穿过支气管壁后，可直接向肺内组织浸润与生长，亦可浸润支气管周围淋巴结，以及心包、心脏、大血管、食管、膈肌、喉返神经等。周围型肺癌常沿支气管或肺泡增殖，容易侵犯胸膜、胸壁、肋骨及膈肌。

2. 淋巴转移

淋巴转移是肺癌转移的重要途径，最常见锁骨上淋巴结的转移，此外包括肺门、纵隔、腋窝及腹腔淋巴结，多无特异性临床症状，淋巴结活检可确定组织类型。淋巴结大小不一定反映病程早晚。

3. 血行转移

当癌细胞侵入小静脉、毛细血管或胸导管时，即可进入血管发生远处脏器转移。

不同组织学类型的肺癌，播散的途径也不同。鳞癌以淋巴转移为主；腺癌可侵犯、压迫局部肺组织，经支气管黏膜下淋巴播散，常累及胸膜出现胸腔积液，易发生肺门淋巴结转移，骨、肝、脑是其易转移的器官；大细胞癌易血行转移；小细胞癌早期可有血行和淋巴转移。

六、临床表现

1. 由原发灶引起的症状

（1）咳嗽：最常见的临床症状，主要是由于肿瘤侵蚀支气管黏膜而引起的刺激性咳嗽，为一种保护性非自主反射，目的是为了清除呼吸道异物和分泌物。60% 的患者以咳嗽为首发症状，80% 患者有咳嗽症状。晚期由于支气管狭窄引起咳嗽加重，可带有金属音调。

（2）咯血或痰中带血：肺癌第 2 常见症状，以此为首发症状者占 30% 左右。常表现为间断性或持续性、反复少量的痰中带血或少量咯血。持续时间不一，一般较短，仅数日，但也有达数月者。中央型肺癌咯血较常见，周围型肺癌在肿瘤较小时很少见咯血，但当肿瘤增大到一定程度后，由于肿瘤中心缺血坏死引起出血，也会出现咯血症状。

（3）胸痛：为肿瘤侵犯胸膜、肋骨、胸壁及其他组织所致。肺癌早期可有不定时的胸闷、胸部不规则的隐痛和钝痛，当用力、体位改变、咳嗽和深呼吸时患侧胸痛症状将愈加明显。据统计，周围型肺癌中以胸痛、背痛、肩痛、上肢痛和肋间神经痛为首发症状而前来就诊者占 25% 左右。

（4）呼吸困难：文献报道，肺癌中 50% ~ 60% 患者存在呼吸困难，约 10% 以呼吸困难为首发症状。多见于中央型肺癌，尤其是肺功能较差者。呼吸困难程度因病情严重程度和耐受能力不同而异。

（5）发热。

①癌性发热，肿瘤坏死组织被机体吸收所致，抗感染药物治疗无效，有效的抗肿瘤治疗后可以退热；

②炎性发热，某一段或叶支气管开口的阻塞或管腔受压迫，引起的相应段或叶的阻塞性肺炎或肺不张引起的发热，多在 38℃左右，抗感染治疗虽有效，但常反复发作。

（6）喘鸣：常为管腔内肿瘤或异物阻塞，以及管壁被管外肿大的纵隔淋巴结或侵犯纵隔压迫引起的管腔狭窄。喘鸣一般为间歇性，不受咳嗽影响。

（7）体重下降：肺癌晚期由于感染、疼痛等影响食欲及睡眠，肿瘤生长及其所产生的各种毒素引起身体消耗增加而导致患者体重下降，最终形成恶病质。

2. 肿瘤局部扩展引起的症状

（1）吞咽困难：一般由于纵隔第 7、8 组淋巴结（隆突下、食管旁淋巴结）转移增大时压迫食管造成吞咽困难，多为下叶肿瘤，并且淋巴结可向前浸润气管，向后浸润食管形成气管 - 食管瘘，可反复发生吸入性肺炎。

（2）声音嘶哑：由于肺癌纵隔淋巴结转移或癌肿直接侵犯该侧喉返神经，造成患侧声带麻痹，左侧常因主动脉弓下淋巴结转移或压迫所致，右侧常因锁骨上淋巴结转移或压迫所致。

（3）膈肌麻痹：由于癌肿侵犯或压迫膈神经造成，表现为胸闷、气促，患侧肺下界上移，呼吸时膈肌出现矛盾运动（吸气时膈肌上升，呼吸时膈肌下降）。

（4）胸腔积液或心包积液：肿瘤累及胸膜或心包时所致，表现为胸部叩诊为浊音，心脏浊音界扩大，穿刺抽液行细胞学检查可确诊。

（5）上腔静脉综合征（SVCS）：常因肺癌直接侵犯或压迫上腔静脉（包括转移纵隔淋巴结），造成上腔静脉及无名静脉的部分或完全堵塞导致静脉回流障碍。表现为气促、上肢和头颈部水肿，颈静脉怒张，胸壁皮肤见红色或青紫色毛细血管扩张，当阻塞发展迅速时还可以导致脑水肿而出现头痛、嗜睡、意识障碍等。

（6）Homner 综合征：颈及第 1 胸交感神经节受肿瘤侵犯或压迫所致，表现为患侧颜面无汗和发红、患侧眼球内陷、眼睑下垂、眼裂狭窄、瞳孔缩小等。

（7）Pancoast 综合征：为肺尖发生的支气管肺癌并侵犯肺上沟部，引起肩部和上胸壁疼痛等一系列临床综合征，多为低度恶性鳞癌，生长缓慢，晚期才出现转移。也可合并 SVCS。

3. 远处转移引起的症状

（1）中枢神经系统转移：脑、脑膜和脊髓转移，主要表现为颅内高压症状，如剧烈疼痛、恶心、喷射性呕吐等；也可表现为脑神经受累症状，如复视、谵妄、意识障碍等。

（2）骨转移：易转移至肋骨、脊椎和骨盆，表现为局部疼痛，压痛、叩击痛，骨质破坏还可导致病理性骨折。

（3）肝转移：可有厌食、肝区疼痛、肝大、黄疸和腹水等，患者多于短期内死亡。

（4）肾及肾上腺转移：肺癌胸外转移中肾转移占 16% ~ 23%，可出现血尿；肾上腺转移也较常见，导致艾迪生病。患者多于短期死亡。

4. 副癌综合征

肺癌细胞产生并释放的具有内分泌功能物质，产生一种或多种特殊肺外症状而导致的综合征。

（1）肥大性肺性骨关节病：多见于鳞癌，主要表现为杵状指、长骨远端骨膜增生，关节肿胀、疼痛和触痛。

（2）异位促肾上腺皮质激素分泌综合征：肿瘤分泌促肾上腺皮质激素样物，导致库欣综合征样症状，下肢水肿、高血压、高血糖、低血钾、向心性肥胖、精神障碍，多见于小细胞肺癌，特别是燕麦细胞癌。

（3）异位促性腺皮质激素分泌综合征：癌肿分泌黄体生成素（LH）和绒毛膜促性腺激素（HCG）刺激性腺激素产生所致，表现为男性乳房发育伴疼痛，各类型肺癌都可以发生，多见于未分化癌和小细胞肺癌。

（4）抗利尿激素分泌异常综合征（SIADFI）：肿瘤分泌大量抗利尿激素（ADH）或其类似物质所致，表现为稀释性低钠血症和水中毒症状，多见于燕麦细胞癌。

（5）类癌综合征：肿瘤分泌 5HT 所致，表现为支气管痉挛性哮喘、皮肤潮红、阵发性心动过速、腹泻、腹痛、消化性溃疡、心瓣膜病变等，多见于腺癌和燕麦细胞癌。

（6）神经–肌肉综合征：小细胞未分化癌多见，病因尚不明确，可能是一种自身免疫疾病，表现为随意肌肌力减退、极易疲劳、共济失调、感觉障碍等。

（7）高钙血症：癌肿分泌甲状旁腺激素或一种溶骨物质所致，多见于鳞癌，临床表现为高钙血症，并有不同程度的代谢性酸中毒。患者常感无力、口渴、多尿、食欲缺乏、烦躁不安。

七、辅助检查

1. 痰脱落细胞学检查

可用于肺癌的诊断及早期筛查，方法简便无痛苦，阳性率达 80% 以上，可确定肿瘤的组织学类型。但由于该法假阴性率高（20% ~ 60%），并有一定的假阳性率（约 2%），且不能定位，故在临床应用中有一定局限性。

2. 影像学诊断

（1）胸部 X 线：最基本、应用最广泛的影像学检查方法，包括透视、正侧位胸部 X 线片等，可发现块影或可疑肿块阴影。

（2）计算机体层摄影（CT）：目前已经作为手术和放疗前估计肿瘤大小和侵犯程度的常规方法。CT 图像清晰，能发现普通 X 线不易发现的较隐蔽的病灶，能清楚显示病变形态和累及范围，能检查有无淋巴结及远处转移：同时可行 CT 引导下穿刺活检。

（3）磁共振成像（MRI）：利用生物组织对中等波长电磁波的吸收来成像，能从横断位、冠状位和矢状位等多个位置对病灶进行观察，可增加对胸部疾病诊断及对肺门区肿瘤和血管的区别能力。

（4）正电子发射断层图（PET）：是目前唯一利用影像学方法进行体内组织功能、代谢和受体显像的技术，不仅能反映人体解剖结构改变，更可提供体内功能代谢信息，可从分子水平揭示疾病发病机制和治疗效应。通过 PET 可发现早期原发性肺癌和转移灶，并且可以判断手术是否达到根治以及术后是否有转移或者复发。在判断肿瘤分期及疗效方面，PET 优于现有的任何影像学检查。

3. 肺癌标记物

目前具有足够灵敏度和特异性的肺癌标记物还不多，对肺癌诊断、分期和监测有一定临床意义的肺癌标记物包括癌胚抗原（CEA）、神经元特异性烯醇化酶（NSE）、鳞状细胞癌抗原（SCC）、组织素肽抗原（TPA）、细胞角蛋白 –19 成分和异位激素等。

4. 有创检查方法

（1）纤维支气管镜检查：其管径细，可弯曲，易插入段支气管和亚段支气管，直接观察肿块，并且能够取得病理组织进行活检，还能直接对病灶进行处理，已成为确诊肺癌最重要的手段。

（2）胸腔镜检查：适用于肺部肿块，经纤维支气管镜或经皮肺穿刺活检未能得到组织学诊断，且不能耐受开胸手术的患者。其优点在于直观、准确，并可做活检。

（3）纵隔镜检查：是一种用于上纵隔探查和活检的方法，由于其具有高度的敏感性和特异性，在国外被广泛应用于肺癌的术前分期。

（4）经胸壁穿刺活检：在 CT 引导下，用细针穿刺肺部，采取活检组织做病理学或细胞学检查，此方法用于周围型、> 1 cm 的肺部病灶以及不能耐受支气管镜检查或开胸活检的患者，阳性率可达80%。

（5）转移病灶活检：已有颈部、锁骨上、腋下及全身其他部位肿块或结节的患者，可行肿块切除活检，以明确病理类型及转移情况，为选择治疗方案提供依据。

八、治疗要点

1. 手术治疗

（1）肺楔形及局部切除术：适用于年老体弱、肺功能低下，难以耐受肺叶切除者的肺周边结节型分化程度较高的原发性癌或转移性病灶。但有报道，无淋巴结转移的工期肺癌患者楔形切除的复发率明显高于肺叶切除术，因此对该种术式的选择必须慎重。

（2）肺段切除术：适用于肺内良性病变及老年人、肺功能差的周围型孤立性癌肿。目前大多用楔形切除术代替。但对于接近肺段根部的肿瘤，肺段切除较为安全彻底。

（3）肺叶切除术：目前国内外均以肺叶切除作为肺癌手术的首选方式，适用于局限一个肺叶内的肿瘤，叶支气管可受累，但须有足够安全切除部分，确保残端切缘无癌浸润。

（4）全肺切除术：指一侧全肺切除，适用于肺功能良好，估计可耐受一侧全肺切除，癌肿病变较为广泛的病例。因全肺切除手术死亡率明显高于肺叶切除术，因此在病灶能完全彻底切除的前提下，尽一切努力通过运用支气管成形和血管成形的办法完成肺叶切除术，而避免全肺切除。

（5）支气管袖状肺叶切除术：既可切除累及主支气管的肿瘤，又能保留健康的肺组织，对心肺功能不全或不能耐受全肺切除的患者，此术式安全并取得良好的效果。

（6）隆突切除术：指气管隆嵴或邻近区域受肿瘤侵犯时，将隆突和原发病变一并切除，行主支气管、支气管和气管吻合重建呼吸道。此术式复杂、难度大。

（7）电视辅助胸腔镜手术（VATS）：是一种比较新的微创外科治疗技术，无须采用常规开胸切口即能进行复杂的胸腔手术。有资料显示电视辅助胸腔镜手术与标准开胸手术相比，对患者创伤和生理扰乱小，术后并发症和病死率低，减少了术后疼痛，降低了术后的医疗工作量，缩短了住院时间，可促进患者早日康复。通过电视辅助胸腔镜手术可行肺活检术、肺楔形切除术、肺叶切除术等。但电视辅助胸腔镜手术仍有许多不足之处，如费用高、麻醉要求高、手术适应证有限等。

2．综合治疗

第39届美国临床肿瘤学会（ASCO）大会上将多学科治疗列为肿瘤工作的重点。目前肺癌综合治疗手段除手术外还包括以下几个方面。

（1）术后放、化疗：传统方法，根据患者手术情况给予适当的辅助治疗，在小细胞肺癌（SCLC）已有肯定结果，在非小细胞肺癌（NSCLC）仍有争议。

（2）术前化疗或放疗（新辅助治疗）：无论小细胞肺癌和非小细胞肺癌近年来都有比较肯定的结果，非小细胞肺癌（ⅢA期）的术前新辅助化疗目前很受重视，可使N分期下调（$N_2 \rightarrow N_1$），获得手术机会，减少术中肿瘤细胞播散概率，消灭微小转移灶。

（3）放化疗结合：对于局部晚期的非小细胞肺癌的治疗，有强烈证据表明放、化疗比单纯放疗好，同期放、化疗优于序贯放化疗。当然，全量的化疗和放疗同期使用的前提，是患者必须有良好的状态和脏器功能，如果达不到这样的条件的话，有循证医学研究的结果是对局部晚期的非小细胞肺癌，为了达到全量和及时的主要目的，宁可选择序贯化放疗模式，而不要一味地强调同期化、放疗模式。

（4）生物治疗。

①局部治疗：癌性胸腔积液引流排液后注入生物反应调节药，如溶链菌制剂、白细胞介素-2、干扰素等。

②免疫治疗：发挥宿主治疗的自身免疫功能，提高人体防御机制，杀伤肿瘤细胞或抑制肿瘤的转移灶形成，而无损于人体器官功能。现在较为成熟有效的免疫调节药有白细胞介素-2、干扰素、肿瘤坏死因子。文献报道，免疫调节药与化疗联合应用可提高疗效，手术后长期应用免疫调节药有减少转移的作用。

③分子靶向治疗：利用肿瘤细胞可以表达特定的基因或基因的表达产物，将抗癌药物定位到靶细胞的生物大分子或小分子上，抑制肿瘤细胞的增殖，最后使其死亡。分子靶向药物作用的分子，正常细胞很少或不表达，在最大程度杀伤肿瘤细胞的同时，对正常细胞杀伤最小。分子靶向治疗药物包括：a. 以表皮生长因子受体（EGFR）为靶点的药物，如吉非替尼（易瑞沙）、伊马替尼（格列卫）、HER-2抑制药（赫赛汀）。b. 以血管内皮生长因子（VEGF）为靶点的药物，如贝伐单抗（阿瓦斯汀）。

④基因治疗：大致可分为基因替代、基因修饰、基因添加、基因补充和基因封闭，较为推崇的是基因添加，即额外地将外源基因导、入细胞使其表达。目前肺癌的基因治疗策略为将含特异性肿瘤坏死因子（TAAs）编码序列的基因导入人体内，产生免疫应答杀伤肿瘤细胞。

九、护理评估

评估患者是否出现刺激性干咳、痰中带血、血痰、间断少量咯血；有无呼吸困难、发绀、杵状指（趾）；有无肿瘤压迫、侵犯邻近器官组织引起与受累组织相关征象，如持续性、剧烈胸痛等。

十、护理措施

1．呼吸道护理

（1）戒烟：因为吸烟会刺激肺、气管及支气管，使气管、支气管分泌物增加，妨碍纤毛的活动和清洁功能，易致肺部感染，故术前应指导并劝告患者戒烟。

（2）保持呼吸道的通畅：术前痰量超过50 mL/d的患者应先行体位引流；痰多不易咳出者，可行雾化吸入每日3～4次，每次20～30 min，必要时经支气管镜吸出分泌物。注意观察痰液的量、色、黏稠度及气味；遵医嘱给予支气管扩张药、祛痰药、抗生素等药物，以改善呼吸状况，控制呼吸道感染。

（3）氧气吸入：术后由于麻醉药物的抑制，手术创伤及胸带包扎等，呼吸频率和幅度受限，患者常有缺氧表现，应持续吸氧以维持有效的呼吸功能，必要时使用面罩吸氧。护士应注意监测血氧饱和度，保持其在90%以上，能够达到95%以上为最佳。

（4）雾化吸入：术后第1天起需遵医嘱给予雾化吸入治疗，以达到稀释痰液、消炎、解痉、抗感染的目的。若患者痰液黏稠，可酌情增加雾化吸入次数。

（5）有效排痰。

①腹式呼吸与咳嗽训练：腹式呼吸及咳嗽是开胸术后患者必须进行的康复锻炼，以促进肺的复张。一般可先进行腹式呼吸数次，将双手置于上腹部，感觉腹肌用力状况，然后执行"咳嗽三步曲"，即第一步深吸气、第二步憋住气、第三部声门紧闭，使膈肌抬高，增加胸腔内压力，最后突然放开声门，收缩腹肌使气体快速冲出将痰液咳出。护士需鼓励并协助患者进行，每 1 ~ 2 小时进行 1 次。护士可在协助患者咳嗽时固定其胸部伤口，以减轻疼痛。

②叩击排痰：护士在指导患者进行有效咳嗽的同时，可通过叩击其背部的方法，使痰液松动脱落至气道，利于患者咳出。具体方法为，协助患者取半坐卧位或侧卧位，护士手指并拢弯曲成杯状，利用腕部力量，避开胸部切口，从肺的下叶部开始，自下而上、由边缘向中央有节律地叩拍患者背部，每 4 ~ 6 小时重复 1 次。叩击不可在肋骨以下、脊柱或乳房上，以避免软组织损伤。叩击用力需适当，老年患者切勿用力过猛，以免造成肋骨骨折，肺泡破裂等意外发生。在患者呼气或咳嗽时，可用双手在胸壁上加压以加强咳嗽效果。每次叩击时间为 3 ~ 5 min。

③胸骨上窝刺激排痰：当患者咳嗽反应弱，无法掌握有效咳嗽的方法时，可在其吸气终末，用一手指稍用力按压其环状软骨下缘与胸骨交界处，刺激其咳嗽，或稍用力按压胸骨上窝的气管，并同时行横向滑动，可重复数次，以刺激气管促使其深部的痰液咳出，每 4 小时做 1 次。在操作过程中，应注意观察患者的神态、面色、脉搏等，防止发生意外。

④鼻导管刺激排痰：对于痰多且咳痰无力的患者，在叩击和振动的操作下还不能有效排痰时，可考虑鼻导管刺激法，诱导患者主动排痰，方法为：将吸痰管从鼻腔缓慢放入，在 10 ~ 15 cm 长度时（接近声门处）上下轻轻移动，刺激患者产生咳嗽。操作过程中应注意避免误吸的发生。

⑤纤维支气管镜吸痰：各种辅助咳痰方法均无效时，可由医师利用纤维支气管镜进行吸痰。纤维支气管镜可在直视状态下充分清除支气管和肺泡内痰液，避免由于盲吸造成的吸痰管内负压对支气管壁的损伤，并减少呼吸道感染。

⑥气管插管或气管切开：对于上述任何方法都不能有效排痰，患者术后出现因咳痰不畅造成严重低氧血症、心律失常，甚至呼吸衰竭时，可行气管切开术进行急救。通过人工建立的气管切口完成吸痰，并经呼吸机治疗，纠正呼吸衰竭的症状。

2. 胸腔闭式引流的护理

胸腔闭式引流的目的是排除胸腔内的积气、积血和积液，重建和保持胸腔内负压，预防纵隔移位，促进肺复张。

（1）置管位置：引流气体时，常放置在锁骨中线第 2 肋间；引流液体时，常放置于腋中线第 6 ~ 8 肋间。一般来说，肺叶切除术、肺楔形切除术者常于开胸侧放置 1 根胸腔引流管以排出积血、积液；肺上叶、中叶、肺段切除术者需同时安置用于排气和排液的 2 根胸腔引流管。

（2）胸管的固定：应保证胸腔闭式引流管接水封长玻璃管置于液面下 2 ~ 3 cm，并保持直立位。水封瓶液面应低于引流管胸腔出口平面 60 ~ 100 cm，并放在床下固定位置，防止碰倒或打碎。患者带管下床时应注意引流瓶位置低于膝关节。

（3）胸管的挤压：术后初期每：30 ~ 60 分钟向水封瓶方向挤压引流管 1 次，促进引流，防止凝结的血块堵塞管道。方法为双手握住引流管距胸腔出口插管处 10 ~ 15 cm，挤压时双手前后相接，后面的手捏闭引流管，前面的手快速挤压引流管，使管路内气体反复冲击引流管口。近年来主动挤压胸腔闭式引流管的做法受到质疑，Joanna Briggs Instiute（JBI）循证护理中心关于"胸腔引流患者的护理"进行了系统综述，推荐的做法是只在管道内出现血块阻塞时才挤压，并且只在阻塞部位局部挤压，保证产生最小的负压。

（4）胸管的观察：护士检查引流管是否通畅的最直接的方法是观察玻璃管水柱是否随呼吸波动，正常水柱上下波动为 4 ~ 6 cm。若引流管水柱停止波动，有以下两种情况：

①引流管阻塞，失去引流作用。

②引流侧肺复张良好，无残腔。

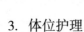

3. 体位护理

（1）手术当日，患者麻醉未清醒前取去枕平卧位，头偏向一侧，以避免舌后坠或呕吐物、分泌物误吸入呼吸道引起窒息。清醒后应给予垫枕并抬高床头30°，可减轻疼痛，有利于呼吸及引流。

（2）术后第1天起，肺叶切除术或肺楔形切除术者，应避免手术侧卧位，最好坐位、半坐卧位或不完全健侧卧位，以促进患侧肺组织扩张；全肺切除术者，应避免过度侧卧，可采取1/4侧卧位，以预防纵隔移位导致呼吸循环功能障碍；气管、隆突重建术后，采用缝线将下颌固定于前胸壁7～10 d，以减轻吻合口张力，防止吻合口瘘的发生。术后应避免患者采用头低仰卧位，以防膈肌上升妨碍通气。

4. 疼痛护理

开胸手术创伤大，加上胸腔引流管的刺激，胸肌及神经均受到损伤，切口疼痛较剧烈，患者常常不敢深呼吸、咳嗽，引起分泌物潴留，导致肺炎、肺不张。有研究表明良好的术后镇痛可使术后肺功能改善10%～5%。目前用于临床的开胸术后的镇痛方法主要有以下几种。

（1）临时肌内注射和口服镇痛药，但不良反应较大，如呼吸抑制、恶心呕吐、胃肠道反应等，另外还具有用药不灵活、药物依赖、给药不及时等缺点。

（2）硬膜外置管注射麻醉药或镇痛药的方法，常发生低血压、恶心、呕吐、嗜睡、尿潴留等并发症，且操作较复杂，麻醉平面不易控制，且硬膜外置管还可能引起严重的硬膜外腔感染等并发症。

（3）患者自控镇痛（PCA）可维持药物的有效浓度，避免不同个体使用常规剂量不足或用药过量的情况，但其配方中麻醉药同样具有各种相应的不良反应，年龄过大或过小、精神异常、无法控制按钮及不愿接受者不适合使用，同时仍存在尿潴留、便秘、嗜睡、恶心、呕吐甚至呼吸抑制等并发症。

（4）肋间神经冷冻，是用高压气流使局部产生低温，使引起疼痛的肋间神经的功能暂时被阻断而处于"休眠"状态而导致无痛的方法。有研究表明，冷冻肋间神经镇痛作用持续时间长，能覆盖整个围术期，不良反应小，无嗜睡、恶心、呕吐、皮肤瘙痒、尿潴留、呼吸困难等不良反应，是一种值得推广的食管癌术后镇痛方法，但近期有研究发现，肋间神经冷冻镇痛后，慢性疼痛发生率增加，是值得注意的事件。

5. 术后活动

术后第1天起即可进行主动活动，应注意劳逸结合，量力而行，不进行活动或活动过量均对康复不利。

（1）肩关节活动：术后第1天开始可指导患者进行术侧手臂上举、外展、爬墙以及肩关节向前、向后旋转、拉绳运动等肩臂的主动运动，以使肩关节活动范围恢复至术前水平，预防肩下垂。

（2）下肢活动：主要目的在于预防深静脉血栓形成（DVT）。有资料统计，行外科手术而未采取预防措施者，深静脉血栓形成的发病率为25%。预防深静脉血栓形成的方法包括以下几个方面。

①膝关节伸屈运动及足踝主、被动运动，可以增加腓肠肌泵的作用。足踝的屈伸、内外翻及环转运动能增加股静脉的血流速度，其中以主动环转运动对股静脉血流的促进作用最强，预防效果最为理想。术后第1天起即可开始进行，每天不少于3次。

②据患者体质、病情，酌情鼓励患者进行术后床旁活动，活动需循序渐进，可于术后第1～2天开始进行。下床活动宜采取逐渐改变体位的方式进行，如坐起–双腿下垂床边–缓慢站立，这样可增加循环系统的适应时间。若患者感觉眩晕，应让其平卧，待症状缓解后，间隔几个小时再下床。床旁活动的量不宜过大，以患者不感到疲倦为宜。

③应用弹力袜。弹力袜可产生由下到上的压力，适度压迫浅静脉，增加静脉回流量以及维持最低限度的静脉压，可在早期离床活动时穿戴。不足之处是不同患者腿粗细不同，无法完全适合腿形，尤其是腿长型，有可能不能完全符合压力梯度；若使用不当可能引起水肿、浅表性血栓性静脉炎等并发症。

④下肢间歇充气泵的应用。下肢间歇充气泵是通过间歇充气的长筒靴使小腿由远而近地顺序受压，利用机械原理促使下肢静脉血流加速，减少血流淤滞，可在手术当天使用。使用器械辅助预防深静脉血栓形成时需注意评估皮肤的情况，观察有无红、肿、痛及皮肤温度的变化，了解血液循环情况。

6. 皮肤护理

（1）术前皮肤准备：有研究结果表明，术前适当的清洁手术野皮肤，其预防切口感染的效果同常规术前剃毛相类似，而剃毛则可造成肉眼看不见的表皮组织损伤，成为细菌进入体内的门户，易导致术后切口感染，同时会给患者带来不适。根据国内外学者的研究结果，结合临床实际情况，患者术前以淋浴清洁皮肤为主，只需剃去腋下及胸背部浓密部位毛即可，若手术涉及腹部切口，还应包括会阴部。有国外学者提倡使用脱毛剂脱毛，但其费用较高，对国内患者是否适用有待于进一步探讨。

（2）术后皮肤保护：有研究表明，压力是导致压疮发生的重要原因，并与受压时间密切相关，术后压疮 85% 发生于骶尾部。护士应对患者的病情及营养状况进行正确评估，对于有压疮风险的患者，可提前在受压部位贴透明敷料保护，帮助改善局部供血供养，减少摩擦力，减少受压部位的剪切力，预防压疮的发生。

7. 化疗病人的护理

（1）护士应了解药物的作用与毒性反应，并对患者做详细的说明。

（2）安全用药，选择合适的静脉，注射过程中严禁药物外渗。

（3）密切观察和发现药物的毒性反应，及时给予处理。

①评估患者应用化疗药物后机体是否产生毒性反应，严重程度如何。

②恶心呕吐的护理：a. 患者出现恶心呕吐时，嘱家属不要紧张，以免增加患者的心理负担，减慢药物滴注速度，并遵医嘱给予止吐药物，以减轻药物反应。b. 化疗期间进食较清淡的饮食，少食多餐，避免过热、粗糙的刺激性食物，化疗前后 2 h 内避免进食；c. 患者感恶心时，嘱患者做深呼吸，或饮少量略带酸性的饮料，有助于抑制恶心反射；d. 如化疗明显影响进食，出现口干，皮肤干燥等脱水表现，应静脉补充水、电解质及营养。

③骨髓抑制的护理：a. 检测患者的白细胞，当白细胞总数降至 $3.5 \times 10^9/L$ 或以下时应及时通知医师。b. 当白细胞总数降至 $1.0 \times 10^9/L$ 时，遵医嘱使用抗生素预防感染，并嘱患者注意预防感冒，做好保护性隔离。

④口腔护理：应用化疗药物后患者唾液腺分泌减少，易致牙周病和口腔真菌感染，嘱患者不要进食较硬的食物，用软毛牙刷刷牙，并用盐水漱口。

⑤其他毒性反应：a. 对患者化疗后产生脱发，向患者解释，停药后毛发可以再生，消除患者的顾虑。b. 色素沉着等反应影响患者，做好解释和安慰工作。

8. 饮食营养

术后患者意识恢复且无恶心现象时，即可少量饮水；肠蠕动恢复后可开始进食清淡流食、半流食；若患者进食后无任何不适可改为普食。术后饮食宜为高蛋白、高热量、丰富维生素、易消化，以保证营养，提高机体抵抗力，促进切口愈合。术后应鼓励患者多饮水，补充足够水分，防止气道干燥，利于痰液稀释，便于咳出，每日饮水量 2 500 ~ 3 000 mL（水肿、心力衰竭者除外）。

9. 心理护理

肺癌患者围术期常存在恐惧、焦虑、抑郁等心理，并且不能很好地去应对，常害怕手术后病情恶化和癌症疼痛的折磨，以及术后化疗、放疗过程中出现的不良反应。护士应给予患者同情与理解，熟悉患者的心理变化，深入患者内心与其进行沟通，取得患者信任和好感。学会转移和分散患者注意力，帮助患者获得家属和朋友的社会支持，充分调动患者自身内在的积极因素，主动配合手术和治疗，尽可能满足其心理和生理需求。

10. 特殊护理

（1）全肺切除术的护理：一侧全肺切除后，纵隔可因两侧胸膜腔内压力的改变而移位。明显的纵隔移位能造成胸内大血管扭曲，心排血量减少并影响健侧肺的通气和换气，最终导致循环、呼吸衰竭。为防止纵隔的摆动，在全肺切除术后早期需夹闭胸腔引流管，使患侧胸腔内保留适量的气体及液体，以维持两侧胸腔内压力平衡。

护士需密切观察患者气管位置是否居中，如发现气管明显向健侧偏移，应立即告知医生，听诊肺呼

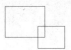

吸音，在排除肺不张后，由医师开放胸腔引流管，排出术侧胸腔内的部分气体或液体，纵隔即可恢复至中立位。一般放出 100 ～ 200 mL 液体及少量气体后夹闭引流管，观察 1 ～ 2 h 后，根据患者情况重复操作。应特别注意开放胸腔引流管一定要控制引流速度，一次过快过量地放出胸腔内气体和液体，患者可出现胸痛、胸闷、呼吸困难、心动过速，甚至低血压、休克。

全肺切除术后的患者应控制静脉输液量和速度，避免发生急性心力衰竭及肺水肿。输血量不宜超过丢失的血量。输液滴速控制在每分钟 40 滴以内。术后第 1 个 24 h 的输液总量在 2 000 mL 左右。重力滴注的方法影响因素较多，滴速难以控制，有条件时使用输液泵控制输液速度。液体输注期间，护士应勤巡视，及时调节输液速度，防止输液过程中发生意外情况。

（2）上腔静脉压迫综合征的护理：对于出现上腔静脉压迫综合征的患者，护士需给予持续吸氧，密切观察患者的神志，注意血压、脉搏、呼吸等生命体征变化。测血压时尽量避免使用上肢，最好测量腿部血压。促进患者上身的重力引流，采取抬高床头 30° ～ 45° 卧位，以利于上腔静脉回流，减轻压迫症状。而且避免抬高下肢以增加血液回流至已充盈的躯干静脉。给予化学治疗时应避开上肢静脉，因上腔静脉压迫综合征会造成液体堆积在胸腔内，药物分布不均匀可能造成静脉炎或血栓，选择足背部容易暴露的静脉穿刺给药较为安全。饮食上需严格限制患者液体及食盐的摄入，以减少因钠盐摄入导致的血容量增高。

11. 并发症的观察与护理

（1）出血：观察引流液的色、量及性质。正常情况下，手术日第 1 个 2 h 内胸腔积液量 100 ～ 300 mL；第 1 个 24 h 胸腔积液量在 500 mL 左右，色淡红、质稀薄。若引流液达到 100 mL/h 呈血性，应高度警惕胸腔内存在活动性出血，需立即通知医师，密切观察病情变化。若胸腔积液量达到 500 mL/h，胸腔积液血红蛋白检查 > 50 g/L 为行开胸止血术的指征。

对于可疑出血者，护士还应严密观察有无失血性休克的表现，可结合以下几方面进行综合观察并记录：①心率、血压的变化。②有无面色、口唇、甲床、眼睑苍白。③有无大汗、皮肤湿冷。④有无烦躁、意识模糊。⑤每小时记录尿量一次，正常情况下应在 30 mL/h 以上，直至出血征象平稳。

（2）肺栓塞：肺栓塞是来自静脉系统或有心室内栓子脱落或其他异物进入肺动脉，造成肺动脉或其分支栓塞，产生急性肺性心力衰竭和低氧血症。肺栓塞典型的临床表现为：呼吸困难、胸痛和咯血，多数患者是在下床活动或排便后出现。当观察到可疑肺栓塞症状时，需及时给予高流量面罩吸氧，心电监护，并及时通知医生处理，尽力做到早发现、早治疗。

将肺栓塞的预防工作前置于术前更加具有现实意义。护士应于术前告知患者及家属术后活动预防深静脉血栓的必要性，指导患者掌握床上、床旁活动原则与方法，明确告知术后勿用力排便，对于高危人群应遵医嘱预防性给予抗凝药物。

（3）肺不张：肺不张多在术后 24 ～ 48 h 开始出现症状，一般表现为发热、胸闷、气短，心电监护示心率加快，血氧饱和度降低。肺部听诊可有管状呼吸音，血气分析显示低氧血症、高碳酸血症。胸部 X 线为气管偏向患侧，可见段性不张或一叶肺不张，或仅可见局部一片密度增高的阴影。

鼓励患者深呼吸、咳嗽、雾化吸入等是清除呼吸道分泌物和解除呼吸道阻塞的首选方法，特别是对轻度肺不张者效果最佳。对重度肺不张者，如呼吸道内有大量分泌物潴留并造成呼吸道梗阻的患者，可用纤维支气管镜吸痰。

（4）支气管胸膜瘘：多发生于术后 1 周左右。常见原因有：支气管残端处理不当；术后胸腔感染侵蚀支气管残端；支气管黏膜本身有病变，影响残端愈合；一般情况差、严重贫血等。患者常出现刺激性咳嗽、发热、呼吸短促、胸闷等症状。尤其会随体位变化会出现刺激性的剧烈咳嗽，早期痰量多，陈旧血性痰液，有腥味，性质类似胸腔积液，以后则逐渐呈果酱色，当已发生脓胸时，可咳出胸腔内的浓汁痰。

在支气管胸膜瘘进行保守治疗期间，护士应协助医师做到：①及时行胸腔闭式引流术，保持引流通畅，排出脓液，控制感染。②帮助患者掌握日常管路放置位置，指导带管活动方法，嘱患者取患侧卧位，以防漏出液流向健侧。③注意观察有无张力性气胸。④当引流管间断开放时，应注意观察敷料情况，潮湿时及时更换，保护管口周围皮肤不被脓液腐蚀。⑤遵医嘱给予有效抗生素，积极控制感染。⑥加强营养，改善全身状况，促进瘘口愈合。

12. 健康教育

（1）环境：保持休养环境的安静、舒适，室内保持适宜的温湿度，每日上、下午各开窗通风至少0.5 h，以保持空气新鲜。根据天气变化增减衣服，不要在空气污浊的场所停留，避免吸入二手烟，尽量避免感冒。

（2）饮食：只需维持正常饮食即可，饮食宜清淡、新鲜、富于营养、易于消化。不吃或少吃辛辣刺激的食物，禁烟酒。

（3）活动：术后保持适当活动，每日坚持进行低强度的有氧锻炼，如散步、打太极等，多做深呼吸运动，锻炼心肺功能。注意保持乐观开朗的心态，充分调动身体内部的抗病机制。

（4）其他：术后切口周围可能会出现的疼痛或麻木属于正常反应，随时间推移，症状会逐渐减轻或消失，不影响活动。出院后 3 个月复查。如有不适，随时就诊。

第五节　呼吸衰竭的护理

呼吸衰竭指各种原因引起的肺通气和（或）换气功能严重障碍，以致在静息状态下亦不能进行维持足够的气体交换，导致低氧血症（伴或不伴）高碳酸血症，进而引起一系列的病理生理改变和相应的临床表现的一种综合征。其临床表现缺乏特异性，明确诊断有赖于动脉血气分析：在海平面、静息状态、呼吸空气条件下，动脉血氧分压（$PaCO_2$）< 60 mmHg，伴或不伴二氧化碳分压（$PaCO_2$）50 mmHg，并排除心内解剖分流和原发于心排血量降低等致低氧因素，可诊断为呼吸衰竭。

一、病因

呼吸系统疾病如严重呼吸系统感染、急性呼吸道阻塞性病变、重度或危重哮喘、各种原因引起的急性肺水肿、肺血管疾病、胸廓外伤或手术损伤、自发性气胸和急剧增加的胸腔积液，导致通气和（或）换气障碍；急性颅内感染、颅脑外伤、脑血管病变（脑出血、脑梗死）等直接或间接抑制呼吸中枢；脊髓灰质炎、重症肌无力、有机磷中毒及颈椎外伤等可损伤神经 - 肌肉传导系统，引起通气不足。上述各种原因均可造成急性呼吸衰竭。

二、分类

1. 按动脉血气分析分类

（1）Ⅰ型呼吸衰竭：缺氧性呼吸衰竭，血气分析特点是 PaO_2 < 60 mmHg，$PaCO_2$ 降低或正常。主要见于肺换气功能障碍疾病。

（2）Ⅱ型呼吸衰竭：即高碳酸性呼吸衰竭，血气分析特点是 PaO_2 < 60 mmHg 同时伴有 $PaCO_2$ > 50 mmHg。系肺泡通气功能障碍所致。

2. 按发病急缓分为急性呼吸衰竭和慢性呼吸衰竭

（1）急性呼吸衰竭是指呼吸功能原来正常，由于多种突发因素的发生或迅速发展，引起通气或换气功能严重损害，短时间内发生呼吸衰竭，因机体不能很快代偿，如不及时抢救，会危及患者生命。

（2）慢性呼吸衰竭多见于慢性呼吸系统疾病，其呼吸功能损害逐渐加重，虽有缺 O_2，或伴 CO_2 潴留，但通过机体代偿适应，仍能从事个人生活活动，称为代偿性慢性呼吸衰竭。一旦并发呼吸道感染，或因其他原因增加呼吸生理负担所致代偿失调，出现严重缺 O_2、CO_2 潴留和酸中毒的临床表现，称为失代偿性慢性呼吸衰竭。

3. 按病理生理分为

（1）泵衰竭：由神经肌肉病变引起。

（2）肺衰竭：是由气道、肺或胸膜病变引起。

三、发病机制

各种病因通过引起的肺通气不足、弥散障碍、通气/血流比例失调、肺内动－静脉解剖分流增加和氧耗增加5个机制，使通气和（或）换气过程发生障碍，导致呼吸衰竭。

1. 肺通气不足

肺泡通气量减少，肺泡氧分压下降，二氧化碳分压上升。气道阻力增加、呼吸驱动力弱、无效腔气量增加均可导致通气不足。

2. 弥散障碍

见于呼吸膜增厚（如肺水肿、肺间质病变）和面积减少（如肺不张、肺实变），或肺毛细血管血量不足（肺气肿）及血液氧合速率减慢（贫血）等。

3. 通气/血流比例失调

（1）通气/血流＞正常：引起肺有效循环血量减少，造成无效通气。

（2）通气/血流＜正常：形成无效血流或分流样血流。

4. 肺内动－静脉解剖分流增加

由于肺部病变如肺泡萎陷、肺不张、肺水肿、肺炎实变均可引起肺动脉样分流增加，使静脉血没有接触肺泡气进行气体交换，直接进入肺静脉。

5. 机体氧耗增加

氧耗量增加是加重缺O_2的原因之一，发热、寒战、呼吸困难和抽搐均将增加氧耗量。

四、护理评估

（一）致病因素

询问患者或家属是否有导致慢性呼吸系统疾病，如慢性阻塞性肺疾病、重症肺结核、肺间质纤维化等；是否有胸部的损伤；是否有神经或肌肉等病变。

（二）身体状况

1. 呼吸困难

呼吸困难是最早最突出的表现，表现为呼吸浅速，出现"三凹征"，并CO_2麻醉时，则出现浅慢呼吸或潮式呼吸。

2. 发绀

发绀是缺氧的主要表现。当动脉血氧饱和度低于90%或氧分压＜50 mmHg时，可在口唇、指甲、舌等处出现发绀。

3. 精神、神经症状

注意力不集中、定向障碍、烦躁、精神错乱，后期表现躁动、抽搐、昏迷。慢性缺氧多表现为智力和定向障碍。有CO_2潴留时常表现出兴奋状态，CO_2潴留严重者可发生肺性脑病。

4. 血液循环系统

早期血压升高，心率加快，晚期血压下降，心率减慢、失常甚至心脏停搏。

5. 其他

严重呼衰对肝肾功能和消化系统都有影响，可有消化道出血，尿少，尿素氮升高，肌酐清除率下降，肾衰竭。

（三）实验室检查

1. 动脉血气分析

呼吸衰竭的诊断标准是在海平面、标准大气压、静息状态、呼吸空气条件下，动脉血氧分压（PaO_2）＜60 mmHg，伴或不伴有二氧化碳分压（$PaCO_2$）＞50 mmHg。单纯的PaO_2＜60 mmHg为I型呼吸衰竭；若伴$PaCO_2$＞50 mmHg，则为II型呼吸衰竭。

2. 肺功能检测

肺功能有助于判断原发疾病的种类和严重程度。

3. 肺部影像学检查

包括肺部 X 胸片、肺部 CT 等有助于分析呼吸衰竭的原因。

（四）心理社会状况

呼吸衰竭的患者常因呼吸困难产生焦虑或恐惧反应。由于治疗的需要，患者可能需要接受气管插管或气管切开，进行机械通气，患者因此加重焦虑情绪。他们可能害怕会永远依赖呼吸机。各种监测及治疗仪器也会加重患者的心理负担。

（五）治疗要点

1. 保持气道通畅

气道通畅是纠正缺 O_2 和 CO_2 潴留的先决条件。

（1）清除呼吸道分泌物。

（2）缓解支气管痉挛：用支气管解痉药，必要时给予糖皮质激素以缓解支气管痉挛。

（3）建立人工气道：对于病情危重者，可采用经鼻或经口气管插管，或气管切开，建立人工气道，以方便吸痰和机械通气治疗。

2. 氧疗

急性呼吸衰竭病人应使 PaO_2 维持在接近正常范围；慢性缺氧患者吸入的氧浓度应使 PaO_2 在 60 mmHg 以上或 SaO_2 在 90% 以上；一般状态较差的病人应尽量使 PaO_2 在 80 mmHg 以上。常用的给氧法为鼻导管、鼻塞、面罩、气管内机械给氧。对缺 O_2 不伴 CO_2 潴留的病人，应给予高浓度吸氧（＞35%），宜将吸入氧浓度控制在 50% 以内。缺 O_2 伴明显 CO_2 潴留的氧疗原则为低浓度（＜35%）持续给氧。

3. 机械通气

呼吸衰竭时应用机械通气的目的是改善通气、改善换气和减少呼吸功耗，同时要尽量避免和减少发生呼吸机相关肺损伤。

4. 病因治疗

对病因不明确者，应积极寻找。病因一旦明确，即应开始针对性治疗。对于病因无特效治疗方法者，可针对发病的各个环节合理采取措施。

5. 一般处理

应积极预防和治疗感染、纠正酸碱失衡和电解质紊乱、加强液体管理，保持血细胞比容在一定水平、营养支持及合理预防并发症的发生。

五、护理诊断／医护合作解决的问题

1. 气体交换受损

与肺换气功能障碍有关。

2. 清理呼吸道无效

与呼吸道分泌物黏稠、积聚有关。

3. 有感染加重的危险

与长期使用呼吸机有关。

4. 有皮肤完整性受损的危险

与长期卧床有关。

5. 语言沟通障碍

与人工气道建立影响患者说话有关。

6. 营养失调

低于机体需要量与摄入不足有关。

7. 恐惧情绪

与病情危重有关。

六、护理目标

1. 患者的缺氧和二氧化碳潴留症状得以改善，呼吸形态得以纠正。

2. 患者在住院期间呼吸道通畅，没有因痰液阻塞而发生窒息。

3. 患者住院期间感染未加重。

4. 卧床期间皮肤完整，无压疮。

5. 患者能认识到增加营养的重要性并能接受医务人员的合理饮食建议。

6. 护士和患者能够应用图片、文字、手势等多种方式建立有效交流。

7. 可以和患者进行沟通，患者焦虑、恐惧心理减轻。

七、护理措施

（一）生活护理

1. 提供安静、整洁、舒适的环境。

2. 给予高蛋白、高热量、丰富的维生素、易消化的饮食，少量多餐。

3. 控制探视人员，防止交叉感染。

4. 急性发作时，护理人员应保持镇静，减轻病人焦虑。缓解期病人进行活动，协助他们适应生活，根据身体情况，做到自我照顾和正常的社会活动。

5. 咳痰患者应加强口腔护理，保持口腔清洁。

6. 长期卧床患者预防压疮发生，及时更换体位及床单位，骨隆突部位予以按摩或以软枕垫起。

（二）治疗配合

1. 呼吸困难的护理

教会有效的咳嗽、咳痰方法，鼓励病人咳痰，每口饮水在 1 500 ~ 2 000 mL 给予雾化吸入。对年老体弱咳痰费力的患者，采取翻身、叩背排痰的方法。对意识不清及咳痰无力的患者，可经口或经鼻吸痰。

2. 氧疗的护理

不同的呼衰类型，给予不同的吸氧方式和氧浓度。Ⅰ型呼吸衰竭者，应提高氧浓度，一般可给予高浓度的氧（> 50%），使 PaO_2 在 60 mmHg 以上或 SaO_2 在 90% 以上；Ⅱ型呼吸衰竭者，以低浓度持续给氧为原则，或以血气分析结果调节氧流量。给氧方法可用鼻导管，鼻塞或面罩等。应严密观察给氧效果，如果呼吸困难缓解，心率下降，发绀减轻，表示给氧有效，如若呼吸过缓，意识障碍加重，表示二氧化碳潴留加剧，应报告医师，并准备呼吸兴奋药和辅助呼吸等抢救物品。

3. 机械通气的护理

见急性呼吸窘迫综合征患者的护理。

4. 酸碱失衡和电解质紊乱的护理

呼吸性酸中毒为呼衰最基本和最常见的酸碱紊乱类型。以改善肺泡通气量为主。包括有效控制感染、祛痰平喘、合理用氧、正确使用呼吸兴奋药及机械通气来改善通气，促进二氧化碳排出。水和电解质紊乱以低钾、低钠、低氯最为常见。慢性呼吸衰竭因低盐饮食、水潴留、应用利尿药等造成低钠，应注意预防。

5. 用药护理。

（三）病情观察

1. 注意观察呼吸频率、节律、深度的变化。

2. 评估意识状况及神经精神症状，观察有无肺性脑病的表现。

3. 昏迷患者应评估瞳孔、肌张力、腱反射及病理反射。

4. 准确记录每小时出入量，尤其是尿量变化。合理安排输液速度。

（四）心理护理

呼吸衰竭的病人由于病情的严重及经济上的困难往往容易产生焦虑、恐惧等消极心理，因此从护理上应该重视病人心理情绪的变化，积极采用语言及非语言的方式跟病人进行沟通，了解病人的心理及需求，提供必要的帮助。同时加强与病人家属之间的沟通，使家属能适应病人疾病带来的压力，能理解和支持病人，从而减轻病人的消极情绪，提高生命质量，延长生命时间。

（五）健康教育

1. 讲解疾病的康复知识。

2. 鼓励进行呼吸运动锻炼，教会患者有效咳嗽、咳痰技术，如缩唇呼吸、腹式呼吸、体位引流、拍背等方法。

3. 遵医嘱正确用药，熟悉药物的用法、剂量和注意事项等。

4. 教会家庭氧疗的方法，告知注意事项。

5. 指导患者制定合理的活动与休息计划，教会其减少氧耗量的活动与休息方法。

6. 增强体质，避免各种引起呼吸衰竭的诱因：①鼓励患者进行耐寒锻炼和呼吸功能锻炼，如用冷水洗脸等，以提高呼吸道抗感染的能力。②指导患者合理安排膳食，加强营养，达到改善体质的目的。③避免吸入刺激性气体，劝告吸烟患者戒烟。④避免劳累、情绪激动等不良因素刺激。⑤嘱患者减少去人群拥挤的地方，尽量避免与呼吸道感染者接触，减少感染的机会。

八、护理评价

1. 呼吸平稳，血气分析结果正常。

2. 患者住院期间感染得到有效控制。

3. 患者住院期间皮肤完好。

4. 患者及家属无焦虑情绪存在，能配合各种治疗。

5. 患者掌握呼吸运动及正确咳嗽方法。

第六节　肺血栓栓塞症的护理

肺栓塞（PE）是以各种栓子阻塞肺动脉系统为其发病原因的一组疾病或临床综合征的总称，包括肺血栓栓塞症（PTE）、脂肪栓塞综合征、羊水栓塞、空气栓塞等。PTE 为来自静脉系统或右心的血栓阻塞肺动脉或其分支所致的疾病，以肺循环和呼吸功能障碍为其主要临床和病理生理特征。引起 PTE 的血栓主要来源于深静脉血栓形成（DVT），PTE 与 DVT 是静脉血栓栓塞症（VTE）的两种临床表现形式，PTE 为 PE 最常见的类型，占 PE 中的绝大多数，通常所称的 PE 即指 PTE。

一、危险因素

PTE 的危险因素包括任何可以导致静脉血液淤滞、静脉系统内皮损伤和血液高凝状态的因素。易发生 VTE 的危险因素包括原发性和继发性两类。

原发性危险因素由遗传变异引起，包括 V 因子突变、蛋白 C 缺乏、蛋白 S 缺乏和抗凝血酶缺乏等，常以反复静脉血栓栓塞为主要临床表现。

继发性危险因素是指后天获得的易发生 VTE 的多种病理生理异常，包括骨折、创伤、手术、妊娠、产褥期、恶性肿瘤和口服避孕药等，还包括脑卒中后肢体瘫痪、长期卧床、制动等。上述危险因素可以单独存在，也可同时存在协同作用。

二、病理生理

PTE 发生后，一方面通过栓子的机械阻塞作用直接影响肺循环、体循环血流动力学状态和呼吸功能；另一方面，通过栓塞后心脏和肺的反射效应及神经体液机制导致多种功能和代谢的变化。

（一）PTE 对肺循环的影响

栓子堵塞肺动脉后，受机械阻塞作用以及神经体液因素引起肺动脉收缩，肺循环阻力增加，肺动脉压力升高，形成肺动脉高压。当肺血管床面积被阻塞 75% 以上时，由于持续的严重的肺动脉高压，出现体循环压力急剧下降，右心室功能衰竭，可导致休克、猝死。

随着肺循环阻力的增加，心脏每搏输出量趋于下降，右心室舒张末期充盈压开始升高，右心室扩张。当有心室后负荷进一步增加，心脏在频率和心肌收缩力上的代偿作用不足以维持有效的心排出量时，心室舒张末期压力开始显著升高，心排出量明显下降，右心房压力升高，心房扩大，导致左心回心血量减少，体循环瘀血，出现急性肺源性心脏病。

（二）PTE 对呼吸功能的影响

栓塞部位肺血流减少或阻断，使肺泡无效腔增大，同时肺表面活性物质合成减少导致肺萎陷和肺不张，使肺通气 / 血流（V/Q）比例失调；支气管的反射性痉挛和过度通气等因素产生气体交换障碍，从而发生低氧血症和代偿性过度通气。

（三）PTE 的分型

根据 PTE 的病生理变化，可将 PTE 分为急性大面积 PTE 和急性非大面积 PTE。

急性大面积 PTE 临床以休克和低血压为主要表现，即体循环动脉收缩压 < 90 mmHg，或较基础值下降幅度 ≥ 40 mmHg，持续 15 min 以上。

急性非大面积 PTE 即不符合以上大面积 PTE 标准的 PTE。

三、护理评估

（一）健康史

1. 了解患者的一般情况，如高龄、肥胖、吸烟史、活动情况及近期长时间坐位旅行史。

2. 既往有无 VTE 发病史或血栓性静脉炎、静脉曲张、晕厥病史、间断发作或进行性加重的呼吸困难和胸痛病史；有无肺栓塞家族史（家族中至少两位成员证实有肺栓塞或一级亲属中有遗传性血栓形成倾向）。

3. 近期创伤、手术、脑卒中、人工假体置入术或下肢制动病史。

4. 已明确诊断或需要进一步检查的特殊疾病如恶性肿瘤、肾病综合征、骨髓异常增生综合征等。

5. 了解妊娠及口服避孕药史，妊娠及产后、含雌激素的避孕药或激素替代、选择性雌激素受体调节药。

6. 近期经静脉操作史，如深静脉留置导管、经静脉使用抗肿瘤药物、漂浮导管和射频消融治疗等。

（二）临床表现

PTE 的临床症状多种多样，不同病例常有不同的症状组合，但均缺乏特异性。各病例所表现症状的严重程度亦有很大差别，可以从无症状到血流动力学不稳定，甚至发生猝死。

1. 呼吸困难及气促

最常见的症状，多于栓塞后立即出现，尤以活动后明显。

2. 胸痛

包括胸膜炎性胸痛或心绞痛样疼痛，胸膜炎性胸痛是 PTE 最常见的胸痛类型；心绞痛样疼痛与体循环低血压、冠状动脉痉挛、有心室室壁张力增高等因素引起冠脉血流减少、心肌耗氧量增加有关。

3. 晕厥

可为 PTE 的唯一或首发症状，其中有约 30% 的患者表现为反复晕厥发作。PTE 所致晕厥的主要表现是突然发作的一过性意识丧失，多合并有呼吸困难和气促表现。可伴有晕厥前症状，如头晕、黑矇、视物旋转等。

4. 烦躁不安、惊恐甚至濒死感

烦躁不安、惊恐甚至濒死感是 PTE 的常见症状，主要由严重的呼吸困难和（或）剧烈胸痛引起；因病情的严重程度不同，症状的轻重程度变异很大。

5. 咯血

常为小量咯血，大咯血少见。

6. 咳嗽

多为干咳或伴有少量白痰，当继发感染时，也可伴有喘息症状。

7. 心悸

多于栓塞后即刻出现，主要由快速性心律失常引起。

8. 腹痛

可能与膈肌受刺激或肠缺血有关。

9. 猝死

PTE 猝死率不足 10%，但其后果严重，及时经积极而合理的治疗，抢救成功率仍很低，是 PTE 最危重的临床类型。

（三）辅助检查

1. 动脉血气分析

常表现为低氧血症、低碳酸血症。

2. D-二聚体

酶联免疫吸附法（ELISA）是较为可靠的检测方法，但并无确诊价值。

3. 心电图

心电图异常非特异性。较为多见的表现包括 $V_1 \sim V_4$ 的 T 波改变和 ST 段异常；部分病例可出现 SIQ Ⅲ T Ⅲ 征（即 I 导 S 波加深，Ⅲ 导出现 Q 波及 T 波倒置）；心电图改变多在发病后即刻开始出现，以后随病程的发展演变呈动态变化。

4. X 线胸片

可显示：①肺动脉阻塞征：区域性肺纹理变细、稀疏或消失，肺野透亮度增加。②肺动脉高压症及右心扩大征：右下肺动脉干增宽或伴截断征，肺动脉段膨隆以及有心室扩大。③肺组织继发改变：肺野局部片状阴影，尖端指向肺门的楔形阴影，肺不张或膨胀不全，肺不张侧可见横膈抬高，有时合并少至中量胸腔积液。X 线胸片对鉴别其他胸部疾病有重要帮助。

5. 超声心动图

在提示诊断和除外其他心血管疾患方面有重要价值。对于严重的 PTE 病例，可以发现有心室壁局部运动幅度降低；右心室和（或）有心房扩大；室间隔左移和运动异常；近端肺动脉扩张；三尖瓣反流速度增快；下腔静脉扩张，吸气时不萎陷。若在右心房或右心室发现血栓，同时患者的临床表现符合 PTE，可做出诊断。

6. 核素肺通气/灌注扫描

核素肺通气是 PTE 重要的诊断方法。典型征象是呈肺段分布的肺灌注缺损，并与通气显像不匹配。一般可将扫描结果分为三类。①高度可能：其征象为至少一个或更多叶段的局部灌注缺损而该部位通气良好或 X 线胸片无异常。②正常或接近正常。③非诊断性异常：其征象介于高度可能与正常之间。

7. CT 肺动脉造影

PTE 的直接征象为各种形态的充盈缺损；间接征象包括病变部位肺组织有"马赛克"征、肺出血、肺梗死继发的肺部改变。

8. 磁共振成像

可以显示栓塞血管的近端扩张，血栓栓子表现为异常信号。

9. 肺动脉造影

其敏感性和特异性在 95% 以上，为 PTE 诊断的"金标准"。表现为栓塞血管内充盈缺损或完全阻塞，外周血管截断或枯枝现象。

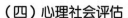

（四）心理社会评估

患者突然出现呼吸困难和（或）剧烈胸痛时，容易出现恐惧、焦虑和濒死感，护士要同情理解患者，并给予心理支持。通过亲切热情的交流、娴熟的护理技巧、精确完善的各项床旁监护取得患者信任，使患者在安静舒适的环境中，以积极态度接受治疗和护理。

四、护理问题

1. 低效型呼吸形态

与通气血流比例失调、低氧血症有关。

2. 有窒息的危险

突发咯血有关。

3. 自理能力缺陷

与心、肺功能不全、活动耐力下降及制动有关。

4. 知识缺乏

缺乏肺栓塞的预防、治疗及抗凝药物使用的知识。

5. 睡眠形态紊乱

与呼吸困难、恐惧有关。

6. 恐惧、焦虑

与呼吸困难、剧烈胸痛及疾病预后有关。

7. 潜在并发症

休克、心力衰竭、出血。

五、计划与实施

（一）目标

1. 患者呼吸平稳、血气正常。
2. 护士及时发现咯血征象，避免患者窒息。
3. 尽快使患者胸痛得到缓解，增加舒适感，心理护理缓解焦虑恐惧情绪。
4. 患者能理解卧床休息对疾病恢复的重要性并积极配合。
5. 患者及家属能掌握疾病的预防治疗知识及抗凝药物使用的知识。
6. 患者能恢复正常睡眠。
7. 护士严密监测和管理患者，及时发现并发症并配合医师抢救。

（二）实施与护理

1. 急性 PTE 的治疗

（1）一般处理：对高度疑诊或确诊 PTE 的患者，应进行严密监护，监测呼吸、心率、血压、静脉压、心电图及血气的变化，对大面积 PTE 可收入重症监护（ICU）；观察病人发绀，胸闷，憋气，胸部疼痛有无改善，有无咳嗽及尿量等情况；及时准确记录 24 h 出入量；为防止栓子再次脱落，要求绝对卧床，保持大便通畅，避免用力，注意保持患肢的功能，抬高患肢，以利静脉血的回流，密切观察患肢皮肤颜色，温度，水肿程度，严禁挤压，按摩患肢，防止血栓脱落，造成再次肺栓塞；对于有焦虑和惊恐症状的患者应予安慰并可适当使用镇静药给予患者心理安慰，缓解紧张焦虑情绪；胸痛者可予止痛药；对于发热、咳嗽等症状可给予相应的对症治疗。

（2）呼吸循环支持治疗：保持病室清洁及有效的温湿度，室温 20℃左右，相对湿度 70%，对有低氧血症的患者，采用经鼻导管或面罩吸氧。当合并严重的呼吸衰竭时，可使用经鼻／面罩无创性机械通气或经气管插管行机械通气。呼吸平稳后指导患者深呼吸运动，使肺早日膨胀。

对于出现右心功能不全，心排血量下降，但血压尚正常的病例，可给予具有一定肺血管扩张作用和正性肌力作用的多巴酚丁胺和多巴胺；若出现血压下降，可增大剂量或使用其他血管加压药物，如间羟胺、肾上腺素等。应用升压药物应监测血压变化。

（3）溶栓治疗：溶栓治疗主要适用于大面积 PTE 病例。绝对禁忌证有活动性内出血；近期自发性颅内出血。

相对禁忌证有：2 周内的大手术、分娩、器官活检或不能以压迫止血部位的血管穿刺；2 个月内的缺血性中风；10 d 内的胃肠道出血；15 d 内的严重创伤；1 个月内的神经外科或眼科手术；难于控制的重度高血压（收缩压 > 180 mmHg，舒张压 > 110 mmHg）；近期曾行心肺复苏；血小板计数低于 100 000/mm³；妊娠；细菌性心内膜炎；严重肝肾功能不全；糖尿病出血性视网膜病变；出血性疾病等。

对于大面积 PTE，因其对生命的威胁极大，上述绝对禁忌证亦应被视为相对禁忌证。溶栓前宜选择两条粗大静脉，留置外周静脉套管针，以方便溶栓及溶栓中取血监测，避免反复穿刺血管，如有短期内穿刺的动静脉伤口应进行加压包扎，避免溶栓后出血和血肿，并应用生理盐水进行封管。

目前临床上用于 PTE 溶栓治疗的药物主要有链激酶（SK）、尿激酶（UK）和重组组织型纤溶酶原激活剂（rt-PA）。溶栓药物治疗结束后每 2 ~ 4 h 测一次 APTT，待其将至正常值的 2 倍以下时，开始使用肝素或低分子肝素抗凝治疗。

溶栓前应查血常规、血小板、出凝血时间和血型，配血备用；溶栓后观察患者有无寒战、发热、皮疹等过敏反应，是否发生皮肤、黏膜及内脏出血等副作用，一旦出血应立即中止治疗，紧急处理。

（4）抗凝治疗：是 PTE 和 DVT 的基本治疗方法，可以有效地防止血栓再形成和复发。目前临床上应用的抗凝药物主要有普通肝素（以下简称肝素）、低分子肝素和华法林。一般认为，抗血小板药物的抗凝作用尚不能满足 PTE 或 DVT 的抗凝要求。

临床疑诊 PTE 时，即可安排使用肝素或低分子肝素进行有效的抗凝治疗。应用肝素 / 低分子肝素前应测定基础 APTT、PT 及血常规（含血小板计数，血红蛋白）；注意是否存在抗凝的禁忌证，如活动性出血，凝血功能障碍，血小板减少，未予控制的严重高血压等。对于确诊的 PTE 病例，大部分禁忌证属相对禁忌证。

①普通肝素：用药原则是快速、足量和个体化。根据 APTT 调整剂量，使 APTT 达到并维持于正常值的 1.5 ~ 2.5 倍。因肝素可能会引起血小板减少症（HIT），在使用肝素的第 3 ~ 5 d 必须复查血小板计数。若较长时间使用肝素，尚应在第 7 ~ 10 d 和 14 d 复查。若出现血小板迅速或持续降低达 30% 以上，或血小板计数 < 100 000/mm³，应停用肝素。

②低分子量肝素：按千克体重皮下注射。不需监测 APTT。此药由肾清除，对于肾功能不全，特别是肌酐清除率低于 30 mL/min 的病例须慎用。若应用，需减量并监测血浆抗 X a 因子活性。

③华法林：长期抗凝应首选华法林，其抗凝作用主要来自于血浆凝血酶原的降低和凝血因子 X 活性的降低，初始通常与低分子肝素重叠使用，3 ~ 4 d 后开始测定 INR 值，使 INR 稳定在 2.0 ~ 3.0 后停用肝素或低分子肝素。

（5）肺动脉血栓摘除术：适用于经积极保守治疗无效的紧急情况，要求医疗单位有施行手术的条件与经验。

（6）经静脉导管碎解和抽吸血栓：用导管碎解和抽吸肺动脉内巨大血栓或行球囊血管成形，同时还可进行局部小剂量溶栓。

2. 预防

存在发生 DVT-PTE 危险因素的病例，宜根据临床情况采用相应预防措施。采用的主要方法：机械预防措施，包括加压弹力袜、间歇序贯充气泵；药物预防措施，包括小剂量肝素皮下注射、低分子肝素和华法林。

3. 健康教育

（1）指导患者要定期随访，按时服药，特别是抗凝药的服用，一定要按医嘱服用，并告知患者影响抗凝药物使用的食物，如韭菜、菠菜、油菜等，嘱其尽量避免食用。

（2）教会患者观察出血现象，如有牙龈出血、皮肤破口流血不止等症状及时就医。

（3）按照医嘱定期复查抗凝指标，了解并学会看抗凝指标化验单。

（4）教会患者平时生活中注意下肢的活动，有下肢静脉曲张者可穿弹力袜等，避免下肢深静脉血液滞留，血栓复发。

（5）指导患者病情变化时及时就医。

六、预期结果与评价

患者呼吸平稳、血气在正常范围；胸痛得到缓解；患者能说出绝对卧床休息对病情恢复的重要性；消除紧张焦虑情绪；无并发症出现。

第八章　心脏内科疾病的护理

第一节　冠状动脉粥样硬化性心脏病的护理

冠状动脉粥样硬化性心脏病简称冠心病，指冠状动脉粥样硬化使血管腔狭窄或阻塞，和（或）因冠状动脉功能性改变（痉挛）导致心肌缺血、缺氧或坏死而引起的心脏病，统称冠状动脉性心脏病，亦称缺血性心脏病。冠心病是严重危害人民健康的常见病。在我国，本病呈逐年上升趋势。发生年龄多在 40 岁以后，男性多于女性，脑力劳动者多见。

一、临床分型

（一）无症状性心肌缺血（隐匿型）

患者无症状，但静息、动态或负荷试验心电图有 ST 段压低，T 波低平或倒置等心肌缺血的客观证据；或心肌灌注不足的核素心肌显像表现。

（二）心绞痛

心绞痛有发作性胸骨后疼痛，为一过性心肌供血不足引起。

（三）心肌梗死

心肌梗死一般症状严重，由冠状动脉闭塞致心肌急性缺血性坏死所致。

（四）缺血性心肌病（心律失常和心力衰竭型）

缺血性心肌病表现为心脏增大、心力衰竭和心律失常，由长期心肌缺血导致心肌纤维化而引起，临床表现与扩张型心肌病类似。

（五）猝死

因原发性心脏骤停而猝然死亡，多为缺血心肌局部发生电生理紊乱，引起严重的室性心律失常所致。

二、心绞痛

心绞痛是由于冠状动脉供血不足，导致心肌急剧的、暂时的缺血、缺氧所产生的临床综合征。心绞痛可分为稳定型心绞痛和不稳定型心绞痛，本部分重点介绍稳定型心绞痛。

（一）病因及发病机制

1. 病因

心绞痛最基本的病因是冠状动脉粥样硬化引起血管腔狭窄和（或）痉挛。其次有重度主动脉瓣狭窄或关闭不全、肥厚型心肌病、先天性冠状动脉畸形、冠状动脉栓塞、严重贫血、休克、快速心律失常、心肌耗氧量增加等。常因体力劳动、情绪激动、饱餐、寒冷、阴雨天气、吸烟而诱发。

2. 发病机制

当冠状动脉的血液供应与需求之间发生矛盾时，冠状动脉血流量不能满足心肌代谢的需要，引起心肌急剧的、暂时的缺血缺氧，即可发生心绞痛。

正常情况下，冠状循环血流量具有很大的储备力量，其血流量可随身体的生理情况有显著的变化，在剧烈体力活动、情绪激动等对氧的需求增加时，冠状动脉适当扩张，血流量增加（可增加6～7倍），达到供求平衡。当冠状动脉粥样硬化致冠状动脉狭窄或部分分支闭塞时，其扩张性减弱，血流量减少，当心肌的血供减少到尚能应付平时的需要，则休息时无症状。一旦心脏负荷突然增加，如劳累、激动、心力衰竭等使心脏负荷增加，心肌耗氧量增加时，对血液的需求增加，而冠脉的供血已经不能相应增加，即可引起心绞痛。

在缺血缺氧的情况下，心肌内积聚过多的代谢产物，如乳酸、磷酸、丙酮酸等酸性物质，或类似激肽的多肽类物质，刺激心脏内自主神经的传入纤维末梢，经1～5胸交感神经节和相应的脊髓段，传到大脑，可产生疼痛的感觉，即心绞痛。

（二）临床分型

1. 劳累性心绞痛

劳累性心绞痛发作常由于体力劳动或其他增加心肌需氧量的因素而诱发，休息或含服硝酸甘油后可迅速缓解。其原因主要是冠状动脉狭窄使血流不能按需求相应地增加，出现心肌氧的供需不平衡。

（1）稳定型心绞痛：最常见，指劳累性心绞痛发作的性质在1～3个月内并无改变，即每次发作的诱因、发作次数、程度、持续时间、部位、缓解方式等大致相同。

（2）初发型心绞痛：过去未发作过心绞痛或心肌梗死，初次发生劳累性心绞痛的时间不足一个月者。或既往有稳定型心绞痛已长期未发作，再次发生时间不足一个月者。

（3）恶化型心绞痛：原为稳定型心绞痛的患者，在3个月内疼痛发作的频率、程度、时限、诱因经常变动，进行性恶化，硝酸甘油不易缓解。可发展为心肌梗死或猝死，亦可逐渐恢复为稳定型心绞痛。

2. 自发性心绞痛

自发性心绞痛发作特点为疼痛发生与体力或脑力活动引起心肌需氧量增加无明显关系，常与冠脉血流储备量减少有关。疼痛程度较重，时限较长，不易为硝酸甘油所缓解。

（1）卧位型心绞痛：休息、睡眠时发作，常在半夜、偶在午睡时发生，硝酸甘油不易缓解。本型易发展为心肌梗死或猝死。

（2）变异型心绞痛：与卧位型心绞痛相似，常在夜间或清晨发作，但发作时心电图相关导联ST段抬高，与之对应的导联则ST段下移，主要为冠状动脉痉挛所致，患者迟早会发生心肌梗死。

（3）急性冠状动脉功能不全：亦称中间综合征，常在休息或睡眠时发生，时间可达30 min至1 h或以上，但无心肌梗死表现，常为心肌梗死的前奏。

（4）梗死后心绞痛：急性心肌梗死发生后一个月内再发的心绞痛。

3. 混合性心绞痛

其特点是患者既可在心肌需氧量增加时发生心绞痛，亦可在心肌需氧量无明显增加时发生心绞痛，为冠状动脉狭窄使冠脉血流储备量减少，而这一血流储备量的减少又不固定，经常波动的发生进一步减少所致。

临床上常将除稳定型心绞痛之外的以上所有类型的心绞痛及冠脉成形术后心绞痛、冠脉旁路术后心绞痛等归入"不稳定型心绞痛"。此外，恶化型心绞痛及各型自发性心绞痛有可能进一步发展为心肌梗死，故又被称为"梗死前心绞痛"。

（三）临床表现

1. 症状

其症状以发作性胸痛为主要临床表现。典型的疼痛特点如下。

（1）部位：位于胸骨体上段或中段之后，可波及心前区，有手掌大小范围，甚至横贯前胸，界限不

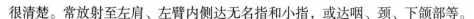

很清楚。常放射至左肩、左臂内侧达无名指和小指，或达咽、颈、下颌部等。

（2）性质：典型的胸痛呈压迫性或紧缩性、发闷，也可有堵塞、烧灼感，但不尖锐，不像针刺或刀割样痛，偶伴濒死的恐惧感觉。发作时，患者常不自觉地停止原来的活动。

（3）诱因：体力劳动、情绪激动（如愤怒、焦虑、过度兴奋）、饱餐、寒冷、阴雨天气、吸烟、排便、心动过速、休克等。

（4）持续时间：疼痛出现后逐渐加重，呈阵发性，轻者 3 ~ 5 min，重者可达 10 ~ 15 min，很少超过 30 min。

（5）缓解方式：一般停止原有活动或含服硝酸甘油后 1 ~ 3 min 内缓解。

（6）发作频率：疼痛可数天、数周发作一次，亦可一日内多次发作。

2. 体征

一般无异常体征。心绞痛发作时可见面色苍白、皮肤发冷或出汗、血压升高、心率增快，有时闻及第四心音奔马律，可有暂时性心尖部收缩期杂音。

（四）护理

1. 护理目标

患者疼痛缓解，生活能自理；能叙述心绞痛的诱因，遵守保健措施。

2. 护理措施

（1）一般护理。

①休息和活动：一般不需卧床休息，保持适当的体力劳动，以不引起心绞痛为度。但心绞痛发作时应立即休息，不稳定型心绞痛者，应卧床休息。缓解期应根据患者的具体情况制订合理的活动计划，以提高患者的活动耐力，最大活动量以不发生心绞痛症状为度。但应避免竞赛活动和屏气用力动作，并防止精神过度紧张和长时间工作。②饮食：原则为低盐、低脂、高维生素、易消化饮食。控制摄入总热量，热量控制在 2 000 kcal 左右，主食每日不超过 500 g，避免过饱，甜食少食，晚餐宜少；低脂饮食，限制动物脂肪、蛋黄及动物内脏的摄入，其标准是把食物中胆固醇的含量控制在 300 mg/d 以内（一个鸡蛋约含胆固醇 200 ~ 300 mg）。少食动物脂肪，常食植物油（豆油、菜油、玉米油等），因为动物脂肪中含较多的饱和脂肪酸，食用过多会使血中胆固醇升高，而植物油含有较多的不饱和脂肪酸，可降低血中胆固醇、防止动脉硬化形成和发展的作用；低盐饮食，通常以不超过 4 g/d 为宜，若有心功能不全，则应更少；限制含糖食物的摄入，少吃含糖高的糕点、糖果，少饮含糖的饮料，粗细搭配主食，防止热量过剩，体重增加；一日三餐要有规律，避免暴饮暴食，戒烟限酒。多吃新鲜蔬菜、水果以增加维生素的摄取及防止便秘的发生。③保持大便通畅：由于便秘时患者用力排便可增加心肌耗氧量，诱发心绞痛。因此，应指导患者养成按时排便的习惯，增加食物中纤维素的含量，多饮水，增加活动，以防发生便秘。

（2）病情观察。

心绞痛发作时应观察胸痛的部位、性质、程度、持续时间，严密监测血压、心率、心律、脉搏、体温，描记疼痛发作时心电图，观察有无心律失常、急性心肌梗死等并发症的发生。

（3）用药护理。

注意药物的疗效及不良反应。含服硝酸甘油片后约 1 ~ 2 min 开始起作用，30 min 后作用消失。硝酸甘油可引起头痛、血压下降，偶伴晕厥。使用时注意：①随身携带硝酸甘油片，注意有效期，定期更换，以防药效降低。②对于规律性发作的劳累性心绞痛，可进行预防用药，在外出、就餐、排便等活动前含服硝酸甘油。③胸痛发作时每隔 5 min 含服硝酸甘油 0.5 mg，直至疼痛缓解。如果疼痛持续 15 ~ 30 min 或连续含服 3 片后仍未缓解，应警惕急性心肌梗死的发生。④胸痛发作含服硝酸甘油后最好平卧，必要时吸氧。⑤静脉滴注硝酸甘油时应监测患者心率、血压的变化，掌握好用药浓度和输液速度，患者及家属不可擅自调整滴速，防止低血压的发生。⑥青光眼、低血压时忌用。

（4）心理护理。

心绞痛发作时患者常感到焦虑，而焦虑能增强交感神经兴奋性，增加心肌需氧量，加重心绞痛。因此患者心绞痛发作时应专人守护，安慰患者，增加患者的安全感，必要时可遵医嘱给予镇静剂。

（5）健康指导。

①生活指导：合理安排休息与活动，保证充足的休息时间。出院后遵医嘱服药，不要擅自增减药量，自我检测药物的不良反应。外出时随身携带硝酸甘油以备急用。活动应循序渐进，以不引起症状为原则。避免重体力劳动、精神过度紧张的工作或过度劳累。②指导患者防止心绞痛再发作：避免诱发因素，告知患者及家属过劳、情绪激动、饱餐、剧烈运动、受寒冷潮湿刺激等都是心绞痛发作的诱因，应注意尽量避免；减少危险因素，如戒烟，减轻精神压力，选择低盐、低脂、低胆固醇、高纤维素饮食，维持理想的体重，控制高血压，调节血脂，治疗糖尿病等。

3. 护理评价

患者主诉疼痛减轻或消失，能自觉避免诱发因素，未发生并发症或发生后得到了及时的控制；生活需要得到了及时的满足。

三、心肌梗死

心肌梗死是指在冠状动脉病变的基础上，发生冠状动脉血供急剧减少或中断，使相应心肌的严重而持久地急性缺血导致心肌坏死。临床表现为持续而剧烈的胸骨后疼痛、特征性心电图动态演变、白细胞计数和血清心肌坏死标记物增高，常可发生心律失常、心力衰竭或心源性休克。属冠心病的严重类型。

（一）病因及发病机制

本病基本病因是冠状动脉粥样硬化，造成管腔严重狭窄和心肌血液供应不足，而侧支循环尚未充分建立，在此基础上，若发生血供急剧减少或中断，使心肌严重而持久地缺血达 1 h 以上，即可发生心肌梗死。心肌梗死原因绝大多数是由于不稳定粥样斑块破溃，继而出血和管腔内血栓形成，使管腔闭塞。少数情况下粥样斑块内或其下发生出血或血管持续痉挛，也可使冠状动脉完全闭塞。

促使粥样斑块破裂出血及血栓形成的诱因有：休克、脱水、出血、外科手术或严重心律失常，使心排血量骤降，冠状动脉灌流量锐减；饱餐特别是进食多量脂肪后，血脂增高，血黏稠度增高；重体力活动、情绪过分激动、用力排便或血压剧升，致左心室负荷明显加重，儿茶酚胺分泌增多，心肌需氧量猛增，冠状动脉供血明显不足；晨起 6 时至 12 时交感神经活动增加，机体应激反应增强，冠状动脉张力增高。

心肌梗死可由频发心绞痛发展而来，也可原无症状，直接发生心肌梗死。心肌梗死后发生的严重心律失常、休克或心力衰竭，均可使冠状动脉灌流量进一步降低，心肌坏死范围进一步扩大，严重者可导致死亡。

（二）临床表现

1. 先兆症状

50% ～ 81.2% 患者在发病前数日有乏力、胸部不适、活动时心悸、气急、烦躁、心绞痛等前驱症状。心绞痛以新发生或出现较以往更剧烈而频繁的疼痛为突出特征，疼痛持续时间较以往长，诱因不明显，硝酸甘油疗效差，心绞痛发作时伴恶心、呕吐、大汗、心动过缓、急性心功能不全、严重心律失常或血压有较大波动等，心电图示 ST 段一时性明显抬高或压低，T 波倒置或增高。及时处理先兆症状，可使部分患者避免心肌梗死的发生。

2. 主要症状

其症状与心肌梗死面积的大小、部位以及侧支循环情况密切相关。

（1）疼痛：为最早、最突出的症状。疼痛部位和性质与心绞痛相似，但多无明显的诱因。常发生于安静或睡眠时，疼痛程度更重，范围更广，常呈难以忍受的压榨、窒息或烧灼样，伴有大汗、烦躁不安、恐惧及濒死感。疼痛持续时间较长，可达数小时或数日，休息和含服硝酸甘油不能缓解。部分患者疼痛可向上腹部、颈部、下颌和背部放射而被误诊为其他疾病，少数患者无疼痛，一开始即表现为休克或急性心力衰竭。也有患者整个病程都无疼痛或其他症状，后来才发现发生过心肌梗死。

（2）全身症状：一般在疼痛发生后 24 ～ 48 h 出现。表现为发热、白细胞增高和红细胞沉降率增快等，由坏死组织吸收所引起。体温升高至 38℃左右，一般不超过 39℃，持续大约 1 周，伴有心动过速或过缓。

（3）胃肠道症状：剧烈疼痛时常伴恶心、呕吐和上腹胀痛，与坏死心肌刺激迷走神经和心排血量降低致组织灌注不足等有关；亦可出现肠胀气；重者可发生呃逆。

（4）心律失常：大部分患者都有心律失常。多发生在起病1～2日内，24 h内最多见。室性心律失常最多，尤其是室性期前收缩，如出现频发（每分钟5次以上）室性期前收缩、成对或呈短阵室性心动过速、多源性室性期前收缩或RonT现象。常为心室颤动的先兆。前壁心肌梗死易发生室性心律失常，下壁心肌梗死易发生房室传导阻滞及窦性心动过缓。前壁心肌梗死如发生房室传导阻滞表明梗死范围广泛，预后较差。

（5）低血压和心源性休克：疼痛发作期间血压下降常见，但未必是休克，如疼痛缓解而收缩压下降仍＜80 mmHg，且患者表现烦躁不安、面色苍白、皮肤湿冷、脉细而快、大汗淋漓、尿量减少（＜20 mL/h）、神志迟钝，甚至昏厥者则为休克表现，多在起病后数小时至1周内发生，主要为心肌广泛坏死、心排血量急剧下降所致。

（6）心力衰竭：主要为急性左心衰竭，为梗死后心脏舒缩力显著减弱或不协调所致。可在起病最初几日内发生，或在疼痛、休克好转阶段出现。发生率32%～48%，表现为呼吸困难、咳嗽、发绀、烦躁等。重者可发生肺水肿，随后可有右心衰竭的表现。右心室心肌梗死者一开始即可出现右心衰竭表现。并伴血压下降。

3. 体征

（1）心脏体征：心脏浊音界可正常或轻至中度增大；心率多增快，也可减慢，心律不齐；心尖区第一心音减弱，可闻第三或第四心音奔马律。部分患者发病后2～3日出现心包摩擦音。亦有部分患者在心前区可闻及收缩期杂音或喀喇音，为二尖瓣乳头肌功能失调或断裂所致。

（2）血压和其他：除急性心肌梗死早期血压可增高外，几乎所有患者都有血压下降。起病前有高血压者，血压可降至正常；起病前无高血压者，血压可降至正常以下。当伴有心律失常、休克或心力衰竭时，可有相应的体征。

（三）并发症

1. 乳头肌功能失调或断裂

二尖瓣乳头肌因缺血、坏死等使收缩功能发生障碍，造成不同程度的二尖瓣脱垂及关闭不全，心尖区可出现粗糙的收缩期杂音或伴收缩中晚期喀喇音。轻者可以恢复，重者可严重损害左心功能致使发生急性肺水肿，在数天内死亡。

2. 心脏破裂

心脏破裂较少见，常在起病1周内出现。多为心室游离壁破裂，偶为心室间隔破裂造成穿孔。

3. 栓塞

栓塞的发生率为1%～6%，见于起病后1～2周。如为左心室附壁血栓脱落所致，则引起脑、肾、脾或四肢等动脉栓塞；由下肢静脉血栓破碎脱落所致，则产生肺动脉栓塞。

4. 心室壁瘤

心室壁瘤主要见于左心室，发生率15%～20%。较大的室壁瘤体检时可见左侧心界扩大，超声心动图可见心室局部有反常运动，心电图ST段持续抬高。

5. 心肌梗死后综合征

心肌梗死后综合征发生率为10%。于心肌梗死后数周至数月内出现，可反复发生，表现为心包炎、胸膜炎或肺炎。有发热、胸痛、气急、咳嗽等症状。可能为机体对坏死组织的过敏反应。

（四）护理

1. 护理目标

患者主诉疼痛减轻或消失；卧床期间生活需要得到满足，促进身心休息；患者的活动耐力逐渐增加；患者保持排便通畅，无便秘发生。心律失常被及时发现和控制，未发生心力衰竭和心源性休克。

2. 护理措施

治疗原则是尽早使心肌血液再灌注（到达医院后30 min内开始溶栓或90 min内开始介入治疗）以

挽救濒死的心肌，防止梗死面积扩大或缩小心肌缺血范围，保护和维持心脏功能，及时处理严重心律失常、泵衰竭和各种并发症，防止猝死。

（1）一般护理。

①休息与活动：急性期绝对卧床休息 12 h，保持环境安静，减少探视，协助患者进食、洗漱及大小便。如无并发症，24 h 床上肢体活动，第 3 日房内走动，第 4 ~ 5 日逐渐增加活动量，以不感到疲劳为限。有并发症者可适当延长卧床时间。

②饮食指导：起病后 4 ~ 12 h 内给予流质饮食，随后用半流质，以减轻胃扩张，2 ~ 3 日后改为软食，宜进低盐、低脂、低胆固醇、易消化的食物，多吃蔬菜、水果，少量多餐，不宜过饱。禁烟、酒。避免浓茶、咖啡及过冷、过热、辛辣刺激性食物。超重者应控制总热量，有高血压、糖尿病者应进食低脂、低胆固醇及低糖饮食。有心功能不全者，适当限制钠盐。

③保持大便通畅：急性心肌梗死患者由于卧床休息、进食少、使用吗啡等药物易引起便秘，而排便用力易诱发心力衰竭、肺梗死甚至心脏骤停。因此，评估患者日常的排便习惯、排便次数及形态，指导患者养成每日定时排便的习惯，多吃蔬菜、水果等粗纤维食物，或服用蜂蜜水；适当腹部环形按摩，促进排便；也可每日常规给缓泻剂，必要时给予甘油灌肠。以防止便秘时用力排便导致病情加重。

（2）病情观察。

进入冠心病监护病房（CCU），严密监测心电图、血压、呼吸、神志、出入量、末梢循环等情况 3 ~ 5 日，如有条件还可进行血流动力学监测。及时发现心律失常、休克、心力衰竭等并发症的早期症状。备好各种急救药品和设备。

（3）疼痛护理。

疼痛可使交感神经兴奋，心肌缺氧加重，促使梗死范围扩大，易发生休克和严重心律失常，因此应及早采取有效的止痛措施。遵医嘱给予吗啡或哌替啶止痛时注意呼吸功能的抑制，并密切观察血压、脉搏的变化。一般采用鼻导管或双腔氧气管法吸氧，根据血氧饱和度监测调整氧流量。静脉滴注或用微量泵注射硝酸甘油时，严格控制速度，并注意观察血压、心率变化。

（4）溶栓治疗的护理。

溶栓前询问患者有无活动性出血、消化性溃疡、脑血管病、近期手术、外伤史等溶栓禁忌证，检查血小板、出凝血时间和血型，配血；迅速建立静脉通道，遵医嘱准确配制并输注溶栓药物；用药后询问胸痛有无缓解，监测心肌酶、心电图及出凝血时间，以判断溶栓效果；观察有无发热、皮疹等过敏现象，皮肤、黏膜及内脏有无出血，出血严重时，停止治疗并立即处理。

（5）心理护理。

心肌梗死的发生不仅使患者产生焦虑、抑郁、恐惧等负性心理反应，还会对整个家庭造成严重的影响，往往导致整个家庭处于危机状态，使得家庭应对能力降低，不能发挥正常家庭功能。因此，护理人员应尽量陪伴在患者身边，加强患者的心理护理，如给患者介绍监护室的环境、治疗方法，解释不良情绪对疾病的负面影响等。指导患者保持乐观、平和的心情。告诉家属对患者要积极配合和支持，并创造一个良好的身心修养环境，生活中避免对其施加压力。及时了解患者家属的需要，并设法予以满足，如及时向家属通告患者的病情和治疗情况，解答家属的疑问等，以协助患者和家属提高应对危机的能力，维持患者和家庭的心理健康。

（6）康复护理。

急性心肌梗死患者进行早期康复护理有利于疾病的预后和提高患者的生活质量。优点如下：①改善功能储备，增加运动耐量和肌力。②改善精神、心理状态，减轻症状，减少心绞痛的发生。③增强心肌血液灌注，减少心肌缺血。④延缓动脉粥样硬化的进展，甚至可使之逆转。⑤减少长期卧床所致的血流缓慢、静脉栓塞等并发症。

根据美国心脏康复学会的建议，急性心肌梗死患者的康复可分为以下三期。

①住院期：又可分为监护室抢救期和普通病房期，一般为 1 ~ 2 周。主要护理措施为指导患者进行低强度的体力活动，实施健康教育，为患者及家属提供心理 – 社会支持以及制订出院计划等。

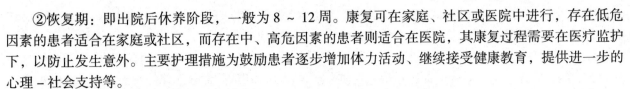

②恢复期：即出院后休养阶段，一般为 8～12 周。康复可在家庭、社区或医院中进行，存在低危因素的患者适合在家庭或社区，而存在中、高危因素的患者则适合在医院，其康复过程需要在医疗监护下，以防止发生意外。主要护理措施为鼓励患者逐步增加体力活动、继续接受健康教育，提供进一步的心理－社会支持等。

③维持期：自发病后数月直到生命终止。主要护理措施为督促患者坚持进行冠心病的二级预防和适当的体育锻炼，以进一步恢复并保持体力与心功能，从而提高生活质量。

（7）健康指导。

①运动指导：患者应根据自身条件，进行适当有规则的运动，适当运动可以提高患者的心理健康水平和生活质量、延长存活时间。运动的内容应视病情、年龄、性别、身体状况等选择一个或多个项目进行，根据运动中的反应，掌握运动强度，避免剧烈运动，防止疲劳。运动中以达到患者最大心率的 60%～65% 的低强度长期锻炼是安全有效的。

②生活指导：合理膳食，均衡营养，防止过饱。戒烟限酒，保持理想体重。根据天气变化适当增减衣服，防止感冒受凉。

③避免危险因素：积极治疗梗死后心绞痛、高血压、糖尿病、高脂血症，控制危险因素；保持情绪稳定，避免精神紧张、激动；避免寒冷；保持大便通畅，防止排便用力。

④用药指导：坚持按医嘱服药，注意药物不良反应，定期复查。

⑤心肌梗死发作时自救：a. 立刻就地休息，保持靠坐姿势，心情放松，保持环境安静而温暖。b. 积极与急救站或医院联系，呼叫救护车或用担架将患者送往医院，切忌扶患者勉强步行。c. 如有条件，立刻吸入氧气。d. 舌下含服硝酸甘油、异山梨酯，可连续多次服用，亦可舌下含服速效救心丸、复方丹参滴丸等扩张冠状动脉的药物。

3. 护理评价

患者的疼痛缓解；卧床休息期间患者的生活需要得到满足；生命体征稳定，能进行循序渐进的运动；大便正常，并能说出预防便秘的方法；未发生心律失常、心力衰竭、心源性休克等并发症。

第二节　心脏瓣膜病的护理

心脏瓣膜病是由于炎症、黏液瘤样变性、退行性改变、缺血性坏死、先天性畸形、创伤等原因引起的单个或多个瓣膜（包括瓣叶、瓣环、腱索、乳头肌等）的功能或结构异常，导致瓣口狭窄和（或）关闭不全。二尖瓣最常受累，约占 70%，二尖瓣并主动脉病变者占 20%～30%，单纯主动脉病变约占 2%～5%，而三尖瓣和肺动脉瓣病变者少见。其次为主动脉瓣。

风湿性心脏病简称风心病，是风湿性炎症过程所致瓣膜损害，主要累及 40 岁以下人群，女性多于男性。近年发病率已有所下降，但仍是我国常见的心脏病之一。老年人的瓣膜钙化和瓣膜黏液瘤样变性在我国日渐增多。

一、常见的心脏瓣膜病

（一）二尖瓣狭窄

1. 病因

二尖瓣狭窄的最常见病因为风湿热。急性风湿热后，至少需 2 年始形成明显的二尖瓣狭窄。风湿性二尖瓣狭窄仍是我国主要的瓣膜病，2/3 的患者为女性。约半数患者无急性风湿热史，但多有反复链球菌扁桃体炎或咽峡炎史。反复风湿活动、呼吸道感染、心内膜炎、妊娠、分娩等诱因均可促使病情加重。多次发作急性风湿热较一次发作后出现狭窄早。

2. 临床表现

（1）早期患者可无症状，一般在二尖瓣中度狭窄时方有明显症状。①呼吸困难：为最常见的早期症状，主要由肺的顺应性降低所致。患者首次呼吸困难发作常以运动、精神紧张、性交、感染、妊娠或心房颤动为诱因，并先有劳力性呼吸困难，严重者出现阵发性夜间呼吸困难、静息时呼吸困难、端坐呼吸，甚至发生急性肺水肿。②咯血：突然咯大量鲜血，通常见于严重二尖瓣狭窄，可为首发症状。支气管静脉同时回流入体循环静脉和肺静脉，当肺静脉压突然升高时，黏膜下瘀血、扩张而壁薄的支气管静脉破裂引起大咯血，咯血后肺静脉压减低，咯血可自止；血性痰或带血丝痰伴阵发性夜间呼吸困难或咳嗽；急性肺水肿时咳大量粉红色泡沫痰；肺梗死伴咯血，为本症晚期并发慢性心衰时少见的情况。③咳嗽：常见，尤其在冬季明显。表现在卧床时干咳，可能与支气管黏膜瘀血水肿易引起慢性支气管炎，或左心房增大压迫主支气管有关。④声音嘶哑：较少见，由于扩张的左心房增大压迫左主支气管有关。⑤其他：如乏力、心悸，前者由心功能减退、心输出量减少供血不足所致，后者由心律失常尤其是心房颤动所致。食欲减退、腹胀、肝区胀痛、下肢水肿由右心衰竭致体循环瘀血所致。

（2）体征：①二尖瓣重度狭窄常有"二尖瓣面容"，双颧绀红。②心尖部可触及舒张期震颤。③听诊可闻及舒张中晚期隆隆样杂音，是二尖瓣狭窄最重要的体征。④心尖部第一心音亢进呈拍击样及二尖瓣开瓣音，存在则高度提示二尖瓣狭窄以及瓣膜仍有一定的柔顺性和活动力，对决定手术治疗的方法有一定的意义。⑤肺动脉瓣区第二心音亢进伴分裂。⑥右心功能不全可有颈静脉怒张、肝大、下肢水肿等。

3. 并发症

（1）心律失常：以心房颤动最常见，为相对早期的并发症，起始可为阵发性，此后可发展为慢性房颤。心房颤动的发生率随左房增大和年龄增长而增加。房颤降低心排出量更诱发或加重心力衰竭。

（2）急性肺水肿：为重度二尖瓣狭窄的严重并发症，如不及时救治，可能致死。

（3）血栓：以脑动脉栓塞最常见，20% 的患者可发生体循环栓塞，其余依次为外周（下肢、视网膜）动脉、内脏（脾、肾、肠系膜）动脉和肺动脉等栓塞。栓塞栓子大多来自左心耳，多发生在伴房颤时，因左心房扩张和瘀血易形成血栓，血栓脱落引起动脉栓塞。

（4）其他：并发肺部感染常见，可诱发或加重心力衰竭。晚期常有右心衰竭，是晚期常见并发症及主要死亡原因。亦可并发感染性心内膜炎，但较少见。

（二）二尖瓣关闭不全

二尖瓣关闭不全常与二尖瓣狭窄同时存在，亦可单独存在。

1. 病因

心脏收缩期二尖瓣关闭依赖二尖瓣装置（瓣叶、瓣环、腱索、乳头肌）和左心室的结构和功能的完整性，其中任何部分的异常均可致二尖瓣关闭不全。风湿性炎症引起瓣叶纤维化、增厚、僵硬和缩短，使心室收缩时两瓣叶不能紧密闭合，如有乳头肌纤维化、融合和缩短，更加重关闭不全。

2. 临床表现

（1）症状。①急性：轻度二尖瓣反流仅有轻微劳力性呼吸困难；严重反流（如乳头肌断裂）很快发生急性左心衰竭，甚至出现急性肺水肿或心源性休克。②慢性：轻度二尖瓣关闭不全可终身无症状，严重反流有心排血量减少，首先出现的突出症状是疲乏无力，肺瘀血的症状如呼吸困难出现较晚。风心病无症状期常超过 20 年，一旦出现症状，多有不可逆的心功能损害，急性肺水肿和咯血较二尖瓣狭窄少见；二尖瓣脱垂多无症状，或仅有不典型胸痛、心悸、乏力、头晕、体位性晕厥和焦虑等，严重的二尖瓣关闭不全晚期出现左心衰竭。

（2）体征。

①急性：心尖冲动为高动力型；第二心音肺动脉瓣成分亢进；心尖区反流性杂音于第二心音前终止，而非全收缩期，低调，呈递减型，不如慢性者响。②慢性：心尖冲动呈高动力型，左心室增大时向左下移位。风心病时第一心音减弱，可闻及全收缩期吹风样的高调一贯型杂音，向左腋下和左肩胛下区传导；二尖瓣脱垂和冠心病时第一心音多正常，在典型的二尖瓣脱垂为随喀喇音之后的收缩晚期杂音；冠心病乳头肌功能失常时可有收缩早期、中期、晚期或全收缩期杂音。

3. 并发症

并发症与二尖瓣狭窄相似，但感染性心内膜炎发生率较二尖瓣狭窄高，而体循环栓塞较二尖瓣狭窄少见。

（三）主动脉瓣狭窄

1. 病因

先天性二叶瓣畸形为最常见的先天性主动脉瓣狭窄的病因。风湿性炎症导致主动脉瓣膜交界处粘连融合、瓣叶纤维化、僵硬、钙化和挛缩畸形，因而瓣口狭窄。老年人单纯主动脉瓣狭窄的常见原因是退行性钙化。

2. 临床表现

（1）症状出现较晚，呼吸困难、心绞痛和晕厥为典型主动脉瓣狭窄常见的三联征。①呼吸困难：劳力性呼吸困难见于90%的有症状患者，进而可发生阵发性夜间呼吸困难、端坐呼吸和急性肺水肿。②心绞痛：见于60%的有症状患者，常由运动诱发，休息后缓解，主要由心肌缺血引起。③晕厥：见于1/3的有症状患者，多发生于直立、运动中或运动后即刻，少数在休息时发生，由脑缺血引起。

（2）体征：①心尖冲动相对局限、持续有力，主动脉瓣第一听诊区可触及收缩期震颤，并可闻及粗糙而响亮的喷射性收缩期吹风样杂音，向颈部、胸骨左下缘和心尖区传导，主动脉区粗糙而响亮的收缩期杂音是主动脉瓣狭窄的最重要体征。②第二心音减弱。老年人钙化性主动脉瓣狭窄者杂音在心底部。③心尖区抬举性搏动。④脉压缩小。

3. 并发症

（1）心律失常：10%的患者可发生心房颤动，可致严重低血压、晕厥或肺水肿。主动脉钙化侵及传导系统可致房室传导阻滞；左心室肥厚、心内膜下心肌缺血可致窒息性心律失常；两种情况均可导致晕厥，甚至猝死。猝死一般发生于先前有症状者。患者若发生左心衰竭，自然病程明显缩短，因此终末期的右心衰竭少见。

（2）心脏性猝死：仅见于1%～3%的患者。

（3）感染性心内膜炎：不常见，年轻人的较轻瓣膜畸形比老年人的钙化性瓣膜狭窄发生感染性心内膜炎的危险性大。

（4）其他：体循环栓塞、心力衰竭和胃肠道出血少见。

（四）主动脉瓣关闭不全

1. 病因

（1）急性：主动脉瓣膜穿孔或瓣周脓肿、创伤、主动脉夹层和人工瓣撕裂。

（2）慢性：约2/3的主动脉瓣关闭不全为风心病所致，由于风湿性炎症病变使瓣叶纤维化、增厚、缩短、变形，影响舒张期瓣叶边缘对合，可造成关闭不全。感染性心内膜炎的感染性赘生物妨碍主动脉瓣闭合而引起关闭不全。另外，先天畸形和主动脉瓣黏液样变性也可引起主动脉瓣关闭不全。

2. 临床表现

（1）症状。

①急性：轻者无症状，重者出现急性左心衰竭和低血压。②慢性：多年可无症状，常有体位性头晕。心悸是最先出现的症状，伴心前区不适，因左心室明显增大、心尖冲动增强所致；因舒张压过低、快速改变体位时可产生脑缺血而眩晕，脉压增大明显时可有颈部搏动感；左心衰竭是晚期出现的表现；心绞痛较主动脉瓣狭窄少见，由冠状动脉供血减少所致。

（2）体征。

①心尖冲动向左下移位，呈心尖抬举样搏动。②胸骨左缘第3～4肋间主动脉瓣第二听诊区可闻及高调舒张期叹气样递减型杂音，是主动脉瓣关闭不全的最重要体征，舒张早期向心尖部传导，前倾坐位和深呼气时易听到。③主动脉瓣区第二心音减弱或消失，见于瓣膜活动很差或反流严重时。④心尖冲动向左下移位，呈抬举性搏动。⑤严重主动脉瓣关闭不全时，收缩压升高、舒张压降低、脉压增大。可出现周围血管征如颈动脉搏动明显、随心脏搏动的点头征、毛细血管搏动征、水冲脉、枪击音等。

3. 并发症

（1）左心衰竭为主要并发症，也是主动脉瓣关闭不全患者的主要死亡原因。

（2）感染性心内膜炎较常见。

（3）可发生室性心律失常，心脏性猝死少见。

二、护理

（一）护理目标

患者焦虑减轻，体温得到控制，未发生感染或发生后得到及时的控制；未发生并发症；患者及家属了解了整个疾病的发生发展过程。

（二）护理措施

1. 一般护理

（1）休息与活动：心功能代偿期，一般体力活动不限制，但要注意多休息，以降低耗氧量，减轻心脏负担。心功能失代偿期，卧床休息，限制活动量，协助生活护理，待病情好转，实验室检查正常后逐渐增加活动。左房内有巨大附壁血栓者应绝对卧床休息，以防血栓脱落造成其他部位栓塞。病情允许时应鼓励并协助患者翻身、活动下肢或下床活动，防止下肢深静脉血栓形成。

（2）饮食：给予高热量、高蛋白、高维生素易消化饮食。有心力衰竭时应限制钠盐摄入、少量多餐、多吃蔬菜、水果，保持大便通畅。

2. 病情观察

监测生命体征，尤其是心率、心律、血压、脉搏、呼吸频率、节律及伴随症状，注意患者的精神状态及意识变化。观察有无风湿活动的表现，如皮肤环行红斑、皮下结节、关节红肿及疼痛等。观察患者有无呼吸困难、乏力、食欲减退、尿少等心力衰竭的征象。密切观察有无栓塞的征象，一旦发生，立即报告医师并给予相应的处理。

3. 对症护理

根据病情给予间断或持续吸氧。每4 h测量一次体温，超过38.5 ℃给予物理降温并记录降温效果。大量出汗者应勤换衣裤、被褥，防止受凉。关节炎时可局部热敷以减轻关节炎性水肿对神经末梢的压迫，改善血液循环，使疼痛减轻。

4. 用药护理

遵医嘱给予抗生素及抗风湿药物治疗，观察其疗效和不良反应如阿司匹林可致胃肠道反应、柏油便、牙龈出血等。注意药物不良反应如低血钾、洋地黄中毒等。

5. 心理护理

加强与患者的沟通，耐心向患者解释病情，消除患者的焦虑紧张情绪，使其积极配合治疗。向患者和家属详细介绍治疗的方法和目的，缓解患者或家属因不了解介入或手术治疗的效果和顾虑费用而产生的压力。

6. 健康指导

（1）疾病知识：告诉患者及家属本病的病因和病程进展特点，说明本病治疗的长期性，鼓励患者树立信心。有手术适应证者应尽早择期手术。提高生活质量。

（2）休息与活动：保持室内空气流通、温暖、干燥、阳光充足，避免居住环境潮湿、阴暗等不良条件。帮助患者根据心功能情况协调好活动与休息，避免重体力劳动和剧烈运动。教育家属理解患者并给予支持。

（3）预防感染：防治链球菌感染，避免上呼吸道感染、咽炎、扁桃腺炎，注意防寒保暖、一旦发生上呼吸道感染、咽炎、扁桃体炎应立即用药治疗。扁桃体反复发炎者在风湿活动控制后2～4个月可手术摘除扁桃体。行拔牙、内镜检查、导尿术、分娩、人工流产等手术操作要预防性使用抗生素。风湿活动期禁止拔牙、导尿等侵入性操作。保持口腔清洁，预防口腔感染。

（4）用药指导：告诉患者坚持服药的重要性，按医嘱服用抗风湿药物、抗心衰药物及抗生素。并定期门诊复查，防止病情进展。

（5）妊娠指导：育龄妇女要根据心功能情况在医师指导下控制好妊娠与分娩时机，病情较重不能妊娠与分娩者，做好患者及家属的思想工作。

（三）护理评价

患者能保持一定的活动耐力，生活自理；自我保护意识增强，感染减少；了解疾病的特点，理解治疗的长期性，能积极配合；家庭成员能从各个方面给予患者支持与鼓励，积极配合医院治疗。

第三节　心肌病的护理

心肌病是指伴有心肌功能障碍性疾病。世界卫生组织和国际心脏病学会工作组将心肌病分为四型，即扩张型心肌病、肥厚型心肌病、限制型心肌病和致心律失常型心肌病。其中以扩张型心肌病的发病率最高，肥厚型心肌病为其次。

一、扩张型心肌病

扩张型心肌病的主要特征是一侧或双侧心腔扩大，室壁变薄，心肌收缩功能减退，伴或不伴充血性心力衰竭，常合并心律失常，病死率较高。男 > 女（2.5 ： 1），发病率为 13 ~ 84/10 万。

（一）病因及病理

病因尚不清楚，除特发性、家族遗传性外，近年认为病毒感染是其重要原因。本病的病理改变以心腔扩张为主，室壁变薄，纤维瘢痕形成，常伴附壁血栓。组织学非特异性心肌细胞肥大、变性，特别是程度不同等纤维化等病变混合存在。

（二）临床表现

起病缓慢，逐渐出现活动后气急、心悸、胸闷、乏力甚至端坐呼吸，水肿和肝肿大等充血性心力衰竭。

常合并各种心律失常，如室性早搏、房性期前收缩、房颤，晚期常发生室性心动过速甚至室颤，可导致猝死，部分可发生心、脑、肾等栓塞。主要体征：为心脏扩大及全心衰竭的体征，75% 可听到第三或第四心音。

（三）实验室及其他辅助检查

1. 胸部 X 线检查

心影明显增大，可见肾瘀血征象。

2. 心电图

可见房颤、房室传导阻滞等心律失常改变及 ST–T 改变。

3. 超声心动图

各心腔均扩大，左心室扩大早而显著，室壁运动普遍减弱。

4. 其他

心导管检查、核素显影。

（四）治疗要点

尚无特殊治疗，主要是对症治疗，目前的治疗原则是针对心力衰竭和心律失常。限制体力活动，低盐饮食，应用洋地黄和利尿药物减轻心脏负荷，及时有效地控制心律失常，晚期条件允许进行心脏移植。

二、肥厚型心肌病

肥厚型心肌病是以左心室或右心室肥厚为特征，常为心肌非对称性肥厚，心室腔变小，以左心室血液充盈受阻，舒张期顺应性下降为基本病态的心肌病。临床上根据左心室流出道有无梗阻分为梗阻性肥厚型心肌病和非梗阻性肥厚型心肌病。

（一）病因及病理

本病常有明显家族史（约占 1/3），目前认为是常染色体显性遗传疾病。本病的病理改变为主要改

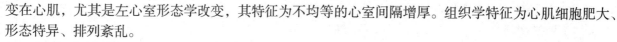

变在心肌，尤其是左心室形态学改变，其特征为不均等的心室间隔增厚。组织学特征为心肌细胞肥大、形态特异、排列紊乱。

（二）临床表现

部分患者可无自觉症状，因猝死或在体检中才被发现。非梗阻性肥厚型的临床表现类似扩张型心肌病。梗阻性轻者无症状，重者因心输出量下降而出现重要脏器血供不足的表现，如劳累后心悸、胸痛、乏力、头晕、晕厥，甚至猝死。突然站立、运动、应用硝酸甘油等使回心血量下降，加重左室流出道梗阻，上述症状加重，部分患者因肥厚心肌耗氧量上升致心绞痛，但硝酸甘油或休息多不能缓解。主要体征有心脏轻度增大，胸骨左缘第 3 ~ 4 肋间闻及收缩期杂音。

（三）实验室及其他辅助检查

1. X 线

心影左缘明显突出，提示左心室大块肥厚。但有些患者增大不明显，如合并心力衰竭则心影明显增大。

2. ECG

最常见为左心室肥大伴劳损（ST–T 改变），病理性 Q 波出现为本病的一个特征。

3. 超声心动图

对本病的诊断有重要意义，可显示左心室和室间隔非对称性肥厚。

4. 其他

左心室造影及左心导管术对确诊有重要价值。

（四）诊断要点

对不能用已知心脏病来解释的心肌肥厚应考虑本病可能。结合 ECG、超声心动图及心导管检查做出诊断。有阳性家族史（猝死、心脏增大等）更有助于诊断。

（五）治疗要点

本病的治疗原则为延缓肥厚的心肌，防止心动过速及维持正常窦性心律，减轻左室流出道狭窄和控制室性心律失常。目前主张应用 β 受体阻滞药及钙拮抗药治疗，减轻流出道肥厚心肌的收缩，降低流出道梗阻程度，增加心室充盈，增加心排血量，并可治疗室性心律失常。对重度梗阻性肥厚型心肌病可做介入或手术治疗，消除或切除肥厚的室间隔心肌。

三、心肌病患者的护理

（一）护理评估

1. 健康史

询问家族中有无心肌病的患者；发病前有无病毒的感染、酒精中毒以及代谢异常的情况；有无情绪激动、高强度运动、高血压等诱因。

2. 身体状况

有无疲劳、乏力、心悸和气促以及胸痛，有无呼吸困难、肝大、水肿或胸腹水的心衰表现。

3. 心理 – 社会状况

患者有无恐惧，能否正确认识该疾病。

4. 实验室检查

超声心动图检查结果，心电图检查，心导管检查确诊。

（二）主要护理诊断

1. 疼痛：胸痛

与肥厚型心肌耗氧量增加、冠状动脉供血相对不足有关。

2. 气体交换受损

与心力衰竭有关。

3. 潜在并发症

心力衰竭、心律失常、猝死。

（三）护理目标

（1）呼吸困难得以改善或消失。

（2）患者胸痛改善或消失。

（3）无并发症发生。

（四）护理措施

1. 一般护理

（1）饮食：给予高蛋白、高维生素的清淡饮食。多食蔬菜和水果，少食多餐，避免便秘。合并心衰的患者，限制钠水摄入。

（2）活动和休息：限制体力活动尤为重要，可减轻心脏负荷、改善心功能。有心衰的患者应该绝对卧床休息。当心衰得到控制后仍应限制活动量。另外，肥厚型心肌病的患者体力活动时有晕厥或猝死的危险，故应避免持重、屏气以及剧烈运动，并避免单独外出。

（3）吸氧：根据缺氧程度调节流量。

2. 病情观察

（1）观察患者的生命体征，必要时进行心电监护。

（2）严密观察有无并发症发生：观察患者有无乏力、呼吸困难、肝脏肿大、水肿等心力衰竭的表现，准确记录出入液量，定期测体重；附壁血栓易脱落导致动脉栓塞，观察患者有无偏瘫、失语、胸痛、咯血等的表现；及时发现心律失常的先兆，防止晕厥以及猝死。

（3）准备好抢救药物和用品。

3. 用药护理

遵医嘱用药，以控制心力衰竭为主，观察疗效以及不良反应，严格控制滴数。扩张型心肌病的患者对洋地黄的耐受差，要避免洋地黄中毒。

4. 心理护理

不良情绪可使交感神经兴奋、心肌耗氧量增加，护理人员需耐心解释，安慰鼓励患者。

5. 健康宣教

保证充足的休息和睡眠，避免劳累和上呼吸道感染。保持大便通畅和情绪稳定。遵医嘱服药，教会患者及其亲属观察其疗效和不良反应。

（五）护理评价

患者胸痛改善或消失；呼吸困难改善或消失；未发生并发症。

第四节　心肌炎的护理

心肌炎常是全身性疾病在心肌上的炎症性表现，由于心肌病变范围大小及病变程度的不同，轻者可无临床症状，严重可致猝死，诊断及时并经适当治疗者，可完全治愈，迁延不愈者，可形成慢性心肌炎或导致心肌病。

一、病因与发病机制

（一）病因

细菌性白喉杆菌、溶血性链球菌、肺炎双球菌、伤寒杆菌等。病毒如柯萨奇病毒、艾柯病毒、肝炎病毒、流行性出血热病毒、流感病毒、腺病毒等，其他如真菌、原虫等均可致心肌炎。但目前以病毒性心肌炎较常见。

致病条件因素：①过度运动：运动可致病毒在心肌内繁殖复制加剧，加重心肌炎症和坏死。②细菌感染：细菌和病毒混合感染时，可能起协同致病作用。③妊娠：妊娠可以增强病毒在心肌内的繁殖，所谓围生期心肌病则可能是病毒感染所致。④其他：营养不良、高热寒冷、缺氧、过度饮酒等，均可诱发病毒性心肌炎。

（二）发病机制

从动物实验、临床与病毒学、病理观察，发现有以下2种机制。

1. 病毒直接作用

实验中将病毒注入血循环后可致心肌炎。以在急性期，主要在起病9天以内，患者或动物的心肌中可分离出病毒，病毒荧光抗体检查结果阳性，或在电镜检查时发现病毒颗粒。病毒感染心肌细胞后产生溶细胞物质，使细胞溶解心肌间质增生、水肿及充血。

2. 免疫反应

病毒性心肌炎起病9天后心肌内已不能再找到病毒，但心肌炎病变仍继续；有些患者病毒感染的其他症状轻微而心肌炎表现颇为严重；还有些患者心肌炎的症状在病毒感染其他症状开始一段时间以后方出现；有些患者的心肌中可能发现抗原抗体复合体。以上都提示免疫机制的存在。

（三）病理改变

病变范围大小不一，可为弥漫性或局限性。随病程发展可为急性或慢性。病变较重者肉眼见心肌非常松弛，呈灰色或黄色，心腔扩大。病变较轻者在大体检查时无发现，仅在显微镜下有所发现而赖以诊断，而病理学检查必须在多个部位切片，方使病变免于遗漏。在显微镜下，心肌纤维之间与血管四周的结缔组织中可发现细胞浸润，以单核细胞为主。心肌细胞可有变性、溶解或坏死。病变如在心包下区则可合并心包炎，成为病毒性心包心肌炎。病变可涉及心肌与间质，也可涉及心脏的起搏与传导系统如窦房结、房室结、房室束和束支，成为心律失常的发病基础。病毒的毒力越强，病变范围越广。在实验性心肌炎中，可见到心肌坏死之后由纤维组织替代。

二、临床表现

取决于病变的广泛程度与部位。重者可致猝死，轻者几无症状。老幼均可发病，但以年轻人较易发病，男多于女。

（一）症状

心肌炎的症状可能出现于原发的症状期或恢复期。如在原发病的症状期出现，其表现可被原发病掩盖。多数患者在发病前有发热、全身酸痛、咽痛、腹泻等症状，反映全身性病毒感染，但也有部分患者原发病症状轻而不显著，须仔细追问方被注意到，而心肌炎症状则比较显著。心肌炎患者常诉胸闷、心前区隐痛、心悸、乏力、恶心、头晕。临床上诊断的心肌炎中，90%左右以心律失常为主诉或首见症状，其中少数患者可由此而发生昏厥或阿–斯综合征。极少数患者起病后发展迅速，出现心力衰竭或心源性休克。

（二）体征

1. 心脏扩大

轻者心脏不扩大，一般有暂时性扩大，不久即恢复。心脏扩大显著反映心肌炎广泛而严重。

2. 心率改变

心率增速与体温不相称，或心率异常缓慢，均为心肌炎的可疑征象。

3. 心音改变

心尖区第一音可减低或分裂。心音可呈胎心样。心包摩擦音的出现反映有心包炎存在。

4. 杂音

可见与发热程度不平行的心动过速，心尖区可能有收缩期吹风样杂音或舒张期杂音，前者为发热、贫血，心腔扩大所致，后者因左室扩大造成的相对性左房室瓣狭窄。杂音响度都不超过三级。心肌炎好转后即消失。

5. 心律失常

极常见，各种心律失常都可出现，以房性与室性期前收缩最常见，其次为房室传导阻滞，此外，心房颤动、病态窦房结综合征均可出现。心律失常是造成猝死的原因之一。

6. 心力衰竭

重症弥漫性心肌炎患者可出现急性心力衰竭，属于心肌泵血功能衰竭，左右心同时发生衰竭，引起

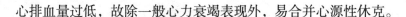

心排血量过低，故除一般心力衰竭表现外，易合并心源性休克。

三、辅助检查

（一）心电图

心电图异常的阳性率高，且为诊断的重要依据，起病后心电图由正常可突然变为异常，随感染的消退而消失。主要表现有 ST 段下移，T 波低平或倒置，特别是室性心律失常和房室传导阻滞等。

（二）X 线检查

由于病变范围及病变严重程度不同，放射线检查亦有较大差别，大约 1/3 ~ 1/2 心脏扩大，多为轻中度扩大，明显扩大者多伴有心包积液，心影呈球形或烧瓶状，心搏动减弱。局限性心肌炎或病变较轻者，心界可完全正常。

（三）血液检查

白细胞计数在病毒性心肌炎可正常，偏高或降低，血沉大多正常，亦可稍增快，C 反应蛋白大多增高，GOT、GPT、LDH、CPK 正常或升高，慢性心肌炎多在正常范围。有条件者可做病毒分离或抗体测定。

四、诊断

病毒性心肌炎的诊断必须建立在有心肌炎的证据和病毒感染的证据基础上。胸闷、心悸常可提示心脏波及，心脏扩大、心律失常或心力衰竭为心脏明显受损的表现，心电图上 ST-T 改变与异位心律或传导障碍反映心肌病变的存在。病毒感染的证据有以下各点：①有发热、腹泻或流感症状，发生后不久出现心脏症状或心电图变化。②血清病毒中和抗体测定阳性结果，由于柯萨奇 AB 病毒最为常见，通常检测此组病毒的中和抗体，在起病早期和 2 ~ 4 周各取血标本 1 次，如 2 次抗体效价示 4 倍上升或其中 1 次≥1：640，可作为近期感染该病毒的依据。③咽、肛拭病毒分离，如阳性有辅助意义，有些正常人也可阳性，其意义须与阳性中和抗体测定结果相结合。④用聚合酶链反应法从粪便、血清或心肌组织中检出病毒 RNA。⑤心肌活检，从取得的活组织做病毒检测，病毒学检查对心肌炎的诊断有帮助。

五、治疗

应卧床休息，以减轻组织损伤，病变加速恢复。伴有心律失常，应卧床休息 2 ~ 4 周，然后逐渐增加活动量，严重心肌炎伴有心脏扩大者，应休息 6 个月 1 年，直到临床症状完全消失，心脏大小恢复正常。应用免疫抑制剂，激素的应用尚有争论，但重症心肌炎伴有房室传导阻滞，心源性休克心功能不全者均可应用激素。常用泼尼松，40 ~ 60 mg/d，病情好转后逐渐减量，6 周 1 个疗程。必要时亦可用氢化可的松或地塞米松，静脉给药。心肌炎对洋地黄耐受性差、慎用。心力衰竭者可用强心、利尿、血管扩张剂。心律失常者同一般心律失常的治疗。

六、病情观察

（1）定时测量体温、脉搏，其体温与脉率增速不成正比。

（2）密切观察患者呼吸频率、节律的变化，及早发现是否心功能不全。

（3）定时测量血压，观察记录尿量，以及早判断有无心源性休克的发生。

（4）急性期密切观察心率与心律，及早发现有无心律失常，如室性期前收缩、不同程度的房室传导阻滞等，严重者可出现急性心力衰竭、心律失常等。

七、对症护理

（一）心悸、胸闷

保证患者休息，急性期卧床。按医嘱及时使用改善心肌营养与代谢的药物。

（二）心律失常

当急性病毒性心肌炎患者引起四度房室传导阻滞或窦房结病变引起窦房阻滞、窦房停搏而致阿－斯综合征者，应就地进行心肺复苏，并积极配合医师进行药物治疗或紧急做临时心脏起搏处理。

（三）心力衰竭

按心力衰竭护理常规。

八、护理措施

（1）遵医嘱给予氧气吸入，药物治疗。注意心肌炎时心肌细胞对洋地黄的耐受性较差，应用洋地黄时应特别注意其毒性反应。

（2）休息与活动：反复向患者解释急性期卧床休息可减轻心脏负荷，减少心肌耗氧量，有利于心功能的恢复，防止病情恶化或转为慢性病程。患者急性期常需卧床 2～3 月，待症状、体征和实验室检查恢复后，方可逐渐增加活动量。

（3）心理护理：告诉患者体力恢复需要一段时间，不要急于求成。当活动耐力有所增加时，应及时给予鼓励。对不愿意活动或害怕活动的患者，应给予心理疏导，督促患者完成范围内的活动量，恢复期仍应限制活动 3～6 个月。

（4）病情观察：急性期严密监测患者的体温、心率、心律、血压的变化，发现心率突然变慢、血压偏低、频发期前收缩、房室传导阻滞及时报告。观察患者有无脉速、易疲劳、呼吸困难、烦躁及肺水肿的表现。

（5）活动中监测：病情稳定后，与患者及家属一起制订并实施每日活动计划，严密监测活动时心率、心律、血压变化，若活动后出现胸闷、心悸、呼吸困难、心律失常等，应停止活动，以此作为限制最大活动量的指征。

九、健康教育

（1）讲解充分休息的必要性及心肌营养药物的作用。指导患者进食高蛋白、高维生素、易消化饮食，尤其是补充富含维生素 C 的食物如新鲜蔬菜、水果，以促进心肌代谢与修复，戒烟酒。

（2）告诉患者经积极治疗后多数可以痊愈，少数可留有心律失常后遗症，极少数患者在急性期因严重心律失常、急性心力衰竭和心源性休克而死亡，有部分患者演变成慢性心肌炎。

（3）积极预防感冒，避免受凉及接触传染源，恢复期每日有一定时间的户外活动但不宜过多，以适应环境，增强体质注意保暖。

（4）积极治疗和消除细菌感染灶，如慢性扁桃体炎、慢性鼻窦炎、中耳炎等。

（5）遵医嘱按时服药，定期复查。

（6）教会患者及家属测脉搏、节律，发现异常或有胸闷、心悸等不适应症状及时复诊。

第五节　急性心包炎的护理

急性心包炎为心包脏层和壁层的急性炎症，可由细菌、病毒、自身免疫、物理、化学等因素引起。主要病因为风湿热、结核及细菌性感染。近年来，病毒感染、肿瘤、尿毒症及心肌梗死性心包炎发病率明显增多。分为纤维蛋白性和渗出性两种。

一、病因

（一）感染性心包炎

以细菌感染最为常见，尤其是结核菌和化脓菌感染，其他病菌有病毒、肺炎支原体、真菌和寄生虫等。

（二）非感染性心包炎

以风湿性为最常见，其他有心肌梗死、尿毒症性、结缔组织病性、变态反应性、肿瘤性、放射线性和乳糜性等。临床上以结核性、风湿性、化脓性和急性非特异性心包炎较为多见。

二、临床表现

（一）心前区疼痛

为主要症状，多见于急性非特异性心包炎和感染性心包炎，可位于心前区，放射到颈部、左肩、左臂及左肩胛骨。疼痛也可呈压榨样。

（二）呼吸困难

是心包积液时最突出的症状。严重时可有端坐呼吸、身体前倾、呼吸浅速、面色苍白、发绀。

（三）心包摩擦音

正常特异性征象，以胸骨左缘第 3、第 4 肋间听诊最为明显。渗出性心包炎心脏叩诊浊音界向两侧增大为绝对浊音区，心律快，心尖冲动弱，心音低而遥远，大量心包积液时可出现心包积液征。可出现奇脉、颈静脉怒张、肝大、腹水及下肢水肿等。

三、诊断要点

根据心前区疼痛、呼吸困难、全身中毒症状，以及心包摩擦音、心音遥远等临床征象，结合心电图、X 线表现和超声心动图等检查，便可确诊。

四、治疗

如结核性心包炎应给予抗结核治疗，总疗程不少于半年至 1 年；化脓性心包炎除使用足量、有效的抗生素外，应早期施行心包切开引流术；风湿性心包炎主要是抗风湿治疗；急性非特异性心包炎目前常采用抗生素及皮质激素合并治疗。心包渗液较多且心脏受压明显者，可行心包穿刺，以解除心包填塞症状。

五、评估要点

（一）一般情况

观察生命体征有无异常，询问有无过敏史、家族史、有无发热、消瘦等，了解患者对疾病的认识。

（二）专科情况

（1）呼吸困难的程度、肺部啰音的变化。

（2）心前区疼痛的性质、部位及其变化，是否可闻及心包摩擦音。

（3）是否有颈静脉怒张、肝大、下肢水肿等心功能不全的表现。

（4）是否有心包积液征：左肩胛骨下出现浊音及左肺受压时引起的支气管呼吸音。心脏叩诊的性质。

（三）实验室及其他检查

1. 心电图

改变主要由心外膜下心肌受累而引起，常规导联出现弓背向下的 ST 段抬高，T 波倒置；心包渗液时可有 QRS 波群低电压。

2. 超声心动图

超声心动图是简而易行的可靠方法，可见液性暗区。

3. 心包穿刺

证实心包积液的存在，并进一步确定积液的性质以及药物治疗，主要适用于心脏压塞和未能明确病因的渗出性心包炎。

六、护理诊断

（一）气体交换受损

与肺瘀血、肺或支气管受压症有关。

（二）疼痛

心前区痛与心包炎有关。

（三）体温过高

与细菌、病毒等因素导致急性炎症反应有关。

（四）活动无耐力

与心排血量减少有关。

七、护理措施

（1）给予氧气吸入，充分休息，保持情绪稳定，注意防寒保暖，防止呼吸道感染。

（2）给予高热量、高蛋白、高维生素易消化饮食，限制钠盐摄入。

（3）帮助患者采取半卧位或前倾坐位，保持舒适。

（4）记录心包抽液的量、性质，按要求留标本送检。

（5）控制输液滴速，防止加重心脏负荷。

（6）加强巡视，及早发现心包填塞的症状，如心动过速、血压下降等。

（7）遵医嘱给予抗菌、抗结核、抗肿瘤等药物治疗，密切观察药物不良反应。

（8）应用止痛药物时，观察止痛药物的疗效。

八、应急措施

出现心包压塞征象时，保持患者平卧位；迅速建立静脉通路，遵医嘱给予升压药；密切观察生命体征的变化，准备好抢救物品；配合医生做好紧急心包穿刺。

九、健康教育

（1）嘱患者应注意充分休息，避免剧烈运动，加强营养。注意防寒保暖，防止呼吸道感染。

（2）告诉患者应坚持足够疗程的药物治疗，勿擅自停药。

（3）对缩窄性心包炎的患者应讲明行心包剥离术的重要性，解除其顾虑，尽早接受手术治疗。

第六节　感染性心内膜炎的护理

感染性心内膜炎为心脏内膜表面的微生物感染，伴赘生物形成。赘生物为大小不等、形状不一的血小板和纤维素团块，内含大量微生物和少量炎性细胞。瓣膜为最常受累部位，但感染也可发生在间隔缺损部位、腱索或心壁内膜。根据病程分为急性和亚急性：①急性感染性心内膜炎的特征为中毒症状明显；病程进展迅速，数天至数周引起瓣膜破坏；感染迁移多见；病原体主要为金黄色葡萄球菌。②亚急性感染性心内膜炎的特征为中毒症状轻；病程数周至数月；感染迁移少见；病原体以草绿色链球菌多见，其次为肠球菌。

感染性心内膜炎又可分为自体瓣膜、人工瓣膜和静脉药瘾者的心内膜炎。

一、自体瓣膜心内膜炎

（一）病因及发病机制

1. 病因

链球菌和葡萄球菌分别占自体心内膜炎病原微生物的 65% 和 25%。急性自体瓣膜心内膜炎主要由金黄色葡萄球菌引起，少数由肺炎球菌、淋球菌、A 族链球菌和流感杆菌等所致。亚急性自体瓣膜心内膜炎最常见的致病菌是草绿色链球菌，其次为 D 族链球菌，表皮葡萄球菌，其他细菌较少见。

2. 发病机制

（1）亚急性病例至少占 2/3 以上，发病与下列因素有关。①血流动力学因素：亚急性者主要发生于器质性心脏病，首先为心脏瓣膜病，尤其是二尖瓣和主动脉瓣；其次为先天性心血管病，如室间隔缺损、动脉导管未闭、法洛氏四联症和主动脉瓣缩窄。赘生物常位于血流从高压腔经病变瓣口或先天缺损至低压腔产生高速射流和湍流的下游，可能与这些部位的压力下降和内膜灌注减少，有利于微生物沉积和生长有关。高速射流冲击心脏或大血管内膜处致局部损伤易于感染。②非细菌性血栓性心内膜炎病变：当心内膜的内皮受损暴露其下结缔组织的胶原纤维时，血小板在该处聚集，形成血小板微血栓和纤维蛋白沉着，成为结节样无菌性赘生物，称非细菌性血栓性心内膜病变，是细菌定居瓣膜表面的重要因素。③短暂性菌血症：各种感染或细菌寄居的皮肤黏膜的创伤常导致暂时性菌血症，循环中的细菌若定居在无菌性赘生物上，即可发生感染性心内膜炎。④细菌感染无菌赘生物：取决于发生菌血症之频度和循环中细菌的数量、细菌黏附于无菌性赘生物的能力。草绿色链球菌从口腔进入血流的机会频繁，黏附力强，因而成为亚急性感染性心内膜炎的最常见致病菌。

细菌定居后，迅速繁殖，促使血小板进一步聚集和纤维蛋白沉积，感染赘生物增大。当赘生物破裂时，细菌又被释放进入血流。

（2）急性自体瓣膜心内膜炎发病机制尚不清楚，主要累及正常心瓣膜，主动脉瓣常受累。病原菌来自皮肤、肌肉、骨骼或肺等部位的活动感染灶。循环中细菌量大，细菌毒力强，具有高度侵袭性和黏附于内膜的能力。

（二）临床表现

1. 症状

从暂时的菌血症至出现症状的时间长短不一，多在2周以内。

（1）亚急性感染性心内膜炎起病隐匿，可有全身不适、乏力、食欲不振、面色苍白、体重减轻等非特异性症状，头痛、背痛和肌肉关节痛常见。发热是最常见的症状，多呈弛张热型，午后和夜间较高，伴寒战和盗汗。

（2）急性感染性心内膜炎以败血症为主要临床表现。起病急骤，进展迅速，患者出现高热、寒战、呼吸急促，伴有头痛、背痛、胸痛和四肢肌肉关节疼痛，突发心力衰竭者较为常见。

2. 体征

（1）心脏杂音：80%～85%的患者可闻及心脏杂音，杂音性质的改变为本病特征性表现，急性者要比亚急性者更易出现杂音强度和性质的变化，可由基础心脏病和（或）心内膜炎导致瓣膜损害所致，如赘生物的生长和破裂、脱落有关。腱索断裂或瓣叶穿孔是迅速出现新杂音的重要因素。

（2）周围体征：多为非特异性，近年已不多见。①瘀点，可出现于任何部位，以锁骨以上皮肤、口腔黏膜和睑结膜常见。②指和趾甲下线状出血。③Osler结节，为指和趾垫出现的豌豆大的红或紫色痛性结节，略高出皮肤，亚急性者较常见。④Roth斑，为视网膜的卵圆性出血斑块，其中心呈白色，亚急性者多见。⑤Janeway损害，是位于手掌或足底直径1～4 mm无压痛出血红斑，急性者常见。

（3）动脉栓塞：多见于病程后期，但约1/3的患者是首发症状。赘生物引起动脉栓塞占20%～40%，栓塞可发生在机体的任何部位。脑、心脏、脾、肾、肠系膜、四肢和肺为临床常见的动脉栓塞部位。脑栓塞可出现神志和精神改变、视野缺损、失语、吞咽困难、瞳孔大小不对称、偏瘫、抽搐或昏迷等表现。肾栓塞常出现腰痛、血尿等，严重者可有肾功能不全。脾栓塞时，患者出现左上腹剧痛，呼吸或体位改变时加重。肺栓塞常发生突然胸痛、气急、发绀、咯血。

（4）其他：贫血，较常见，主要由于感染导致骨髓抑制而引起，多为轻、中度，晚期患者可重度贫血。15%～50%病程超过6周的患者可有脾大；部分患者可见杵状指（趾）。

（三）并发症

（1）心脏并发症：心力衰竭为最常见并发症，其次为心肌炎。

（2）动脉栓塞和血管损害多见于病程后期，急性较亚急性者多见，部分患者中也可为首发症状。①脑：约1/3患者有神经系统受累，表现为脑栓塞、脑细菌性动脉瘤、脑出血（细菌性动脉瘤破裂引起）和弥漫性脑膜炎。患者出现神志和精神改变、失语、视野缺损、轻偏瘫、抽搐或昏迷等表现。②肾：大多数患者有肾脏损害，包括肾动脉栓塞和肾梗死、肾小球肾炎和肾脓肿。迁移性脓肿多见于急性患者。肾栓塞常出现血尿、腰痛等，严重者可有肾功能不全。③脾：发生脾栓塞，患者出现左上腹剧痛，呼吸或体位改变时加重。④肺：肺栓塞常出现突然胸闷、气急、胸痛、发绀、咯血等。⑤动脉：肠系膜动脉损害可出现急腹症症状；肢体动脉损害出现受累肢体变白或发绀、发冷、疼痛、跛行，甚至动脉搏动消失。⑥其他：可有细菌性动脉瘤、引起细菌性动脉瘤约占3%～5%。迁移性脓肿多见于急性期患者。

二、人工瓣膜心内膜炎

发生于人工瓣膜置换术后60日以内者为早期人工瓣膜心内膜炎，60日以后发生者为晚期人工瓣膜心内膜炎。早期者常为急性暴发性起病，约1/2的致病菌为葡萄球菌，表皮葡萄球菌多于金黄色葡萄球菌；其次为革兰阴性杆菌和真菌。晚期者以亚急性表现常见，致病菌以链球菌最常见，其次为葡萄球菌。除赘生物形成外，常致人工瓣膜部分破裂、瓣周漏、瓣环周围组织和心肌脓肿，最常累及主动脉瓣。术后发热、出现心杂音、脾大或周围栓塞征，血培养同一种细菌阳性结果至少2次，可诊断本病。预后不良，难以治愈。

三、静脉药瘾者心内膜炎

静脉药瘾者心内膜炎多见于年轻男性。致病菌最常来源于皮肤，药物污染所致者较少见，金黄色葡萄球菌为主要致病菌，其次为链球菌、革兰阴性杆菌和真菌。大多累及正常心瓣膜，三尖瓣受累占50%以上，其次为主动脉瓣和二尖瓣。急性发病者多见，常伴有迁移性感染灶。亚急性表现多见于有感染性心内膜炎史者。年轻伴右心金黄色葡萄球感染者病死率在5%以下，而左心革兰阴性杆菌和真菌感染者预后不良。

四、护理

（一）护理目标

患者体温恢复正常，心功能改善，活动耐力增加；营养改善，抵抗力增强；焦虑减轻，未发生并发症或发生后被及时控制。

（二）护理措施

1. 一般护理

（1）休息与活动：急性感染性心内膜炎患者应卧床休息，限制活动，保持环境安静，空气新鲜，减少探视。亚急性者，可适当活动，但应避免剧烈运动及情绪激动。

（2）饮食：给予清淡、高热量、高蛋白、高维生素、低胆固醇、易消化的半流质或软食，补充营养和水分。有心力衰竭者，适当限制钠盐的摄入。注意变换饮食口味，鼓励患者多饮水，做好口腔护理，以增进食欲。

2. 病情观察

（1）观察体温及皮肤黏膜变化：每4～6 h测量体温一次，准确绘制体温曲线，以反映体温动态变化，判断病情进展及治疗效果。评估患者有无皮肤瘀点、指（趾）甲下线状出血、Osler结节等皮肤黏膜病损。

（2）栓塞的观察：注意观察脑、肾、肺、脾和肢体动脉等栓塞的表现，脑栓塞出现神志和精神改变、失语、偏瘫或抽搐等；肾栓塞出现腰痛、血尿等，肺栓塞发生突然胸痛、呼吸困难、发绀和咯血等；脾栓塞出现左上腹剧痛；肢体动脉栓塞表现为肢体变白或发绀、皮肤温度降低、动脉搏动减弱或消失等。有变化及时报告医师并协助处理。

3. 发热护理

高热患者应卧床休息，注意病室的温度和湿度适宜。给予冰袋物理降温或温水擦浴等，准确记录体温变化。出汗较多时可在衣服和皮肤之间垫上柔软毛巾，便于潮湿后及时更换，增强舒适感，并防止因频繁更衣而导致患者受凉。保证被服干燥清洁，以增加舒适感。

4. 用药护理

抗微生物药物治疗是最重要的治疗措施。遵医嘱给予抗生素治疗，观察用药效果。坚持大剂量全疗程长时间的抗生素治疗，严格按照时间点用药，以确保维持有效的血药浓度。注意保护静脉，可使用静脉留置针，避免多次穿刺而增加患者的痛苦。注意观察药物的不良反应。

5. 正确采集血培养标本

告诉患者暂时停用抗生素和反复多次采血培养的必要性，以取得患者的理解与配合。本病的菌血症为持续性，无须在体温升高时采血。每次采血量 10 ~ 20 mL 作需氧和厌氧菌培养，至少应培养 3 周。

（1）未经治疗的亚急性患者，应在第一天每间隔 1 h 采血 1 次，共 3 次。如次日未见细菌生长，重复采血 3 次后，开始抗生素治疗。

（2）用过抗生素者，停药 2 ~ 7 日后采血。

（3）急性患者应在入院后立即安排采血，在 3 h 内每隔 1 h 采血 1 次，共取 3 次血标本后，按医嘱开始治疗。

6. 心理护理

由于发热、感染不易控制，疗程长，甚至出现并发症，患者常出现情绪低落、恐惧心理，应加强与患者的沟通，耐心解释治疗目的与意义，安慰鼓励患者，给予心理支持，使其积极配合治疗。

7. 健康指导

告诉患者及家属有关本病的知识，坚持足够疗程的抗生素治疗的重要意义。患者在施行口腔手术、泌尿、生殖和消化道的侵入性检查或外科手术治疗前应预防性使用抗生素。嘱患者注意防寒保暖，保持口腔和皮肤清洁，少去公共场所，减少病原体入侵的机会。教会患者自我监测体温变化、有无栓塞表现，定期门诊随访。教育家属应给患者以生活照顾，精神支持，鼓励患者积极治疗。

（三）护理评价

通过治疗和护理患者体温基本恢复正常，心功能得到改善，提高了活动耐力，营养状况改善，抵抗力增强；焦虑减轻，未发生并发症或发生后得到及时控制。

第九章　肾内科疾病的护理

第一节　尿路感染的护理

一、疾病概述

（一）概念

尿路感染（urinary tract infection，UTI）简称尿感，是各种病原微生物感染而引起的尿路急、慢性炎症。多见于育龄女性、老年人、尿路畸形及免疫功根据感染发生的部位，可分为上尿路感染和下尿路感染。上尿路感染主要是肾盂肾炎，下尿路感染主要是膀胱炎。

（二）相关病理生理

正常情况下，尿道口周围有少量细菌寄居，一般不会引起感染。尿路通畅时尿液能冲走绝大部分细菌；尿路黏膜可分泌杀菌物质 IgA、IgG；尿液含高浓度尿素和有机酸，pH 值低，不利于细菌生长；男性排尿时前列腺液有杀菌作用。当尿道黏膜有损伤、机体抵抗力下降或入侵细菌毒力大、致病力强时，细菌可侵入尿道并沿尿路上行至膀胱、输尿管或肾脏而发生尿路感染。

（三）病因与易感因素

1. 基本病因

主要为细菌感染，以革兰阴性杆菌为主，其中大肠杆菌占 70% 以上，其次为副大肠杆菌、变形杆菌、克雷白杆菌等。致病菌常为一种，极少数为两种细菌以上混合感染。细菌的吸附能力是重要的致病力。

2. 易感因素

（1）尿路梗阻：任何妨碍尿液自由流出的因素，如：结石、前列腺增生、狭窄、肿瘤等均可导致尿液积聚，细菌不易被冲洗清除，而在局部大量繁殖引起感染，其尿感的发生率较正常者高 12 倍。

（2）膀胱输尿管反流：输尿管壁内段及膀胱开口处的黏膜形成阻止尿液从膀胱输尿管口反流至输尿管的屏障，当其功能或结构异常时可使尿液从膀胱逆流到输尿管，甚至肾盂，导致细菌在局部定植，发生感染。

（3）机体免疫力低下：如长期使用免疫抑制剂、糖尿病、长期卧床、严重的慢性病等。

（4）妊娠：约 2% ~ 8% 妊娠妇女可发生尿路感染，与孕期输尿管蠕动功能减弱、暂时性膀胱输尿管活瓣关闭不全及妊娠后期子宫增大致尿液引流不畅有关。

（5）性别和性活动：女性尿道较短（约 4 cm）而宽，距离肛门较近，开口于阴唇下方是女性容易发

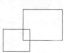

生尿路感染的重要因素。性生活时可将尿道口周围的细菌挤压入膀胱引起尿路感染。

（6）医源性因素：导尿或留置导尿管、膀胱镜和输尿管镜检查、逆行性尿路造影等可致尿路黏膜损伤、将细菌带入尿路，易引发尿路感染。据文献报道，即使严格消毒，单次导尿后，尿感的发生率约为 1% ~ 2%，留置导尿管 1 天感染率约 50%，超过 3 天者，感染发生率可达 90% 以上。

（四）临床表现

1. 急性膀胱炎

约后尿感的 6%，患者主要为膀胱刺激征的表现：患者出现尿频、尿急、尿痛、下腹部不适等膀胱刺激征，常有白细胞尿，约 30% 有血尿，偶见肉眼血尿，一般无全身感染表现。

2. 急性肾盂肾炎

起病较急，常出现寒战、高热、头痛、乏力、肌肉酸痛、食欲减退、恶心、呕吐等全身症状及尿频、尿急、尿痛、下腹部不适、血尿、脓尿、腰痛、肾区压痛或叩痛、输尿管点压痛等泌尿系统表现。并发症有肾乳头坏死和肾周脓肿。

3. 无症状性菌尿

表现为患者有真性菌尿而无尿感的症状。

（五）辅助检查

1. 血常规

急性期白细胞计数和中性粒细胞计数升高。

2. 尿常规

尿液外观浑浊，尿沉渣镜检可见大量白细胞、脓细胞及血沉可增快，白细胞管型有助于肾盂肾炎的诊断。

3. 尿细菌学检查

尿细菌学检查可见真性菌尿。

4. 影像学检查

可了解尿路情况，及时发现有无尿路结石、梗阻、反流、畸形等导致尿路感染反复发作的因素。对于反复发作的尿路感染应行 IVP。

（六）主要治疗原则

去除易感因素，合理使用抗生素，在未有药物敏感试验结果时，应选用对革兰阴性杆菌有效的抗菌药物，获得尿培养结果后，根据药敏试验选择药物。

（七）药物治疗

1. 应用抗生素

抗生素可抑制或杀灭细菌，控制感染，改善尿路刺激症状。治疗常用的有复方磺胺甲噁唑口服；或氟喹酮类（氧氟沙星）每次 0.2 g，2 次 / 天；或头孢类（头孢噻肟钠）等，症状明显者予静脉用药。

2. 应用碱性药物

碱性药物可以碱化尿液，增强抗菌药物的疗效，减轻尿路刺激的症状。常用的有碳酸氢钠口服，每次 1.0 g，3 次 / 日。

3. 其他对症治疗

解热镇痛药，可降低体温缓解疼痛，增加患者舒适。常用萘普生 0.125 mg，口服或安痛定 2 mL 肌内注射。

二、护理评估

（一）一般评估

1. 生命体征（T、P、R、BP）

感染严重时患者体温一般会升高；脉搏、呼吸会偏快；血压正常或偏低。

2. 患者主诉

了解患者有无尿频、尿急、尿痛、腰痛等症状。

3. 相关记录

尿量、尿液性状、饮食、皮肤等记录结果。

（二）身体评估

1. 视诊

面部表情，是否为急性、痛苦面容。

2. 触诊

腹部、膀胱区有无触痛压痛。

3. 叩诊

肾区、输尿管行程有无压痛、叩击痛。

（三）心理 – 社会评估

患者在疾病治疗过程中的心理反应与需求，家庭及社会支持情况，引导患者正确配合疾病的治疗与护理。

（四）辅助检查结果评估

1. 尿常规

尿中白细胞有无减少，有无出现白细胞管型。

2. 尿细菌学检查

真性菌尿有助于疾病的诊断，清洁中段尿细菌定量培养菌落数 $\geqslant 10^5$/mL，则为真性菌尿，如菌落计数 $< 10^4$/mL，则可能为污染。膀胱穿刺尿定性培养有细菌生长也提示真性菌尿。

（五）尿路感染治疗常用药效果的评估

（1）抗生素一般用药 72 h 可显效，若无效则应根据药物敏感试验更改药物，必要时联合用药。

（2）口服磺胺类药物要注意有无磺胺结晶形成。

（3）服用解热镇痛药后体温的变化，注意体温过低或出汗过多引起虚脱。

三、主要护理诊断／问题

1. 排尿障碍

与尿感所致的尿路刺激征有关。

2. 体温过高

与急性肾盂肾炎有关。

3. 焦虑

与病程长、病情反复发作有关。

4. 潜在并发症

肾乳头坏死、肾周脓肿、中毒性休克等。

5. 知识缺乏

缺乏预防尿路感染的知识。

四、护理措施

（一）适当休息

为患者提供安静、舒适环境，增加休息与睡眠时间。肾区疼痛明显时应卧床休息，嘱患者少站立或弯腰，必要时遵医嘱给予止痛剂。高热患者应卧床休息，体温超过39℃时可采用冰敷、酒精擦浴等措施进行物理降温，必要时药物降温。

（二）合理饮食

给予高蛋白、高维生素和易消化的清淡饮食，鼓励患者多饮水，每日饮水量不少于 2 000 mL，增加

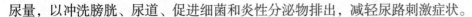

尿量，以冲洗膀胱、尿道、促进细菌和炎性分泌物排出，减轻尿路刺激症状。

（三）用药护理

1. 合理用药

遵医嘱合理选用抗生素，注意观察疗效及药物不良反应。停服抗生素7天后，需进行尿细菌定量培养，如结果阴性表示急性细菌性膀胱炎已治愈；如仍有真性细菌尿，应继续给予2周抗生素治疗。

2. 磺胺类药物

口服可引起恶心、呕吐、厌食等胃肠道反应，经肾脏排泄时易析出结晶，还可引起粒细胞减少等，服用时应多饮水并口服碳酸氢钠碱化尿液以减少磺胺结晶的形成和减轻尿路刺激征。

（四）心理护理

应向患者解释本病的特点及规律，说明紧张情绪不利于尿路刺激征的缓解，指导患者放松心态、转移注意力，消除紧张情绪及恐惧心理，积极配合治疗。

（五）健康教育

（1）个人卫生：指导患者保持良好的生活习惯，学会正确清洁外阴的方法，保持外阴清洁干燥，穿宽松合体的衣服，尽量不穿紧身内衣。

（2）多喝水、勤排尿、勿憋尿。

（3）按时、按量、按疗程坚持用药，勿随意停药，并定期随访，一旦出现尿路感染的症状，尽快诊治。

五、护理效果评估

（1）患者尿路刺激征是否减轻或消失。

（2）患者体温是否恢复正常。

（3）患者情绪是否稳定，能否积极配合治疗。

第二节　肾盂肾炎的护理

肾盂肾炎是由各种病原微生物感染所引起的肾盂、肾盏及肾实质的感染性炎症，是泌尿系感染中最常见的临床类型。肾盂肾炎为上尿路感染，尿道炎和膀胱炎为下尿路感染，而肾盂肾炎常伴有下尿路感染，临床上在感染难以定位时可统称为尿路感染。本病好发于女性，尤多见于育龄期妇女、女婴、老年女性和免疫功能低下者。

一、病因及诊断检查

（一）致病因素

1. 病因

尿路感染最常见的致病菌是肠道革兰阴性杆菌，其中以大肠埃希菌最常见，占70%以上，其次为副大肠杆菌、变形杆菌、克雷白杆菌、产气杆菌、沙雷杆菌、产碱杆菌和葡萄球菌等。致病菌常为1种，极少数为两种以上细菌混合感染。偶可由真菌、病毒和原虫感染引起。

2. 易感因素

由于机体具有多种防御尿路病原微生物感染发生的机制，所以，正常情况下细菌进入膀胱不会引起肾盂肾炎的发生。主要易感因素如下。

（1）尿路梗阻和尿流不畅：是最主要的易感因素，以尿路结石最常见。尿路不畅时，尿路的细菌不能被及时冲刷清除出尿道，在局部生长和繁殖，易引起肾盂肾炎。

（2）解剖因素：女性尿道短、直而宽，尿道口距肛门、阴道较近，易被细菌污染，故易发生上行感染。

（3）尿路器械操作：应用尿道插入性器械时，如留置导尿管和膀胱镜检查、尿道扩张等可损伤尿道黏膜，或使细菌进入膀胱和上尿路而致感染。

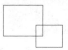

（4）机体抵抗力低下：糖尿病、重症肝病、癌症晚期、艾滋病、长期应用激素和免疫抑制药等均易发生尿路感染。

3. 感染途径

（1）上行感染：为最常见的感染途径，病原菌多为大肠埃希菌，以女性多见。细菌由尿道外口经膀胱、输尿管逆流上行到肾盂，引起肾盂炎症，再经肾盏、肾乳头至肾实质。

（2）血行感染：致病菌多为金黄色葡萄球菌。病原菌从体内感染灶如扁桃体炎、鼻窦炎、龋齿或皮肤化脓性感染等侵入血流，到达肾皮质引起多发性小脓肿，再沿肾小管向下扩散至肾乳头、肾盂及肾盏，引起肾盂肾炎。

（3）淋巴道感染：病原菌从邻近器官的病灶经淋巴管感染。

（4）直接感染：外伤或肾、尿路附近的器官与组织感染，细菌直接蔓延至肾引起肾盂肾炎。

（二）身体状况

按病程和病理变化可将肾盂肾炎分为急性和慢性两型。

1. 急性肾盂肾炎

（1）起病急剧，病程不超过半年。

（2）全身表现：常有寒战、高热，体温升高达 38.5 ~ 40℃，常伴有全身不适、头痛、乏力、食欲缺乏、恶心呕吐等全身毒血症状。

（3）泌尿系统表现：可有腰痛、肾区不适和尿路刺激征，上输尿管点或肋腰点压痛，肾区叩击痛。重者尿外观浑浊，呈脓尿、血尿。

2. 慢性肾盂肾炎

急性肾盂肾炎反复发作，迁延不愈，病程超过半年即转为慢性肾盂肾炎。慢性肾盂肾炎症状一般较轻，或仅有低热、倦怠，无尿路感染症状，但多次尿细菌培养均呈阳性，称"无症状菌尿"。急性发作时与急性肾盂肾炎症状相似，如不及时治疗可导致肾功能减退，最终可发展为肾衰竭。

3. 并发症

常见有慢性肾衰竭、肾盂积水、肾盂积脓、肾周围脓肿等。

（三）心理社会状况

由于起病急，症状明显，女性患者羞于检查，或反复发作迁延不愈，患者易产生焦虑、紧张和悲观情绪。

（四）实验室及其他检查

1. 尿常规

尿液外观浑浊；急性期尿沉渣镜检可见大量白细胞和脓细胞，如出现白细胞管型，对肾盂肾炎有诊断价值；少数患者有肉眼血尿。

2. 血常规

急性期白细胞总数及中性粒细胞增高。

3. 尿细菌学检查

尿细菌学检查是诊断肾盂肾炎的主要依据。新鲜清洁中段尿细菌培养，菌落计数不低于 10^5/mL 为阳性，菌落计数低于 10^4/mL 为污染，如介于两者之间为可疑阳性，需复查或结合病情判断。

4. 肾功能检查

急性肾盂肾炎肾功能多无改变，慢性肾盂肾炎可有夜尿增多、尿比重低而固定，晚期可出现氮质血症。

5. X 线检查

X 线腹部平片及肾盂造影可了解肾的大小、形态、肾盂肾盏变化以及尿路有无结石、梗阻、畸形等情况。

6. 超声检查

可准确判断肾大小、形态以及有无结石、囊肿、肾盂积水等。

二、护理诊断及医护合作性问题

（1）体温过高：与细菌感染有关。

（2）排尿异常：与尿路感染所致的尿路刺激征有关。

（3）焦虑：与症状明显或病情反复发作有关。

（4）潜在并发症：有慢性肾衰竭、肾盂积水、肾盂积脓和肾周围脓肿。

三、治疗及护理措施

（一）治疗要点

1. 一般治疗

急性期全身症状明显者应卧床休息，饮食应富有热量和维生素并易于消化，高热脱水时应静脉补液，鼓励患者多饮水、勤排尿，促使细菌及炎性渗出物迅速排出。

2. 抗菌药物治疗

原则上应根据致病菌和药敏试验结果选用抗菌药，但由于大多数病例为革兰阴性杆菌感染，急性型患者常不等尿培养结果，即首选对此类细菌有效，而且在尿中浓度高的药物治疗。

（1）常用药物：①喹诺酮类。如环丙沙星、氧氟沙星，为目前治疗尿路感染的常用药物，病情轻者，可口服用药；较严重者宜静脉滴注，环丙沙星 0.25 g，或氧氟沙星 0.2 g，每 12 小时 1 次。②氨基糖苷类。庆大霉素肌内注射或静脉滴注。③头孢类。头孢唑啉肌内或静脉注射。④磺胺类。复方磺胺甲基异噁唑（复方新诺明）口服。

（2）疗效与疗程：若药物选择得当，用药 24 小时后症状即可好转，如经 48 小时仍无效，应考虑更换药物。抗菌药用至症状消失，尿常规转阴和尿培养连续 3 次阴性后 3 ~ 5 天为止。急性肾盂肾炎一般疗程为 10 ~ 14 天，疗程结束后每周复查尿常规和尿细菌培养 1 次，共 2 ~ 3 周，若均为阴性，可视为临床治愈。慢性肾盂肾炎疗程应适当延长，选用敏感药物联合治疗，疗程 2 ~ 4 周；或轮换用药，每组使用 5 ~ 7 天查尿细菌，如连续 2 周（每周 2 次）尿细菌检查阴性，6 周后再复查 1 次仍为阴性，则为临床治愈。

（二）护理措施

1. 病情观察

观察生命体征，尤其是体温变化；观察尿路刺激征及伴随症状的变化，有无并发症等。

2. 生活护理

（1）休息：为患者提供安静、舒适的环境，增加休息和睡眠时间。高热患者应卧床休息，体温超过 39℃时需行冰敷、乙醇擦浴等措施进行物理降温。

（2）饮食护理：给予高蛋白、丰富维生素和易消化的清淡饮食，鼓励患者多饮水，每日饮水量不少于 2 000 mL。

3. 药物治疗的护理

（1）遵医嘱用药，轻症者尽可能单一用药，口服有效抗生素 2 周；严重感染宜联合用药，采用肌内注射或静脉给药；已有肾功能不全者，则避免应用肾毒性抗生素。

（2）观察药物疗效，协助医师判断停药指征。

（3）注意药物的不良反应：诺氟沙星、环丙沙星可引起轻微消化道反应、皮肤瘙痒等；氨基糖苷类药物对肾脏和听神经有毒性作用，可引起耳鸣、听力下降，甚至耳聋；磺胺类药物服药期间要多饮水和服用碳酸氢钠以碱化尿液，增强疗效和减少磺胺结晶的形成。

4. 尿细菌学检查的标本采集

（1）宜在使用抗生素前或停药 5 天后留取尿标本。

（2）留取清洁中段尿标本前用肥皂水清洗外阴部，不宜用消毒剂，指导患者留取尿标本于无菌容器内，于 1 小时内送检。

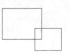

（3）最好取清晨第 1 次（尿液在膀胱内停留 6 ~ 8 小时或以上）的清洁、新鲜中段尿送检，以提高阳性率。

（4）尿标本中注意勿混入消毒液；女性患者留取尿标本时应避开月经期，防止阴道分泌物及经血混入。

5. 心理护理

向患者说明紧张情绪不利于尿路刺激征的缓解，指导患者放松身心，消除紧张情绪及恐惧心理，树立战胜疾病的信心，共同制订护理计划，积极配合治疗。

6. 健康教育

（1）向患者及家属讲解肾盂肾炎发病和加重的相关因素，积极治疗和消除易感因素。尽量避免导尿及尿道器械检查，如果必须进行，应严格无菌操作，术后应用抗菌药以防泌尿系感染。

（2）指导患者保持良好的生活习惯，合理饮食，多饮水，勤排尿，尽量不留残尿；保持外阴清洁，女性患者忌盆浴，注意月经期、妊娠期、产褥期卫生。

（3）加强身体锻炼，提高机体抵抗力。

（4）育龄妇女患者，急性期治愈后 1 年内应避免妊娠。与性生活有关的反复发作患者，应于性生活后立即排尿和行高锰酸钾坐浴。

（5）告知患者遵医嘱坚持按疗程应用抗菌药物是最重要的治疗措施，嘱患者不可随意增减药量或停药，以达到彻底治愈的目的，避免因治疗不彻底而演变为慢性肾盂肾炎。慢性肾盂肾炎应按医嘱用药，定期检查尿液，出现症状立即就医。

第三节　急性肾小球肾炎的护理

急性肾小球肾炎（acute glomerulonephritis，AGN）简称急性肾炎，是以急性肾炎综合征为主要表现的一组疾病。其特点为起病急，患者出现血尿、蛋白尿、水肿和高血压，可伴有一过性氮质血症。本病好发于儿童，男性居多。常有前驱感染，多见于链球菌感染后，其他细菌、病毒和寄生虫感染后也可引起。本部分主要介绍链球菌感染后的急性肾炎。

一、病因及发病机制

急性肾小球肾炎常发生于 β - 溶血性链球菌"致肾炎菌株"引起的上呼吸道感染（多为扁桃体炎）或皮肤感染（多为脓疱疮）后，感染导致机体产生免疫反应而引起双侧肾脏弥漫性的炎症反应。目前多认为，链球菌的主要致病抗原是胞质或分泌蛋白的某些成分，抗原刺激机体产生相应抗体，形成免疫复合物沉积于肾小球而致病。同时，肾小球内的免疫复合物可激活补体，引起肾小球内皮细胞及系膜细胞增生，并吸引中性粒细胞及单核细胞浸润，导致肾脏病变。

二、临床表现

（一）症状与体征

1. 尿异常

几乎所有患者均有肾小球源性血尿，约 30% 出现肉眼血尿，且常为首发症状或患者就诊的原因。可伴有轻、中度蛋白尿，少数（< 20%）患者可呈大量蛋白尿。

2. 水肿

80% 以上患者可出现水肿，常为起病的初发表现，表现为晨起眼睑水肿，呈"肾炎面容"，可伴有下肢轻度凹陷性水肿，少数严重者可波及全身。

3. 高血压

约 80% 患者患病初期水钠潴留时，出现一过性轻、中度高血压，经利尿后血压恢复正常。少数患者可出现高血压脑病、急性左心衰竭等。

4. 肾功能异常

大部分患者起病时尿量减少（40 ～ 700 mL/d），少数为少尿（< 400 mL/d）。可出现一过性轻度氮质血症。一般于 1 ～ 2 周后尿量增加，肾功能于利尿后数日恢复正常，极少数出现急性肾衰竭。

（二）并发症

前驱感染后常有 1 ～ 3 周（平均 10 d 左右）的潜伏期。呼吸道感染的潜伏期较皮肤感染短。本病起病较急，病情轻重不一，轻者仅尿常规及血清补体 C_3 异常，重者可出现急性肾衰竭。大多预后良好，常在数月内临床自愈。

三、辅助检查

（1）尿液检查：均有镜下血尿，呈多形性红细胞。尿蛋白多为（+）～（++）。尿沉渣中可有红细胞管型、颗粒管型等。早期尿中白细胞、上皮细胞稍增多。

（2）血清 C_3 及总补体：发病初期下降，于 8 周内恢复正常，对本病诊断意义很大。血清抗链球菌溶血素 "O" 滴度可增高，部分患者循环免疫复合物（circulating immune complex，CIC）阳性。

（3）肾功能检查：内生肌酐清除率（endogenous creatinine clearance rate，CC）降低，血尿素氮（blood urea nitrogen，BUN）、血肌酐（creatinine，Cr）升高。

四、诊断要点

（1）链球菌感染后 1 ～ 3 周出现血尿、蛋白尿、水肿、高血压，甚至少尿及氮质血症。

（2）血清补体 C_3 降低（8 周内恢复正常），即可临床诊断为急性肾小球肾炎。

（3）若肾小球滤过率进行性下降或病情 1 ～ 2 个月尚未完全好转的应及时做肾活检，以明确诊断。

五、治疗要点

治疗原则：以休息、对症处理为主，缩短病程，促进痊愈。本病为自限性疾病，不宜用肾上腺糖皮质激素及细胞毒药物。急性肾衰竭患者应予透析。

（一）对症治疗

利尿治疗可消除水肿，降低血压。利尿后高血压控制不满意时，可加用其他降压药物。

（二）控制感染灶

以往主张使用青霉素或其他抗生素 10 ～ 14 d，现其必要性存在争议。对于反复发作的慢性扁桃体炎，待肾炎病情稳定后，可作扁桃体摘除术，手术前后 2 周应注射青霉素。

（三）透析治疗

对于少数发生急性肾衰竭者，应予血液透析或腹膜透析治疗，帮助患者度过急性期，一般不需长期维持透析。

六、护理评估

（1）健康史：询问发病前 2 个月有无上呼吸道和皮肤感染史，起病急缓，就诊原因等。既往呼吸道感染史。

（2）身体状况：评估水肿的部位、程度、特点，血压增高程度；有无局部感染灶存在。

（3）心理及社会因素：因患者多为儿童，对疾病的后果常不能理解，因而不重视疾病，不按医嘱注意休息，家属则往往较急，过分约束患者，年龄较大的患者因休学、长期休息而产生焦虑、悲观情绪。评估患者及家属对疾病的认识，目前的心理状态等。

（4）辅助检查：周围血象有无异常，淋巴细胞是否升高。

七、护理目标

（1）能自觉控制水、盐的摄入，水肿明显消退。

（2）患者能逐步达到正常活动量。

（3）无并发症发生，或能早期发现并发症并积极配合抢救。

八、护理措施

（一）一般护理

急性期患者应绝对卧床休息，以增加肾血流量和减少肾脏负担。应卧床休息6周～2个月，尿液检查只有蛋白尿和镜下血尿时，方可离床活动。病情稳定后逐渐增加运动量，避免劳累和剧烈活动，坚持1～2年，待完全康复后才能恢复正常的体力劳动。存在水肿、高血压或心力衰竭时，应严格限制盐的摄入，一般进盐应低于3 g/d，特别严重的病例应完全禁盐。在急性期，为减少蛋白质的分解代谢，限制蛋白质的摄取量为0.5～0.8 g/（kg·d）。当血压下降，水肿消退，尿蛋白减少后，即可逐渐增加食盐和蛋白质的量。除限制钠盐外，也应限制液体摄入量，进水量的控制本着宁少勿多的原则。每日进水量应为不显性失水量（约500 mL）加上24 h尿量，此进水量包括饮食、饮水、服药、输液等所含水分的总量。另外，饮食应注意热量充足、易于消化和吸收。

（二）病情观察

注意观察水肿的范围、程度，有无胸腔积液、腹水，有无呼吸困难、肺部湿啰音等急性左心衰的征象；监测高血压动态变化，监测有无头痛、呕吐、颈项强直等高血压脑病的表现；观察尿的变化及肾功能的变化，及早发现有无肾衰竭的可能。

（三）用药护理

在使用降压药的过程中，要注意一定要定时、定量服用，随时监测血压的变化，还要嘱患者服药后在床边坐几分钟，然后缓慢站起，防止眩晕及直立性低血压。

（四）心理护理

患者尤其是儿童对长期的卧床会产生忧郁、烦躁等心理反应，加上担心血尿、蛋白尿是否会恶化，会进一步会加重精神负担。故应尽量多关心、巡视患者，随时注意患者的情绪变化和精神需要，按照患者的要求予以尽快解决。关于卧床休息需要持续的时间和病情的变化等，应适当予以说明，并要组织一些有趣的活动活跃患者的精神生活，使患者能以愉快、乐观的态度安心接受治疗。

九、护理评价

（1）能否接受限制钠、水的治疗和护理，尿量已恢复正常，水肿有减轻甚至消失。

（2）能正确面对患病现实，说出心理感受，保持乐观情绪。

（3）无并发症发生。

十、健康指导

（1）预防指导：平时注意加强锻炼，增强体质。注意个人卫生，防止化脓性皮肤感染。有上呼吸道或皮肤感染时，应及时治疗。注意休息和保暖，限制活动量。

（2）生活指导：急性期严格卧床休息，按照病情进展调整作息制度。掌握饮食护理的意义及原则，切实遵循饮食计划。指导患者及其家属掌握本病的基本知识和观察护理方法，消除各种不利因素，防止疾病进一步加重。

（3）用药指导：遵医嘱正确使用抗生素、利尿药及降压药等，掌握不同药物的名称、剂量、给药方法，观察各种药物的疗效和副作用。

（4）心理指导：增强战胜疾病的信心，保持良好的心境，积极配合诊疗计划。

第四节　慢性肾小球肾炎的护理

慢性肾小球肾炎（CGN）系指各种病因引起的两侧肾脏弥漫性或局灶性炎症反应。其基本发病机理为免疫反应。主要病理改变随病因病程和类型不同而异，可表现为不同程度的膜性、局灶硬化、系膜增生和早期固缩肾。临床表现为起病隐匿，程度轻重不一，病程冗长，多有一个相当长的无症状尿异常期，然后出现高血压、水肿和肾功能减退，经历一个漫长的过程后，逐渐不停顿地破坏肾单位，出现贫血、视网膜病变，最终导致慢性肾衰竭。治疗以保护肾功能和防治影响肾功能恶化的各种因素。护理重点为饮食疗法，预防感染，提高患者对长期疗养的认识，做好生活指导。

一、病因及发病机制

（一）病因

（1）绝大多数 CGN 由其他原发性肾小球疾病直接迁延发展而成，例如 IgA 肾病，非 IgA 肾病、系膜增生性肾炎，局灶性肾小球硬化、膜增生性肾炎、膜性肾病等。其起病多因上呼吸道感染或其他感染，出现慢性肾炎症状。

（2）少数 CGN 由急性链球菌感染后肾炎演变而来。由于当时的急性肾炎不典型或患者忘记急性肾炎的既往史。据报道，大约 10% 本病患者有明确的急性肾炎既往史。

（二）发病机制

慢性肾炎的发病机制系免疫介导的炎症反应。病变累及双侧肾脏的大部分肾小球，根据电镜和免疫荧光检查，发现慢性肾炎患者的肾小球内有免疫复合物和补体成分沉积，抗原经过激活补体系统使肾小球产生一系列炎症或变态反应。由于免疫复合物的电荷、分子量和沉积部位的不同，所引起的肾小球病变亦不完全相同。病程后期绝大部分肾小球被破坏时，可导致肾功能不全或尿毒症。关于 CGN 不停顿破坏肾单位的机制，目前已知的是：①根底疾病持续进行活动。②肾实质性高血压引起肾小动脉硬化。③肾小球血流动力学介导的肾小球硬化症。

（三）病理改变

病理改变视病因、病程和类型不同而异。

1. 增生性

系膜增生性，膜增生性或半月体肾小球肾炎，以及局灶、节段性增生性肾小球肾炎。

2. 硬化性

局灶性或弥漫性肾小球硬化。

3. 膜性肾病

以上病理改变至后期肾脏明显萎缩，肾小球大部分硬化，且有明显的肾小管损害和间质纤维化。

二、临床表现

（一）临床分型

临床分型为传统分型方法，目前较少应用，仅在未行肾穿刺者或无条件行肾穿刺时参考。大多数隐匿起病，病情进展缓慢。早期表现为尿蛋白增加，尿沉渣轻度异常，轻度高血压及水肿，其者有轻微氮质血症。而在晚期，则表现为贫血、慢性肾衰竭。从早期至晚期，可经历数年至几十年不等。根据临床表观不同，可分为下述类型。

1. 普通型

普通型较多见。①持续中等度的蛋白尿，定量在 1.5 ~ 2.5 g/d。②尿沉渣异常，可见颗粒管型和离心尿红细胞 > 10 个 / 高倍视野。③轻中度水肿。④轻、中度高血压。

2. 高血压型

高血压型除具有普通型的表现外，以高血压为突出表现，舒张压常为中度以上升高，当舒张压超过 13.3 kPa 以上时，会进一步加重肾血管痉挛、肾血流量下降、肾功能急骤变化。此型常伴有肾病眼底，眼底视网膜动脉细窄，迂曲和动、静脉交叉压迫现象及絮状渗出物或出血。此型易误诊为原发性高血压。

3. 肾病型

肾病型除具有普通型表现外，主要表现为肾病综合征。①大量蛋白尿，24 h 尿蛋白定量 > 3.5 g。②低血浆蛋白症，血清蛋白低于 3 g/dL。③高度水肿，严重时可伴有浆膜腔（胸膜腔、腹膜腔）积液。

④部分患者有高脂血症。

4. 急性发作型

在病情相对稳定或持续进展过程中，由于细菌或病毒等感染或过劳等因素，经较短的潜伏期（1～3 d），出现蛋白尿和尿沉渣异常的加重，肾功能恶化，经过一段时日后，常会自动地减轻，恢复至原来的情况。临床表现上有时颇似急性肾炎（蛋白尿、血尿、尿少、水肿、高血压、短暂肾功能损害和全身症状）。

（二）病理分型

1. 增殖性肾炎

（1）病理改变：系膜细胞增殖，系膜区和肾小球血管襻有免疫球蛋白和补体沉积。

（2）临床表现：尿蛋白、血压和肾功能改变的各种表现。对糖皮质激素治疗略有反应。10年后发展为肾功能不全的约占10%～15%。

2. IgA肾病

（1）病理改变：系膜细胞增殖，系膜区有IgA沉着。

（2）临床表现：潜在期有镜下血尿，血清IgA有时增高。进行期可有镜下血尿，亦可出现肉眼血尿。80%患者出现蛋白尿和肾小球疾病的各种临床表现。

3. 膜性肾病

（1）病理改变：肾小球血管襻壁肥厚，肾小球基膜肥厚。肾小球血管襻有免疫球蛋白和补体沉着。

（2）临床表现：尿蛋白多，反复出现水肿、低蛋白症，肾上腺皮质激素治疗无效。较少发展至肾功能不全。

4. 膜性增殖性肾炎

（1）系膜细胞增殖和肾小球血管襻肥厚，系膜细胞和基质增生伸入基膜内或其内侧。肾小球血管襻和系膜区有补体沉着。

（2）临床表现：蛋白尿、血尿、血压升高、肾功能不全。肾上腺皮质激素治疗多无效。10年内80%患者发展为肾功能不全。

临床和病理分型不是绝对的，各类型之间可以相互转化。在有条件时，力求行肾穿刺，进行病理分型。病理分型科学、准确，对指导用药及估计预后意义重大。

三、实验室检查

（一）肾活检

肾活检为确定慢性肾小球肾炎病损的性质程度和病理类型，最好尽早适时作此项检查，以便指导用药及估计预后。

（二）肾小球滤过功能测定

血肌酐（Cr）和尿素氮（BUN）测定。内生肌酐清除率：动态观察肾功能损害程度。

（三）尿液检查

1. 尿常规

尿常规可见管型颗粒；持续性蛋白尿；尿中红细胞形态变形率＞30%。

2. 尿蛋白

一般在1～3 g/d，亦可＞3.5 g/d。肾小球性蛋白尿为中分子或中高分子蛋白尿，每日量常超过3 g/d；而肾小管性蛋白尿为中低分子蛋白尿，量一般低于2 g/d。

四、诊断要点

病程较长，有不同程度的蛋白尿、血尿、高血压、贫血、肾功能损害，可按上述临床表现做出临床分型。肾组织活检则可明确病理类型。

五、治疗原则

（一）一般治疗

（1）饮食治疗：根据水肿及高血压情况决定对水和钠盐的限制，有肾功能不全时，限制蛋白质摄入，一般不超过 0.5 ~ 0.75 g/（kg·d）。肾病综合征较明显者，可增加优质蛋白质的摄入量，1.0 ~ 2.0 g/（kg·d）。目前肾病饮食治疗多主张低蛋白饮食以延缓肾功能减退。没有肾衰的患者，不需限制钾的摄入。

（2）禁用肾毒性药物，如氨基甙类抗生素，两性霉素 B。

（3）治疗预防感染，如上呼吸道感染，尿路感染等。

（二）药物治疗

1. 血管紧张素转换酶抑制剂

此类药药理作用是：①抑制转换酶 I 的活性，减少血管紧张素 II 的生成，舒张小动脉。②抑制缓激肽的降解而产生血管扩张作用，并可排钠排水。③降低肾小球囊内压。④保护心脏。在一定程度上能延缓肾衰的发生。常用药物开搏通 12.5 ~ 50 mg，3 次/天。

2. 肾上腺皮质激素

肾上腺皮质激素作用机制是抑制免疫反应，作用于多个环节：①激素能使血循环内 T 淋巴细胞和和单核 – 巨噬细胞减少，这是由于"再分布"，分布的去向为骨髓、脾及淋巴组织。②激素能使淋巴和单核细胞功能降低，通过了 T 抑制细胞和 T 辅助细胞的调节，可影响 B 细胞的抗体生成。③大剂量激素可使免疫球蛋白的合成下降而分解增多，以致血免疫球蛋白水平轻度下降。④降低血补体水平。⑤激素虽然增加血循环中的白细胞数，但游集至炎症区者明显减少，此种抑制游集至炎症区的作用，亦见于单核 – 巨噬细胞及淋巴细胞。由于单核细胞向炎症区的趋化性减低，减少了肉芽肿的形成。常用药物泼尼松，泼尼松龙（有肝功能损害者）和甲泼尼龙。首始治疗阶段的剂量要足够大，成人用每日 1 mg/kg，每日激素量清晨顿服，以便符合皮质激素昼夜分泌节律性。有效病例服药 8 周后逐渐减量，每周减量为原先每日剂量的 10%，成人一般为每周 5 mg。由大剂量撤减至小剂量后（成人约为每日 0.5 mg/kg，小儿为每日 1 mg/kg），将两日药量，隔日晨顿服，作较长期的持续治疗，12 ~ 18 个月。在持续治疗期间，应监测激素不良反应，定期检查尿常规和肾功能。合并活动性感染、严重高血压、氮质血症的患者不宜激素治疗。

3. 细胞毒类药物

细胞毒类药物常与激素同时应用，其目的在于：①减少激素的用量和疗程，从而减轻激素的不良反应。②经激素治疗不能缓解者或不能完全缓解者。此类药物主要是通过杀伤免疫细胞，阻止其繁殖而抑制免疫反应。繁殖旺盛细胞对本药特别敏感，能较快杀灭抗原敏感性小淋巴细胞，主要杀灭 B 细胞，还能抑制 T 细胞。主要用于经常复发的肾炎和激素依赖型者。主要药物有：环磷酰胺和苯丁酸氮芥。前者临床应用较为广泛，其合理剂量是：每日 2 ~ 3 mg/kg，分两次口服或将 2 d 剂量加入注射用生理盐水 20 mL 内，隔日静脉注射，累积总剂量为 150 mg/kg。环磷酰胺常见副反应为：严重骨髓抑制、脱发、出血性膀胱炎、睾丸损害、发生恶性肿瘤。当周围血白细胞 ≤ 3×10⁹/L，应减量或停药。另外，对未发育的儿童使用时应慎重。苯丁酸氮芥用量每日 0.2 mg/kg，分 2 次服用，累积总剂量 < 10 mg/kg。常见副反应为，白细胞减少，严重感染，胃肠道症状。一旦出现，则减量或停药。

4. 抗凝药物和抑制血小板凝集药物

其目的是治疗和防止肾脏血栓形成和肾小球硬化，延缓肾衰竭发生。常用于顽固性且有高凝表现病例。如局灶性肾小球硬化，膜性肾小球肾炎。常用药物：肝素、潘生丁、阿司匹林。肝素 50 ~ 100 mg/d，溶于 5% 葡萄糖溶液作缓慢静脉滴注，10 d 一个疗程。潘生丁 50 ~ 75 mg，3 次/天口服。使用时需注意血液学监测和出血倾向，一旦出现异常应该减量或停药。

5. 利尿剂

首选呋塞米，它的主要作用机制是抑制髓襻升支对氯和钠的重吸收，是治疗肾性水肿最强有力的利尿药。常用 20 mg，2 次/天口服。无效时可递增至 60 ~ 120 mg/d。长期持续药物利尿作用大为减弱，

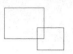

故宜采用间歇用药，即用药 7 ～ 10 d，停药 3 ～ 5 d 后再用。呋塞米的不良反应有：低钾血症，低血氯性碱中毒、高尿酸血症、血浆容量减少和耳毒性。呋塞米是偏酸性化合物，在血中几乎全部与清蛋白结合而运输。当血清蛋白低于 20 g/L 时，没有与清蛋白结合的呋塞米就会不受限制地进入各种组织内，引起药物毒性，故在进行大剂量利尿疗法时，应静滴清蛋白，提高血浆胶体渗透压，减轻药物毒性。新近研究告知，在使用排钾强利尿剂时，不需常规补钾，只需劝告患者多食含钾丰富的食物，如蘑菇、马铃薯、冬笋、油菜、肉类、橙、桃、红枣等，以避免口服补钾所致小肠溃疡甚至小肠穿孔。

6. 中药治疗

可用大黄、雷公藤、冬虫夏草、保肾丸、益肾丸、清肾丸等中成药辅助治疗。

（三）特殊治疗

对顽固的肾病型肾炎，可试用血浆置换疗法。

六、护理

（一）观察要点

（1）观察尿量和性质，体重变化。

（2）观察血压波动。

（3）观察肾功能不全，尿毒症症状和体征。

（4）观察并发症：心脏、感染、高血压脑病。

（5）观察药物疗效及反应。

（6）观察感染的前趋表现。

（7）观察饮食疗法执行情况。

（8）观察肾穿刺后并发症。

（二）具体措施

1. 一般护理

慢性肾炎急性发作，血压高肾病综合征和并发心肾不全者需卧床休息，给予一级护理。每日测量血压、尿量、体重并做记录，如血压波动明显、体重增加应及时报告医师调整药物。病情稳定者可进行室内活动。

2. 病情观察

观察肾功能不全、尿毒症的症状与体征，进行性贫血，蛋白尿减少而其他症状未改变，血肌酐升高，内生肌酐清除率下降等。有下述情况会加速慢性肾炎进入肾功能不全：①逐渐加重的高血压。②饮食上未恰当控制好蛋白质摄入。③饮食中未注意磷摄入。④合并感染。⑤使用肾毒性药物。护士应指导患者避免上述诱因。

3. 观察并发症

慢性肾炎可有下列并发症：①心脏并发症：心脏扩大，心律失常，严重致心力衰竭。由于高血压、动脉硬化、贫血等因素导致。②感染：以泌尿道、呼吸道感染为多见。因为尿中长期丢失蛋白，引起低蛋白血症，使机体抵抗力减低，易并发感染。③高血压脑病：表现为头痛、呕吐、抽搐，甚至昏迷。多因血压骤然升高所致。

4. 观察药物疗效及反应

慢性肾炎治疗药物较多，其中需主要观察的药物为肾上腺皮质激素和细胞毒类药物。①肾上腺皮质激素：有效表现在用药两周左右开始尿量增加、水肿消退、尿蛋白减少。常见反应有：并发或加重感染，神经精神症状（激动、失眠、精神病）、抑制生长发育、库欣样状态（向心性肥胖、满月脸、痤疮、多毛）、骨质疏松等。服药时间以清晨顿服为佳，其理由是：首先符合激素昼夜分泌节律性；其次减轻肾上腺皮质抑制从而减轻激素微减综合征；再次减少肾上腺皮质功能亢进的临床表现。故护士补服时亦应安排在上午进行。②细胞毒类药物：有效表现同肾上腺皮质激素。不良反应主要是骨髓抑制、脱发、出血性膀胱炎、静脉用药时外溢会引起局部组织坏死。在使用时护士应注意不宜在下午 6 时以后使

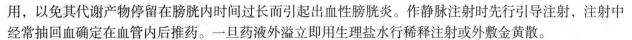

用，以免其代谢产物停留在膀胱内时间过长而引起出血性膀胱炎。作静脉注射时先行引导注射，注射中经常抽回血确定在血管内后推药。一旦药液外溢立即用生理盐水行稀释注射或外敷金黄散。

5. 观察感染的前趋表现

体温变化、尿蛋白无原因增多常是潜在感染的前趋表现。慢性肾炎者常因低蛋白血症和应用激素及免疫抑制剂致抵抗力低下容易并发感染，或使潜在感染病灶（龋齿、注射结节、咽喉炎、毛囊炎等），已稳定的结核病灶活动弥散，导致机体代谢亢进，代谢产物增加，使肾功能急剧恶化。因此护理人员应做好预防感染的工作，其具体措施有：①在大剂量激素或细胞毒类药物冲击治疗期间将患者置于洁净的单人病房内或反向隔离室中。②减少探视人员，特别是已有上呼吸道感染者。③预防呼吸道、消化道、泌尿道感染，定期空气消毒，外出戴口罩，不吃生食，注意个人卫生，特别是会阴部每日清洁，有感染前驱表现时立即使用抗生素。④严格无菌操作，注意更换注射部位，避免注射难吸收药物如苯丙酸诺龙等。

6. 观察肾穿刺后并发症

肾穿刺检查对于慢性肾炎的诊断和治疗意义重大，亦是最常用检查之一，因其为创伤性检查，术前后观察护理甚为重要。

（三）饮食护理

根据病情的不同阶段调整饮食。以高营养、高维生素、高钙、低磷、低脂易消化食物为原则。新近多主张低蛋白、低磷饮食，对于延缓肾功能减退很有作用。

1. 蛋白质

急性发作期或肾炎晚期（伴有氮质血症），限制蛋白质摄入，以减轻肾脏负担，每日需要量 $0.5 \sim 0.75$ g/kg，且以优质蛋白为主，如鱼、瘦肉、鸡、蛋等。忌食植物性蛋白，如豆制品、大豆、黄豆等。少食鸭、虾、蟹类食物，因此类食物中含磷较高，肾病综合征和服用大剂量肾上腺皮质激素且有效，尿量 > 1 000 mL/d，体重下降，可增加蛋白质摄入，每日需要量 $1 \sim 1.5$ g/kg。

2. 钠盐

水肿明显、心力衰竭、血压高时应限制钠盐摄入，同时含钠食物如用碱做成的馒头、烙饼、加碱的面条等均不宜吃。为解决患者咸味可用无盐酱油，但每日尿量需 > 1 000 mL，因无盐酱油中主要成分是钾盐。目前学者认为水肿患者可使用利尿剂消肿，而不必严格限制钠钾盐的摄入。

3. 水分

水分量出为入。

（四）心理护理

慢性肾炎病程长，病情反复变化多样，绝大多数患者需作肾活检，故常有焦虑、烦闷，对治疗失去信心的表现，护士在患者住院期间应做好心理护理，教会患者自我观察，自我护理的方法，如尿蛋白测定（试纸法或醋酸滴定法）、血压测量、定时服药。使患者认识该病如认真对待，积极治疗，避免诱因，可拖延尿毒症出现时间至数十年。在缓解期内可从事轻松工作或做少量家务，以分散患者思想，消除顾虑，过较正常的生活。儿童患者在发作间歇期可上学，但应免修体育课。

（五）健康教育

（1）遵守饮食疗法的规定，制定每周食谱。

（2）避免感染，不去空气混浊的公共场所，如电影院、餐馆、舞场等地，在抵抗力弱时外出戴口罩。居住室经常通风，每周醋熏一次。被褥常晒勤洗。个人卫生每周彻底清洁一次。

（3）女患者应避孕，一旦怀孕应与医师联系，决定处理方法。

（4）定期复查，每两周到医院检查一次血、尿常规、肾、肝功能。

（5）出现水肿、尿异常和体重迅速增加，应及时到医院就诊。

（6）不擅自用药，特别是对肾脏有损害的药物，如庆大霉素、两性霉素 B、感冒通等。遇有上感可选择中药制剂或到肾脏专科门诊就诊。

第五节　肾病综合征的护理

肾病综合征（nephrotic syndrome，NS）是肾小球疾病中最常见的一组临床综合症候群。肾病综合征传统上分为原发性和继发性两类。原发性是指原发于肾小球疾病并除外继发于全身性疾病引起的肾小球病变，如系统性红斑狼疮、糖尿病、多发性骨髓瘤、药物、毒物、过敏性紫癜和淀粉样变等。在肾病综合征中，约75%是由原发性肾小球疾病引起，约25%为继发性肾小球疾病引起，因此它不是一个独立性的疾病。NS临床诊断并不困难，但不同病理改变引起者治疗效果不一，某些病理类型易发展为肾功能不全，但即使预后较好的病理类型，也可因其引起的严重全身水肿（胸腹水、心包积液等）影响到各脏器功能并易出现各种严重并发症如威胁生命的感染和肺动脉栓塞等，因此强调早期病因和病理类型诊断与整体治疗的重要性。本节仅讨论原发性肾病综合征。

一、病理

原发性肾病综合征在国内以肾小球系膜增殖最为常见，占1/4～1/3，其次为膜性肾病，占1/5～1/4，以成人较为多见；微小病变成人约占1/5，再次为膜增殖，约为15%，局灶性、节段性肾小球硬化占10%～15%。局灶性、节段性系膜增殖较少发生肾病综合征。各病理类型中均可伴有肾间质不同程度炎症改变和（或）纤维化，其中以炎症较为明显的类型如系膜增殖、膜增殖和少部分局灶节段性肾小球硬化常伴有肾间质炎症或纤维化改变；膜性引起者亦不罕见，肾间质炎症程度和纤维化范围对肾小球滤过功能减退有较大影响。

原发性肾病综合征病理类型不同，与临床表现（除均可有肾病综合征外）有一定关联，如微小病变和膜性肾病引起者多表现为单纯性肾病综合征，早期少见血尿、高血压和肾功能损害，但肾病综合征临床表现多较严重、突出，经尿丢失蛋白质多，可高达20 g/d；而系膜增殖和膜增殖等炎症明显类型尚常伴有血尿、高血压和不同程度肾功能损害，且肾功能损害发生相对较早。局灶、节段性肾小球硬化，常有明显高血压和肾功能损害，出现镜下血尿亦较多见。少数情况病理类型改变与临床表现相关性可不完全一致。

二、临床表现及发病机制

（一）大量蛋白尿

大量蛋白尿是指每日从尿液中丢失蛋白质多达3.0～3.5 g，儿童为50 mg/kg，因此，体重为60 kg的成人尿液丢失3 g/d，即可认为大量蛋白尿。大量蛋白尿的产生是由于肾小球滤过膜通透性异常所致。正常肾小球滤过膜对血浆蛋白有选择性滤过作用，能有效阻止绝大部分血浆蛋白从肾小球滤过，只有极小量的血浆蛋白进入肾小球滤液。肾小球病变引起滤过膜对大中分子量蛋白质选择性滤过屏障作用损伤，导致大分子蛋白和中分子量清蛋白等大量漏出。其次，肾小球疾病时，肾小球基底膜组织结构功能异常，涎酸成分明显减少，使带负电荷的清蛋白滤过基底膜增多，出现蛋白尿。此外，肾小球血流动力学改变也能影响肾小球滤过膜的通透性，血压增高，尿蛋白增多，血压降低，蛋白尿减轻。肾内血管紧张素Ⅱ增加使出球小动脉收缩，肾小球内毛细血管压力增加，亦可增加蛋白质漏出。使用血管紧张素转换酶抑制剂或血管紧张素Ⅱ受体阻滞剂可因降低出球小动脉阻力而降低肾小球毛细血管压力，从而减轻蛋白尿。

临床上对肾病综合征患者不仅要定期进行准确的24小时尿液蛋白定量测定，以了解蛋白尿程度和判断治疗效果，从而调整治疗方案，而且要进行尿液系列蛋白检查，以了解丢失蛋白的成分，从而判断蛋白丢失部位是在肾小球或肾小管间质。尿液蛋白量多寡有时不能说明肾脏病变的广泛程度和严重程度，但蛋白尿成分的测定则可反映肾小球病变的程度，如尿液中出现大量IgG成分，说明大分子量蛋白从尿液中丢失，提示肾小球滤过膜体积屏障结构破坏严重，若尿液中蛋白几乎均为中分子量的清蛋白或转铁蛋白，一般提示病变在肾小球或肾小管间质，此时参考丢失蛋白质多寡甚为重要，一般说来肾小管性尿蛋白丢失较少超过3 g/d，个别超过3 g/d，后者多数对治疗反应相对较佳；若尿液出现较多小分子

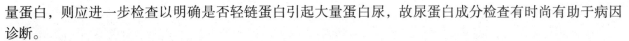

量蛋白，则应进一步检查以明确是否轻链蛋白引起大量蛋白尿，故尿蛋白成分检查有时尚有助于病因诊断。

（二）低清蛋白血症

低清蛋白血症见于绝大部分肾病综合征患者，即血浆清蛋白水平在 30 g/L 以下。其主要原因是尿中丢失清蛋白，但二者可不完全平行，因为血浆清蛋白值是清蛋白合成与分解代谢平衡的结果，它主要受以下几种因素影响：①肝脏合成清蛋白增加。在低蛋白血症和清蛋白池体积减小时，清蛋白分解速度是正常的，甚至下降。肝脏代偿性合成清蛋白量增加，如果饮食中能给予足够的蛋白质及热量，正常人肝脏每日可合成清蛋白达 20 g 以上。体质健壮和摄入高蛋白饮食的患者可不出现低蛋白血症。有人认为，血浆胶体渗透压在调节肝脏合成清蛋白方面可能有重要的作用。②肾小管分解清蛋白的量增加。正常人肝脏合成的清蛋白 10% 在肾小管内代谢。在肾病综合征时，由于近端小管摄取和分解滤过蛋白明显增加，肾内代谢可增加至 16% ~ 30%。③严重水肿时胃肠道吸收能力下降，肾病综合征患者常呈负氮平衡状态。年龄、病程、慢性肝病、营养不良均可影响血浆清蛋白水平。

由于低清蛋白血症，药物与清蛋白的结合会有所减少，因而血中游离药物的水平升高（如激素约90% 与血浆蛋白结合而具有生物活性的部分仅占 10% 左右），此时，即使常规剂量也可产生毒性或不良反应。低蛋白血症时，花生四烯酸和血浆蛋白结合减少，促使血小板聚集和血栓素（TXA_2）增加，后者可加重蛋白尿和肾损害。

（三）水肿

水肿多较明显，与体位有关，严重者常见头枕部凹陷性水肿、全身水肿、两肋部皮下水肿、胸腔和腹腔积液，甚至出现心包积液以及阴囊或会阴部高度水肿，此种情况多见于微小病变或部分膜性肾病患者。一般认为，水肿的出现及其严重程度与低蛋白血症的程度呈正相关，然而也有例外的情况。机体自身具有抗水肿形成能力，其调节机制为：①当血浆清蛋白浓度降低，血浆胶体渗透压下降的同时，从淋巴回流组织液大大增加，从而带走组织液内的蛋白质，使组织液的胶体渗透压同时下降，两者的梯度差值仍保持正常范围。②组织液水分增多，则其静水压上升，可使毛细血管前的小血管收缩，从而使血流灌注下降，减少了毛细血管床的面积，使毛细血管内静水压下降，从而抑制体液从血管内向组织间逸出。③水分逸出血管外，使组织液蛋白浓度下降，而血浆内蛋白浓度上升。鉴于淋巴管引流组织液蛋白质的能力有限，上述体液分布自身平衡能力有一定的限度，当血浆胶体渗透压进一步下降时，组织液的胶体渗透压无法调节至相应的水平，两者间的梯度差值不能维持正常水平而产生水肿。大多数肾病综合征水肿患者血容量正常，甚至增多，并不一定都减少，血浆肾素正常或处于低水平，提示肾病综合征的钠潴留，是由于肾脏调节钠平衡的障碍，而与低血容量激活肾素 – 血管紧张素 – 醛固酮系统无关。肾病综合征水肿的发生不能仅以一个机制来解释。血容量的变化，仅在某些患者身上可能是造成水、钠潴留、加重水肿的因素，可能尚与肾内某些调节机制的障碍有关。此外，水肿严重程度虽与病变严重性并无相关，但严重水肿本身如伴有大量胸腔积液、心包积液或肺间质水肿，则会引起呼吸困难和心肺功能不全；若患者长期低钠饮食和大量应用利尿剂，尚可造成有效血容量减少性低血压甚至低血容量性休克。

（四）高脂血症

肾病综合征时脂代谢异常的特点为血浆中几乎各种脂蛋白成分均增加，如血浆总胆固醇（Ch）和低密度脂蛋白胆固醇（LD-C）明显升高，甘油三酯（TG）和极低密度脂蛋白胆固醇（VLDL-C）升高。高密度脂蛋白胆固醇（HDL-C）浓度可以升高、正常或降低；HDL 亚型的分布异常，即 HDL_3 增加而 HDL_2 减少，表明 HDL_3 的成熟障碍。在疾病过程中各脂质成分的增加出现在不同的时间，一般以 Ch 升高出现最早，其次才为磷脂及 TG。除浓度发生改变外，各脂质的比例也发生改变，各种脂蛋白中胆固醇 / 磷脂及胆固醇 / 甘油三酯的比例均升高。载脂蛋白也常有异常，如 ApoB 明显升高，ApoC 和 ApoE 轻度升高。脂质异常的持续时间及严重程度与病程及复发频率明显相关。

肾病综合征时脂质代谢异常的发生机制为：①肝脏合成 Ch、TG 及脂蛋白增加。②脂质调节酶活性改变及 LDL 受体活性或数目改变导致脂质的清除障碍。③尿中丢失 HDL 增加。在肾病综合征时，HDL 的 ApoAI 可以有 50% ~ 100% 从尿中丢失，而且患者血浆 $HDIL_3$ 增加而 HDL_2 减少，说明 HDL_3 在转变

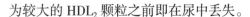

为较大的 HDL_2 颗粒之前即在尿中丢失。

肾病综合征患者的高脂血症对心血管疾病发生率的影响，主要取决于高脂血症出现时间的长短、LDL 与 HDL 的比例、高血压史及吸烟等因素。长期的高脂血症，尤其是 LDL 上升而 HDL 下降，可加速冠状动脉粥样硬化的发生，增加患者发生急性心肌梗死的危险性。脂质引起肾小球硬化的作用已在内源性高脂血症等的研究中得到证实。脂代谢紊乱所致肾小球损伤的发病机制及影响因素较为复杂，可能与下述因素有关：肾小球内脂蛋白沉积、肾小管间质脂蛋白沉积、LDL 氧化、单核细胞浸润、脂蛋白导致的细胞毒性致内皮细胞损伤、脂类介质的作用和脂质增加基质合成。

（五）血中其他蛋白浓度改变

肾病综合征时多种血浆蛋白浓度可发生变化。如血清蛋白电泳显示 α_2 和 β 球蛋白水平升高，而 α_2 球蛋白水平可正常或降低，IgG 水平可显著下降，而 IgA、IgM 和 IgE 水平多正常或升高，但免疫球蛋白的变化同原发病有关。补体激活旁路 B 因子的缺乏可损害机体对细菌的调理作用，这是肾病综合征患者易发生感染的原因之一。纤维蛋白原和凝血因子 V、Ⅶ、X 可升高；血小板也可轻度升高；抗凝血酶Ⅲ可从尿中丢失而导致严重减少；C 蛋白和 S 蛋白浓度多正常或升高，但其活性降低；血小板凝集力增加和 β 血栓球蛋白的升高，后者可能是潜在的自发性血栓形成的一个征象。

三、肾病综合征的常见并发症

（一）感染

感染是最常见且严重的并发症。NS 患者对感染抵抗力下降最主要的原因是：①免疫抑制剂的长期使用引起机体免疫损害。②尿中丢失大量 IgG。③B 因子（补体的替代途径成分）的缺乏导致机体对细菌免疫调理作用缺陷。④营养不良时，机体非特异性免疫应答能力减弱，造成机体免疫功能受损。⑤转铁蛋白和锌大量从尿中丢失。转铁蛋白为维持正常淋巴细胞功能所必需，锌离子浓度与胸腺素合成有关。⑥局部因素。胸腔积液、腹腔积液、皮肤高度水肿引起的皮肤破裂和严重水肿使局部体液因子稀释、防御功能减弱，均为肾病综合征患者的易感因素。细菌感染是肾病综合征患者的主要死因之一，严重的感染主要发生在有感染高危因素的患者，如高龄、全身营养状态较差、长期使用激素和（或）免疫抑制剂及严重低蛋白血症者。临床上常见的感染有原发性腹膜炎、蜂窝织炎、呼吸道感染和泌尿道感染等。一旦感染诊断成立，应立即予以相应治疗，并根据感染严重程度，减量或停用激素和免疫抑制剂。

（二）静脉血栓形成

肾病综合征患者存在高凝状态，主要是由于血中凝血因子的改变。包括Ⅸ、Ⅺ因子下降，V、Ⅷ、X 因子、纤维蛋白原、β 血栓球蛋白和血小板水平增加；血小板的黏附和凝集力增强；抗凝血酶Ⅲ和抗纤溶酶活力降低。因此，促凝集和促凝血因子的增高，抗凝集和抗凝血因子的下降及纤维蛋白溶解机制的损害，是肾病综合征患者产生高凝状态的原因和静脉血栓形成的基础。激素和利尿剂的应用为静脉血栓形成的加重因素，激素经凝血蛋白发挥作用，而利尿剂则使血液浓缩、血液黏滞度增加，高脂血症亦是引起血浆黏滞度增加的因素。

肾病综合征时，当血浆清蛋白低于 20 g/L 时，肾静脉血栓形成的危险性增加。肾静脉血栓在膜性肾病患者中的发生率可高达 50%，在其他病理类型中，其发生率为 5%～16%。肾静脉血栓形成的急性型患者可表现为突然发作的腰痛、血尿、尿蛋白增加和肾功能减退。慢性型患者则无任何症状，但血栓形成后的肾瘀血常使蛋白尿加重，出现血尿或对治疗反应差，有时易误认为激素剂量不足或激素拮抗等而增加激素用量。明确诊断需进行肾静脉造影，Doppler 血管超声、CT、MRI 等无创伤性检查也有助于诊断。血浆 β 血栓蛋白增高提示潜在的血栓形成，血中仅 α_2 抗纤维蛋白溶酶增加也被认为是肾静脉血栓形成的标志。外周深静脉血栓形成率约为 6%，常见于小腿深静脉，仅 12% 有临床症状，25% 可由 Doppler 超声发现。肺栓塞的发生率为 7%，仍有 12% 无临床症状。其他静脉累及罕见。

（三）急性肾损伤

为肾病综合征最严重的并发症。急性肾损伤系指患者在 48 小时内血清肌酐绝对值升高 26.5 μmol/L

（0.3 mg/dL），或较原先值升高 50%，或每小时尿量少于 0.5 mg/kg，且持续 6 小时以上。常见的病因如下。①血流动力学改变：肾病综合征常有低蛋白血症及血管病变，特别是老年患者多伴肾小动脉硬化，对血容量变化及血压下降非常敏感，故当呕吐、腹泻所致体液丢失、腹水、大量利尿及使用抗高血压药物后，都能使血压进一步下降，导致肾灌注骤然减少，进而使肾小球滤过率降低，并因急性缺血后小管上皮细胞肿胀、变性及坏死，导致急性肾损伤。②肾间质水肿：低蛋白血症可引起周围组织水肿，同样也会导致肾间质水肿，肾间质水肿压迫肾小管，使近端小管鲍曼囊静水压增高，GFR 下降。③药物引起的急性间质性肾炎。④双侧肾静脉血栓形成。⑤蛋白管型堵塞远端肾小管，可能是肾病综合征患者发生急性肾衰竭的机制之一。⑥急进性肾小球肾炎。⑦肾炎活动。⑧心源性因素，特别是老年患者常因感染诱发心力衰竭。一般认为心排出量减少 1 L/min，即可使肾小球滤过率降低 24 mL/min，故原发性 NS 患者若心力衰竭前血肌酐为 177 μmol/L（2 mg/dL），则轻度心力衰竭后血肌酐浓度可能成倍上升，严重者导致少尿。

（四）肾小管功能减退

肾病综合征患者的肾小管功能减退，以儿童多见。其机制被认为是肾小管对滤过蛋白的大量重吸收，使小管上皮细胞受到损害。常表现为糖尿、氨基酸尿、高磷酸盐尿、肾小管性失钾和高氯性酸中毒，凡出现多种肾小管功能缺陷者常提示预后不良。但肾小球疾病减少肾小管血供和肾小球疾病合并乙肝病毒感染导致肾小管损伤亦是肾小管功能减退的常见原因。

（五）骨和钙代谢异常

肾病综合征时血液循环中的维生素 D 结合蛋白（分子量 65 kD）和维生素 D 复合物从尿中丢失，使血中 $1, 25-(OH)_2D_3$ 水平下降，致使肠道钙吸收不良和骨质对 PTH 耐受，因而肾病综合征患者常表现有低钙血症。此外体内部分钙与清蛋白结合，大量蛋白尿使钙丢失，亦是造成低钙血症的常见原因。

（六）内分泌及代谢异常

肾病综合征患者经尿丢失甲状腺结合蛋白（TBG）和皮质激素结合蛋白（CBG）。临床上甲状腺功能可正常，但血清 TBG 和 T_3 常下降，游离 T_3 和 T_4、TSH 水平正常。由于血中 CBG 和 17 羟皮质醇都减低，游离和结合皮质醇比值可改变，组织对药理剂量的皮质醇反应也不同于正常。由于铜蓝蛋白（分子量 151 kD）、转铁蛋白（分子量 80 kD）和清蛋白从尿中丢失，肾病综合征常有血清铜、血清铁和血清锌浓度下降。锌缺乏可引起阳痿、味觉障碍、伤口难愈及细胞介导免疫受损等。持续转铁蛋白减少可引起临床上对铁剂治疗有抵抗性的小细胞低色素性贫血。此外，严重低蛋白血症可导致持续性的代谢性碱中毒，因血浆蛋白减少 10 g/L，则血浆重碳酸盐会相应增加 3 mmol/L。

四、诊断与鉴别诊断

临床上根据大量蛋白尿（3 ~ 3.5 g/d）、低清蛋白血症（< 30 g/L）、水肿和高脂血症四个特点，即可做出肾病综合征诊断；若仅有大量蛋白尿和低清蛋白血症，而无水肿和高脂血症者也可考虑诊断，因可能为病程早期所致。确定肾病综合征后，应鉴别是原发性或继发性；两者病因各异，治疗方法不一，一般需先排除继发性因素才能考虑原发性；故对常见继发性病因应逐一排除。继发性肾病综合征患者常伴有全身症状（如皮疹、关节痛、各脏器病变等）、血沉增快、血 IgG 增高、血清蛋白电泳 γ 球蛋白增多、血清补体下降等征象，而原发性则罕见。肾组织检查对病理类型诊断十分重要，对指导治疗十分有帮助，多数情况下也可做出病因诊断，但有时相同病理改变如膜性肾病，可由各种病因引起，故临床上必须结合病史、体征、实验室检查和病理形态、免疫荧光及电镜等检查做出综合诊断与鉴别诊断。

五、治疗

（一）引起肾病综合征的原发疾病治疗

1. 糖皮质激素

一般认为只有对微小病变性肾病的疗效最为肯定，故首选治疗原发性 NS 中的原发性肾小球肾病（微小病变）。一般对微小病变首治剂量为泼尼松 0.8 ~ 1 mg/（kg·d），治疗 8 周，有效者应逐渐减量，一般每 1 ~ 2 周减原剂量的 10% ~ 20%，剂量越少递减的量越少，减量速度越慢。激素的维持量和维持时间因病例不同而异，以不出现临床症状而采用的最小剂量为度，以低于 15 mg/d 为宜。成人首次治疗的完全缓解率可达 80% 或 80% 以上。在维持阶段有体重变化、感染、手术和妊娠等情况时应调整激素用量。经 8 周以上正规治疗无效病例，需排除影响疗效的因素，如感染、水肿所致的体重增加和肾静脉血栓形成等，应尽可能及时诊断与处理。若无以上情况存在，常规治疗 8 周无效不能认为是对激素抵抗，激素使用到 12 周才奏效的患者不在少数。

除微小病变外，激素尚适用于膜性肾病，部分局灶、节段性肾小球硬化，对增生明显的病理类型亦有一定的疗效，对伴有肾间质各种炎症细胞浸润也有抑制作用。此外，临床上对病理上有明显的肾间质炎症病变，小球弥漫性增生，细胞性新月体形成和血管纤维素样坏死以及有渗出性病变等活动性改变的患者，特别是伴有近期血肌酐升高者，应予以甲基泼尼松龙静脉滴注治疗，剂量为 120 ~ 240 mg/d，疗程 3 ~ 5 天，以后酌情减为 40 ~ 80 mg/d 并尽早改为小剂量，这样可减少感染等不良反应。此外，NS 伴严重水肿患者，其胃肠道黏膜亦有明显肿胀，影响口服药物吸收，此时亦应改为静脉用药。

长期应用激素可产生很多不良反应，有时相当严重。激素导致的蛋白质高分解状态可加重氮质血症，促使血尿酸增高，诱发痛风，加剧肾功能减退。大剂量应用有时可加剧高血压，促发心衰。长期使用激素时的感染症状有时可不明显，特别容易延误诊断，使感染扩散。激素长期应用可加重肾病综合征的骨病，甚至产生无菌性股骨颈缺血性坏死和白内障等。因此，临床上强调适时、适量用药和密切观察，对难治性 NS 患者要时时权衡治疗效果与治疗风险。

2. 细胞毒药物

对激素治疗无效，或激素依赖型或反复发作型，或因不能耐受激素不良反应且全身情况尚可而无禁忌证的肾病综合征可以试用细胞毒药物治疗。由于此类药物多系非选择性杀伤各型细胞，可降低人体抵抗力，存在诱发肿瘤的危险，因此，它仅作为二线治疗药物，在用药指征及疗程上应慎重掌握。对严重肾病综合征特别是高度水肿、血清蛋白在 20 g/L 或以下，有学者不选择环磷酰胺（CTX）治疗。目前临床上常用的为 CTX、硫唑嘌呤和苯丁酸氮芥（CB-1348），三者选一，首选 CTX。CTX 作用于 G_2 期即 DNA 合成后期、有丝分裂前期，起到抑制细胞 DNA 合成、干扰细胞增殖并降低 B 淋巴细胞功能、抑制抗体形成的作用。约 30% 活性 CTX 经肾脏排泄，故肾功能减退者慎用。CTX 的参考用量为 1.5 ~ 2.5 mg/（kg·d），起始宜从小剂量开始，疗程 8 周，以静脉注射或滴注为主。对微小病变、膜性肾炎引起的肾病综合征，有主张选用 CTX 间歇静脉滴注治疗，参考剂量为 8 ~ 10 mg/（kg·次），每 3 ~ 4 周 1 次，连用 5 ~ 6 次，以后按患者的耐受情况延长用药间隙期，总用药剂量可达 6 ~ 12 g。间歇静脉治疗目的为减少激素用量，降低感染并发症并提高疗效，但应根据肝、肾功能和血白细胞数选择剂量或忌用。应用细胞毒药物应定期测定血常规和血小板计数、肝功能和尿常规，注意造血功能抑制、病毒和细菌感染及出血性膀胱炎等。

硫唑嘌呤每日剂量为 50 ~ 100 mg；苯丁酸氮芥 0.1 mg/（kg·d），分 3 次口服，疗程 8 周，累积总量达 7 ~ 8 mg/kg 则易发生毒性不良反应。对用药后缓解、停药又复发者多不主张进行第二次用药，以免产生毒性反应。目前这两者已较少应用。

3. 环孢素（CsA）

CsA 能可逆性抑制 T 淋巴细胞增殖，降低 Th 细胞功能，减少 IL-2 和其他淋巴细胞因子的生成和释放。目前临床上以微小病变、膜性肾病和膜增生性肾炎疗效较好。与激素和细胞毒药物相比，应用 CsA 最大优点是减少蛋白尿及改善低蛋白血症疗效可靠，不影响生长发育或抑制造血细胞功能，新剂型新山地明还具有吸收快的特点。但此药亦有多种不良反应，最严重的不良反应为肾肝毒性。其肾损害发生率在 20% ~ 40%，长期应用可导致间质纤维化，个别病例在停药后易复发，故不宜长期用此药治疗肾病综合征，更不宜轻易将此药作为首选药物。CsA 治疗起始剂量为 3.5 ~ 4.0 mg/（kg·d），分 2 次给药，使血药浓度的谷值在 75 ~ 200 μg/mL（全血，HPLC 法），可同时加用硫氮唑酮 30 mg 每日 3 次以提高血药浓度、减少环孢素剂量。一般在用药后 2 ~ 8 周起效，但个体差异很大，个别患者则需更长的时间才显效，见效后应逐渐减量。用药过程中出现血肌酐升高应警惕 CsA 致肾损害的可能。血肌酐在 221 μmol/L（2.5 mg/dL）不宜使用 CsA。疗程一般为 3 ~ 6 个月，复发者再用仍可有效。

4. 麦考酚吗乙酯

选择性地抑制 T 淋巴细胞增生和 B 淋巴细胞增生，对肾小球系膜细胞增生亦有抑制作用，此外尚抑制血管黏附分子，对血管炎症亦有较好的抑制作用，故近几年来已广泛用于治疗小血管炎和狼疮性肾炎，并试用于治疗原发性肾小球疾患特别是膜性肾炎、系膜增生性肾炎和 IgA 肾病，参考剂量为 1.5 ～ 2.0 g/d，维持量为 0.5 ～ 1.0 g/d，疗程为 3 ～ 6 个月，由于目前费用昂贵尚不能列为首选药物，不良反应为腹泻、恶心、呕吐和疱疹病毒感染等。

（二）对症治疗

1. 休息

NS 患者应绝对休息，直到尿蛋白消失或减至微量 3 个月后再考虑部分复课或半日工作。

2. 低清蛋白血症治疗

（1）饮食疗法：肾病综合征患者通常存在负氮平衡，如能摄入高蛋白饮食，则有可能改善氮平衡。但肾病综合征患者摄入过多蛋白会导致尿蛋白增加，加重肾小球损害。因此，建议每日蛋白摄入量为 1 g/kg，每摄入 1 g 蛋白质，必须同时摄入非蛋白热量 138 kJ（33 kcal）。供给的蛋白质应为优质蛋白，如牛奶、鸡蛋和鱼、肉类。

（2）静脉注射或滴注清蛋白：使用人血清蛋白应严格掌握适应证：①人血清蛋白浓度低于 25 g/L 伴全身水肿，或胸腔积液、心包腔积液。②使用呋塞米利尿后，出现血浆容量不足的临床表现。③因肾间质水肿引起急性肾衰竭。

3. 水肿的治疗

（1）限钠饮食：肾功能正常者每日摄入钠盐均可由尿液等量排出，但肾病综合征患者常因水肿、激素、中药治疗、伴有高血压等，应酌情适量限制食盐摄入。但又由于患者多同时使用袢利尿剂，加之长期限钠后患者食欲不振，影响了蛋白质和热量的摄入，可导致体内缺钠，甚至出现低钠性休克，应引起注意。建议饮食的食盐含量为 3 ～ 5 g/d，应根据水肿程度、有无高血压、血钠浓度、激素剂量等调整钠摄入量，必要时测定尿钠排出量，作为摄钠量参考。

（2）利尿剂：袢利尿剂，如呋塞米（速尿）和布美他尼（丁尿胺）。一般呋塞米剂量为 20 ～ 40 mg/d，布美他尼 1 ～ 3 mg/d。严重水肿者应以静脉用药为妥，若使用静脉滴注者应以生理盐水 50 ～ 100 mL 稀释滴注。噻嗪类利尿剂对肾病综合征严重水肿效果较差，现已被袢利尿剂替代。排钠潴钾利尿剂螺内酯（安体舒通）常用剂量为 60 ～ 120 mg/d，单独使用此类药物效果较差，故常与排钾利尿剂合用。渗透性利尿剂可经肾小球自由滤过而不被肾小管重吸收，从而增加肾小管的渗透浓度，阻止近端小管和远端小管对水、钠的重吸收，而达到利尿效果。对无明显肾功能损害的高度水肿患者可间歇、短程使用甘露醇 125 ～ 250 mL/d，但肾功能损害者慎用。对用利尿剂无效的全身高度水肿患者可根据肾功能情况分别选用单纯超滤或连续性血液滤过，每日超滤量一般不超过 2 L 为宜。

4. 高凝状态治疗

肾病综合征患者特别是重症患者均有不同程度的血液高凝状态，尤其当血浆清蛋白低于 20 ～ 25 g/L 时，即有静脉血栓形成可能。因此，抗凝治疗应列为本综合征患者常规预防性治疗措施。目前临床常用的抗凝药物如下。

（1）肝素：主要通过激活抗凝血酶Ⅲ（AT Ⅲ）活性而发挥作用。常用剂量 50 ～ 75 mg/d 静滴，使 AT Ⅲ活力单位在 90% 以上。肝素与清蛋白均为负电荷物质，两者电荷相斥，故尚可减少肾病综合征的尿蛋白排出。目前尚有小分子量肝素 5 000 U 皮下注射，每日 1 次，但价格昂贵，不列为首选抗凝药物。

（2）尿激酶（UK）：直接激活纤溶酶原，致使纤维蛋白溶解导致纤溶。常用剂量为 2 万 ～ 8 万 U/d，使用时从小剂量开始，并可与肝素同时静滴。

（3）华法林：抑制肝细胞内维生素 K 依赖因子Ⅱ、Ⅶ、Ⅸ、Ⅹ的合成，常用剂量 2.5 mg/d，口服，监测凝血酶原时间，使其在正常人的 50% ～ 70%。

有静脉血栓形成者：①手术移去血栓。②溶栓：经介入导管在肾动脉端一次性注入 UK 24 万 U 以溶解肾静脉血栓，此方法可重复应用。③全身静脉抗凝，即肝素加尿激酶，尿激酶 4 万 ～ 8 万 U/d，可递增至 12 万 U/d，疗程 2 ~ 8 周。

抗凝和溶栓治疗均有潜在出血可能，在治疗过程中应加强观察和监测。有出血倾向者，低分子肝素相对安全；对尿激酶治疗剂量偏大者，应测定优球蛋白溶解时间，以维持在 90 ~ 120 分钟为宜；长期口服抗凝剂者应监测凝血酶原时间，叮嘱患者勿超量服用抗凝剂。

5. 高脂血症治疗

肾病综合征患者，高脂血症与低蛋白血症密切相关，提高血清蛋白浓度可降低高脂血症程度，但对肾病综合征多次复发、病程较长者，其高脂血症持续时间亦久，部分患者即使肾病综合征缓解后，高脂血症仍持续存在。近年来认识到高脂血症对肾脏疾病进展的影响，而一些治疗肾病综合征的药物如肾上腺皮质激素及利尿药，均可加重高脂血症，故目前多主张对肾病综合征的高脂血症使用降脂药物。可选用的降脂药物有以下几种。①纤维酸类药物：非诺贝特每日 3 次，每次 100 mg，吉非贝齐每日 2 次，每次 600 mg，其降血甘油三酯作用强于降胆固醇。此药偶引起胃肠道不适和血清转氨酶升高。② HM（rCoA还原酶抑制剂：适用于降低血胆固醇浓度，普伐他汀 10 ~ 20 mg/d 或氟伐他汀 20 ~ 40 mg/d，此类药物主要使细胞内 Ch 下降，降低血浆 LDL–C 浓度，减少肝细胞产生 VLDL 及 LDL，阿托伐他汀 20 mg，每日 1 次，既可降低血胆固醇，亦可控制甘油三酯。③血管紧张素转换酶抑制剂（ACEI）：主要作用有降低血浆中 Ch 及 TG 浓度，使血浆中 HDL 升高，而且其主要的载脂蛋白 ApoAI 和 ApoA II 也升高，可以加速清除周围组织中的 Ch，减少 LDL 对动脉内膜的浸润，保护动脉管壁。此外 ACEI 尚可有不同程度降低蛋白尿的作用。

6. 急性肾损伤治疗

肾病综合征合并急性肾损伤时因病因不同而治疗方法各异。对于由血流动力学因素所致者，主要治疗原则包括合理使用利尿剂、肾上腺皮质激素，纠正低血容量和透析疗法。血液透析不仅控制氮质血症、维持电解质酸碱平衡，且可较快清除体内水分潴留。因肾间质水肿所致的急性肾衰竭经上述处理后，肾功能恢复较快。使用利尿剂时需注意。①适时使用利尿剂：肾病综合征伴急性肾衰竭有严重低蛋白血症者，在未补充血浆蛋白就使用大剂量利尿剂时，会加重低蛋白血症和低血容量，肾衰竭更趋恶化。故应在补充血浆清蛋白后（每日静脉用 10 ~ 50 g 人体清蛋白）再予以利尿剂。一次过量补充血浆清蛋白又未及时用利尿剂时，又可能导致肺水肿。②适量使用利尿剂：由于肾病综合征患者有相对血容量不足和低血压倾向，此时用利尿剂应以每日尿量 2 L 左右或体重每日下降在 1 kg 左右为宜。③伴血浆肾素水平增高的患者，使用利尿剂血容量下降后使血浆肾素水平更高，利尿治疗不但无效反而加重病情。此类患者只有纠正低蛋白血症和低血容量后再用利尿剂才有利于肾功能恢复。对肾间质活动病变应加用甲基泼尼松龙。

肾病综合征合并急性肾损伤一般均为可逆性，大多数患者在治疗后，随着尿量增加，肾功能逐渐恢复。少数患者在病程中多次发生急性肾衰竭也均可恢复。预后与急性肾衰竭的病因有关，一般来说急进性肾小球肾炎、肾静脉血栓形成的患者预后较差，而单纯与肾病综合征相关者预后较好。

六、肾病综合征的护理

（一）护理诊断

1. 体液过多

与低蛋白血症致血浆胶体渗透压下降有关。

2. 有感染的危险

与皮肤水肿，大量蛋白尿致机体营养不良，免疫抑制剂和细胞毒性药物的应用致机体免疫功能低下有关。

3. 营养失调

低于机体需要量与蛋白丢失、食欲下降及饮食限制有关。

4. 焦虑

与本病的病程长，易反复发作有关。

5. 潜在并发症

电解质紊乱、血栓形成、急性肾衰竭、心脑血管并发症、皮肤完整性受损。

（二）护理措施

1. 休息与活动

（1）有全身严重水肿、血压高、尿量减少，应绝对卧床休息，最好取半坐卧位，以利于减轻心肺负担。

（2）水肿减轻，血压、尿量正常可逐步进行简单室内活动。

（3）恢复期患者，应在其体能范围适当活动。整个治疗过程中患者应避免剧烈运动和劳累。

（4）协助患者在床上做四肢运动，防止肢体血栓形成。

2. 摄入适当饮食

（1）蛋白质：选择优质蛋白（动物性蛋白），$1.0\ g/(kg\cdot d)$。当肾功能不全时，应根据肌酐清除率调整蛋白质的摄入量。

（2）热量：不少于 $147\ kJ/(kg\cdot d)$，多食植物油、鱼油、麦片及豆类。

（3）水肿时给予低盐饮食，勿食腌制食品。

3. 监测生命体征

监测生命体征、体重、腹围，出入量变化。

4. 观察用药后反应

在应用激素、细胞毒药物、利尿剂、抗凝药和中药时应观察用药后反应，出现不良情况时应及时给予处理。

5. 关注患者心理

及时调整患者负面情绪，根据评估资料，调动患者的社会支持系统，为患者提供最大限度的物质和精神支持。

（三）应急措施

（1）出现左心衰竭时，应立即协助患者取端坐位或半坐卧位，双腿下垂。

（2）迅速建立静脉通路，遵医嘱静脉给予强心利尿剂。

（3）吸氧或 20% ~ 30% 酒精湿化吸氧。

（4）必要时行血液透析。

七、健康教育

（1）讲解积极预防感染的重要性，讲究个人卫生，注意休息。

（2）给予饮食指导，严格掌握、限制盐和蛋白质的摄入。

（3）坚持遵守医嘱用药，切勿自行减量或停用激素，了解激素及细胞毒药物的常见不良反应。

（4）及时疏导患者心理问题，多交流、多沟通，及时反馈各种检查结果。

（5）出院后要定期门诊随访。

参考文献

［1］谭斌，肖智林，张凤田. 临床内科诊疗［M］. 北京：科学技术文献出版社，2019.

［2］胡慧. 心内科疾病救治实践［M］. 哈尔滨：黑龙江科学技术出版社，2019.

［3］潘勇浩，杨克戎，刘舒婷. 现代内科疾病临床实践［M］. 北京：科学技术文献出版社，2017.

［4］魏宝，刘鹏飞，石红. 内科常见病的中西医综合治疗［M］. 兰州：甘肃文化出版社，2017.

［5］矫丽丽. 临床内科疾病综合诊疗［M］. 青岛：中国海洋大学出版社，2019.

［6］刘琼. 临床内科与心血管疾病［M］. 北京：科学技术文献出版社，2018.

［7］张海霞，刘瑛. 现代内科诊疗与护理［M］. 汕头：汕头大学出版社，2018.

［8］兰秀丽. 临床内科诊疗技术［M］. 武汉：湖北科学技术出版社，2018.

［9］戴元荣，李兴芳，陈张琴. 临床呼吸内科常见病诊治［M］. 上海：上海交通大学出版社，2017.

［10］苏小龙. 内科诊疗技术与临床实践［M］. 哈尔滨：黑龙江科学技术出版社，2019.

［11］韩桂华. 消化内科疾病诊疗精粹［M］. 北京：中国纺织出版社，2019.

［12］解春丽，王亚茹，甘玉萍. 实用临床内科疾病诊治精要［M］. 青岛：中国海洋大学出版社，2019.

［13］彭庆莲. 内科急诊急救与护理［M］. 武汉：湖北科学技术出版社，2017.

［14］谢龙. 现代临床内科疾病诊疗技术［M］. 天津：天津科学技术出版社，2017.

［15］杨志宏. 临床内科疾病诊断与治疗［M］. 天津：天津科技翻译出版公司，2017.

［16］卜秀梅，王文刚，刘晓亭. 实用内科护理学［M］. 西安：西安交通大学出版社，2016.

［17］赵新华. 心内科疾病诊治精要［M］. 开封：河南大学出版社，2020.